AF462953

TRAITÉ

DES

MALADIES DU CUIR CHEVELU.

Ouvrages de M. Cazenave.

ABRÉGÉ PRATIQUE DES MALADIES DE LA PEAU, d'après les auteurs les plus estimés et surtout d'après les documents puisés dans les leçons de clinique de M. le docteur BIETT, médecin de l'hôpital Saint-Louis, 3e édition revue et considérablement augmentée, suivie d'un NOUVEAU FORMULAIRE, ou Recueil des principales formules employées par M. BIETT, à l'hôpital Saint-Louis, et dont un grand nombre ont été introduites par lui dans la thérapeutique des maladies de la peau. Paris, 1847, 1 fort vol. in-8, fig. col. 11 fr.

TRAITÉ DES SYPHILIDES, ou MALADIES VÉNÉRIENNES DE LA PEAU, précédé de considérations sur la syphilis, son origine, sa nature, etc. Paris, 1843. 1 volume grand in-8, accompagné d'un Atlas in-folio de 12 planches dessinées d'après nature, gravées et coloriées avec beaucoup de soin. 34 fr.

LEÇONS PRATIQUES SUR LES MALADIES DE LA PEAU, professées à l'École de médecine en 1841-1843. L'ouvrage paraît par livraisons, tous les six mois; chaque livraison est composée de 3 à 4 feuilles de texte format in-folio, et de cinq planches gravées et coloriées avec beaucoup de soin. Prix: 12 fr. chaque livraison, *cinq* livraisons sont en vente. (L'ouvrage se composera de 10 à 12 livraisons).

PARIS. — Imprimerie de L. MARTINET, rue Mignon, 2, quartier de l'École-de-Médecine.

TRAITÉ DES MALADIES

DU

CUIR CHEVELU

SUIVI DE

CONSEILS HYGIÉNIQUES

SUR LES SOINS A DONNER A LA CHEVELURE,

PAR LE DOCTEUR

P.-L. ALPHÉE CAZENAVE,

Médecin de l'hôpital Saint-Louis, professeur agrégé à la Faculté de médecine de Paris,
membre de la Société de médecine pratique, etc.

**Avec huit planches, dessinées d'après nature,
gravées et coloriées.**

Turpe pecus mutilum, turpis sine gramine campus,
Et sine fronde frutex, et sine crine caput.

NASO.

A PARIS,

CHEZ J.-B. BAILLIÈRE,

LIBRAIRE DE L'ACADÉMIE NATIONALE DE MÉDECINE,
Rue Hautefeuille, 19;

A Londres, chez H. Baillière, 219, Regent-Street,

A NEW-YORK, CHEZ H. BAILLIÈRE, LIBRAIRE

A MADRID, CHEZ C. BAILLY-BAILLIÈRE, CALLE DEL PRINCIPE, 11.

1850.

PRÉFACE.

Grâce aux travaux d'Alibert et de Biett, l'étude des maladies de la peau a pris aujourd'hui, aux yeux des médecins, toute l'importance qui lui était due. Les efforts de ces illustres maîtres qui ont jeté une si vive lumière sur un sujet si obscur, aplani pour leurs successeurs tant de difficultés, et qui, du premier coup, ont fondé, si je puis dire, une science nouvelle dans la science médicale, ces efforts ont été couronnés d'un succès qui ne sera pas un des moindres titres de gloire attachés à leurs noms respectés. Aussi peut-on dire qu'il n'est plus personne qui dédaigne de s'occuper de ces maladies regardées si longtemps comme un appendice presque inutile à l'instruction médicale : aujourd'hui, plus que jamais, chacun apprécie toute l'importance que comportent ces affections multiples et variées qui soulèvent à chaque instant les questions les plus ardues au point de vue de la pratique, les plus intéressantes pour le clinicien.

Sur ce point, comme sur beaucoup d'autres sujets ouverts aux investigations de la science; ici, comme partout, plus que partout peut-être, l'*ars longa* intervient avec sa vérité fatale. Plus on pénètre profondément dans la pathologie cutanée, plus on voit naître, avec des difficultés nouvelles, des sujets d'étude inédits et intéressants, plus on découvre de liens intimes qui tendent à renouer à la pathologie générale ces maladies si longtemps isolées et comme hors cadre, si je puis dire ainsi. Plus on s'aide de l'observation et de l'analyse, plus on reconnaît tout ce que la pathologie générale peut apporter de lumières dans l'étude des affections cutanées, et plus on apprécie les ressources que cette étude peut fournir à son tour pour l'intelligence des autres maladies.

Il résulte de ces considérations que, longtemps encore, il y aura beaucoup à faire dans le champ de la pathologie cutanée. Combien de formes n'ont pas encore été accusées d'une manière assez précise! Pour combien d'éruptions ne retrouve-t-on pas l'influence funeste du préjugé et de la routine! Combien d'affections présentent entre elles des points spécieux de rapprochement, qui cependant doivent être soigneusement séparées! Que de fois il y a confusion dans les limites, incertitude dans les détails! A côté des questions de forme, combien de difficultés dans les questions de siége et de nature! Et si l'on envisage ces maladies au point de vue de la pratique, quels embarras ne menacent pas le médecin, alors qu'il s'agit de contagion, de répercussion, d'affections qu'il faut respecter, d'éruptions qu'il faut se hâter de guérir, etc.!

Ces réflexions sont surtout applicables à ces maladies, si curieuses à tant de titres, qui affectent le cuir chevelu. Pour la plupart, sans doute, elles sont aujourd'hui parfaitement connues, quant à leur expression physionomique ; mais de la communauté de siége naissent certaines analogies apparentes qui ne contribuent pas peu à entretenir et à perpétuer une confusion, que tous les efforts de nos maîtres n'ont pu faire cesser complétement. On ne sait pas encore assez positivement ce que c'est que la TEIGNE ; si c'est une affection à part qu'il faille définitivement conserver. On n'a pas assez nettement mesuré la distance énorme qui sépare de cette maladie les éruptions que l'on a confondues sous le nom de *fausses teignes.*

Convaincu de l'importance de ces lacunes, j'ai voulu, autant qu'il était en moi, les combler, et donner ce qui leur manquait, à ces points si importants de doctrine et de pratique médicales. En réunissant dans un même cadre les maladies si diverses du cuir chevelu, j'ai voulu faire, une fois pour toutes, à chacune d'elles la part qui lui appartient ; et ainsi je ne les ai rapprochées que pour mieux faire sentir la distance qui les sépare, qui existe, par exemple, entre les inflammations simples et les éruptions faviques.

D'un autre côté, il y avait à cet ouvrage des raisons d'être plus particulièrement importantes encore. Ainsi, il existe un certain nombre de maladies, ou nouvelles, ou complétement méconnues, auxquelles il était urgent de donner une place spéciale, définitive, au milieu des affections perdues jusqu'alors dans le faisceau des teignes. J'avais à faire l'histoire compléte de l'*herpès tonsurant*, de cette éruption bizarre qui, depuis peu de temps, du moins en France, a fixé l'attention des médecins, et dont j'ai à plusieurs reprises fait connaître les caractères particuliers. A propos du *porrigo decalvans*, nous avions vu des idées inexactes naître de l'emploi de dénominations indécises et mal appliquées; il importait de rendre à cette maladie et ses signes vrais, et la position qui lui appartient au milieu des affections du cuir chevelu. Le *favus* lui-même, la clef de voûte de tout l'ouvrage, présentait une obscurité fâcheuse à propos d'une de ses formes, qui, appréciée diversement en Angleterre et en France, était, à cause de cela, enveloppée d'une confusion que je devais essayer de dissiper. Enfin l'expérience m'avait appris que le cuir chevelu est quelquefois le siége d'une affection qui a passé jusqu'à présent inaperçue, et qui a d'autant plus de valeur peut-être que, bien comprise, elle me semble devoir donner le secret d'une maladie tristement célèbre qui, sous le nom de *plique*, a joué un grand rôle dans la pathologie: j'ai fait connaître cette affection en la recommandant à l'intérêt du praticien sous le nom d'*acné sébacea du cuir chevelu*.

D'un autre côté, si, descendant du haut de ces questions graves, nous entrons dans des détails moins sérieux, quoique intéressants à d'autres titres, nous trouvons quelques altérations de la chevelure, jusqu'alors négligées : ainsi les différentes espèces d'*alopécie*, sujet très digne sous tous les rapports d'attirer l'attention du médecin, et que j'ai traité avec tout l'intérêt qu'il me semble mériter. Et, puisque je parle de l'alopécie, ce phénomène qui apparaît plus ou moins dans presque toutes les maladies du cuir chevelu, n'étais-je pas conduit, par l'étude même de cet accident, à rechercher, au titre de *considérations hygiéniques*, tous les moyens qui peuvent concourir à la conservation et au bon état de la chevelure ?

Toutes ces raisons m'ont inspiré l'idée de présenter une histoire complète des maladies du cuir chevelu, histoire qui touche, comme on le voit déjà, comme on le verra mieux encore dans le cours de cet ouvrage, à des questions nombreuses, importantes au double point de vue de la théorie et de la pratique. Mon but a été d'éclairer la première de tout ce que l'expérience avait pu m'enseigner à propos du siége et de la nature de ces éruptions, et de faciliter la seconde, en aplanissant les difficultés de diagnostic qui m'avaient arrêté moi-même tant de fois, en essayant enfin de renfermer dans des limites rationnelles et positives la thérapeutique toujours si difficile de ces maladies opiniâtres.

TABLE DES MATIÈRES.

TROISIÈME PARTIE.

TRAITÉ

DES

MALADIES DU CUIR CHEVELU.

INTRODUCTION.

COUP D'ŒIL HISTORIQUE SUR LA CHEVELURE.

De tout temps, la chevelure a été l'objet de préoccupations plus ou moins sérieuses pour les historiens, les philosophes, les poëtes et les médecins : en effet, toutes les questions qui se rattachent à cette partie du corps humain touchent par des points intéressants, soit à la nationalité des peuples, soit à leur hygiène publique, soit à leurs mœurs, soit même à leurs préjugés. Les anciens, amants passionnés de la forme, esprits essentiellement symbolisateurs, devaient attacher une grande valeur à l'étude de la chevelure ; car elle renfermait une question de beauté, à laquelle ils ne pouvaient être insensibles, et elle devenait pour eux la source et l'occasion d'un grand nombre de ces mythes ingénieux qui leur plaisaient si fort. Ces questions si chères aux esprits naïfs de l'antiquité ont perdu une partie de leur importance pour notre société, que ne préoccupe guère le sentiment du beau ; mais nous pouvons cependant comprendre encore quelles pensées allégoriques l'art et la philosophie peuvent cacher sous l'arrangement et l'aspect de la chevelure : il n'est personne, en effet, qui ne sente ce que la disposition, la forme et la couleur des cheveux peuvent donner d'expressions différentes à la physionomie. Il ne doit donc pas être sans intérêt de rechercher quel rôle a pu jouer la chevelure dans l'air de dignité personnelle dont l'homme aime à se revêtir; quelle part de grâce et de charme lui revient dans ce tout indéfinissable qu'on appelle la beauté. Il ne peut pas non plus être sans importance d'apprécier l'influence si manifeste qu'ont exercée sur l'arrangement des cheveux, et cet empire des idées usuelles, qu'on appelle la coutume, et l'autorité toute-puissante des idées religieuses. Si, par cette étude, nous arrivons à bien préciser quelle a été à toutes les époques la valeur de la chevelure, nous comprendrons mieux aussi quel intérêt devait s'attacher aux maladies des cheveux, à celles surtout qui en entraînent irrévocablement la perte. Si, d'un autre côté, il demeure établi que le culte de la chevelure a toujours été l'occasion de recherches toutes particulières ayant trait à son embellissement, nous pourrons tirer de l'étude de ces soins, souvent exagérés, quelques déductions hygiéniques qui ne seront pas sans intérêt. Quant à la pensée poétique que peut faire naître la chevelure, il est bien évident qu'elle a aujourd'hui moins de puissance qu'elle n'en avait autrefois. Cependant l'antiquité nous a légué la plupart de ses croyances, j'allais dire de ses préjugés; et, si peu enthousiastes que nous soyons de la beauté idéale, nous sommes encore impressionnés par les beautés de la chevelure, à peu près comme l'étaient les anciens.

Les mythologues faisaient de l'ampleur, et, si l'on peut dire ainsi, de la richesse de la chevelure, un des attributs de la divinité. On demandait à Phidias où il s'était inspiré pour faire la statue de son Jupiter Olympien : il répondit que c'était dans Homère. Et, si l'on connaît le poëte, on comprend dans l'œuvre du statuaire cette terrible chevelure dont un seul mouvement faisait trembler l'Olympe. A ce point de vue, nous sommes encore de la race des gentils. Quel peintre aujourd'hui voudrait ôter au père des dieux ses cheveux épais, séparés sur son front superbe, et imprimant à sa face un aspect léonin? Quel poëte représenterait Phébus sans ses longs cheveux aux reflets d'or? Comprendrait-on Vénus sans sa chevelure flottante, seul voile dont ses charmes soient couverts? Oterons-nous à Isis ses cheveux dénoués, et les Muses ne mériteront-elles plus le nom de Καλλικόμαι que leur donnait Simonide?

Mais nous avons mieux fait que de conserver les traditions, nous nous les sommes appropriées! Quel chrétien se figurera l'Éternel sans une ample chevelure, symbole de la majesté et de la toute-puissance? Qui de nous, artiste, historien ou poëte, représenterait le Christ sans ses divins cheveux, brillants de reflets fauves et tombant mollement sur ses épaules? Ici le mythe a changé avec les idées religieuses : cette chevelure aux ondes tranquilles, aplatie sur un front où règne une sérénité céleste, n'irait pas au maître de l'Olympe, à cette divinité toujours armée de la foudre, dont la face éblouissante d'éclairs faisait trembler le monde; mais elle représente bien, si je puis dire ainsi, l'humble majesté du fils de Dieu fait homme, de ce Dieu lui-même dont le visage respire la suprême bonté, et dont la main est ouverte en signe de pardon et de miséricorde.

Achille, issu de race divine, était presque Dieu par sa fierté et sa bouillante audace : aussi l'antiquité l'a-t-elle dépeint avec une chevelure abondante et terrible! Quand il court dans les combats, le vent agite ses cheveux brillants comme l'or, les soulève en boucles orgueilleuses, et semble entourer la tête du héros d'une céleste auréole.

Chez la plupart des anciens peuples, et surtout chez les races occidentales, nous voyons attachée à la chevelure une idée de suprématie, de noblesse et de liberté. La Gaule, que les Romains appelaient *incommata*, nous offre un des plus beaux exemples d'attachement à ce culte si longtemps cher à la France : il était également en vigueur chez les Bretons, chez les Liguriens, que Pline appelait *capillati;* chez les Gètes, chez les Celtibériens. Si l'on avance vers l'Orient, on en retrouve des vestiges chez les Parthes, qu'Oppianus appelait Βαθυπλοχάμους, à cause de leurs longs cheveux; chez les Perses, que Marcellinus surnommait *hirsuti;* chez les Indiens, enfin, où ce culte donnait lieu aux pratiques les plus bizarres. Les Thraces passaient pour se faire honneur de leurs cheveux, dont ils avaient grand soin. Cette idée de dignité, que les anciens attachaient au culte de la chevelure, était très florissante chez les Romains et chez les Grecs. Quand Tite-Live nous peint Scipion allant au-devant de Massinissa, il a pour principal ornement sa chevelure flottante. Trajan, le meilleur, avec Titus, des empereurs romains, Trajan était célèbre par la beauté majestueuse de ses cheveux, et lui qui mérita tant de nobles surnoms, a reçu de l'histoire celui de *Crinitus*. Presque tous les grands noms de la Grèce, Thésée, Ménélas, Télémaque, Hippolyte, emportent avec eux l'idée de cette chevelure héroïque, si chère à l'antiquité. Ce culte avait enfin un tel empire chez les Spartiates, qu'ils se peignaient au moment du combat pour se présenter convenablement chez les morts. Hérodote raconte que les trois cents qui gardaient les Thermopyles, sous la conduite de Léonidas, consacrèrent à ce soin les dernières heures qui précédèrent le combat, et que cette nouvelle, transmise aux Perses, leur inspira un mépris qui devait se changer bientôt en un deuil amer.

Mais s'il est établi que les longs cheveux ont été pour un grand nombre de peuples une sorte de type national que l'histoire a soigneusement conservé, il n'est pas moins vrai que, chez quelques autres, ils ont été un honneur particulier à certaines castes, un signe distinctif d'une grande valeur. Issus de races germaines, les fondateurs de la monarchie française n'avaient pas d'autre couronne que leur chevelure: nos premiers rois étaient des rois *chevelus;* et cette distinction devenant un des principaux attributs de la noblesse et de la liberté, la longue chevelure fut l'apanage des hommes de haute race, et devint plus tard un ornement dont on ne pouvait plus se passer, même dans la bourgeoisie. L'idée de suzeraineté attachée à ce signe était telle, qu'au temps de la race mérovingienne, quand il prenait fantaisie à un maire de déposer son roi, il le faisait raser, et après lui avoir imprimé ce stigmate de déchéance, il le mettait dans quelque cloître, où il mourait oublié. Plus tard, le dernier roi de la race mérovingienne était surnommé *le Chauve*, en dérision de la perte de ce qu'on pourrait appeler sa couronne naturelle. Les idées de grandeur attachées à la chevelure se continuèrent chez nous jusqu'à François Ier, qui, ayant été blessé à la tête, se fit tondre, et donna ainsi à la cour et à la ville un exemple qu'il devint de bon ton d'imiter; à partir de ce moment, ces idées cessèrent d'avoir cours, et ceux qui avaient de beaux cheveux les accommodèrent comme ils voulurent, sans que cela tirât à conséquence.

Emblème de la force morale, si l'on peut dire ainsi, la chevelure a été aussi un symbole de la force physique. Hercule, sans ses cheveux épais et crépus, ne serait plus ce demi-dieu qui purgeait la terre des monstres dont elle était infestée ; nous ne comprendrions pas Polyphème sans les poils affreux hérissés sur son front : fidèle à la tradition, l'Écriture a donné à Samson une chevelure luxuriante, à laquelle était attachée sa force, tombant sous les ciseaux de Dalila.

Pour être convaincu mieux encore de l'idée de distinction que l'on a presque de tout temps attachée à la chevelure, il faut considérer que, chez les anciens surtout, la perte des cheveux, soit par l'alopécie, soit par la tonsure, était regardée comme une sorte d'opprobre qui excitait généralement ou la pitié ou le mépris. La tonsure était autrefois, et surtout en Europe, considérée comme une marque de dégradation. Les Romains l'infligeaient aux peuples qu'ils avaient vaincus, et c'est ainsi qu'ils marquèrent du sceau de la servitude les Gaulois, les Bretons et les Liguriens. Les Grecs rasaient leurs esclaves pour les reconnaître. Polybe s'indigne de ce que Prusias, roi de Bithynie, osât venir, la tête rasée, devant les ambassadeurs romains. Les Germains, au dire de Tacite, infligeaient aux femmes adultères l'opprobre de la tonsure, et les livraient ensuite à la risée des passants. Quelques auteurs, préoccupés de la chute des empires occidentaux, ont remarqué que l'introduction des tondeurs à Rome et en Grèce coïncidait avec la décadence des mœurs dans ces deux grands empires. Alexandre, amolli par le luxe et les mœurs de l'Orient, emprunta presque toutes leurs habitudes aux races efféminées qu'il avait vaincues, et parmi elles la coutume de se couper les cheveux et la barbe, coutume que Chrysippe attaquait si violemment dans son livre *De honesto et voluptate*. C'est quand ils eurent perdu leur austérité primitive au contact des peuples de l'Asie, que les Romains, au dire de Pline (1), permirent aux tondeurs siciliens d'envahir la ville éternelle. Pour l'antiquité, l'homme avait reçu des dieux sa chevelure comme une marque d'honneur dont il ne devait jamais se dépouiller, sous peine d'être accusé de faiblesse ou entaché d'ignominie.

La tonsure était une sorte de calvitie qui répugnait aux sentiments moraux et religieux de toutes les nations européennes. Bien qu'on retrouve des traces de cette répugnance dans une partie de l'Asie, il faut reconnaître cependant qu'il y avait à cette règle de notables exceptions. Ainsi la tonsure était pratiquée généralement chez les Égyptiens, et il est bien probable qu'elle avait été imposée aux peuples par suite de considérations hygiéniques d'un ordre supérieur. Cette idée n'a rien que de très probable, si l'on fait attention

(1) *Hist. nat.*, lib. VII.

au soin avec lequel les législateurs de l'Égypte veillaient à l'intérêt matériel des masses. De l'Égypte cette coutume passa chez la plupart des nations de l'Orient, liée à des préjugés religieux qui devaient, en la rendant pour ainsi dire sacrée, l'étendre et la fortifier encore. On peut d'ailleurs recueillir çà et là quelques exemples curieux de l'habitude de la tonsure, sans qu'il soit toutefois, sinon possible, au moins facile de reconnaître quelle en est la véritable signification. Ainsi les Maces se rasaient le côté gauche de la tête seulement, usage qui, chose bizarre, paraît avoir existé aussi chez les Mexicains. Homère parle des Abantes agiles, qui n'étaient tondus que par devant; tout le monde connaît l'habitude qu'ont les Chinois de se raser le cuir chevelu; enfin, la rasure paraît avoir été assez commune dans le nouveau monde, et Fenimore Cowper a popularisé chez nous la coutume qu'avaient certains chefs indiens de se raser toute la tête, en ne réservant qu'une mèche, symbole de leur vaillance chevaleresque, qui défiait le couteau à scalper de l'ennemi. Il est permis de croire, je le répète, que presque toutes ces pratiques étaient de simples mesures d'hygiène, mais presque toutes aussi étaient sauvegardées par une idée religieuse qui y était attachée. Je n'en veux pour exemple que les musulmans, qui, voués à la tonsure, gardent précieusement une très petite mèche par laquelle Mahomet doit les soutenir, quand après leur mort ils passeront sur le pont fatal qui conduit au paradis.

Pour être produite naturellement, la perte des cheveux n'en a pas moins été de tout temps une sorte d'ignominie plus ou moins pénible : aussi l'alopécie a-t-elle été incessamment poursuivie par les railleries des satiriques. Le distique suivant de Nason nous servira d'exemple :

> Turpe pecus mutilum, turpis sine gramine campus (1),
> Et sine fronde frutex, et sine crine caput.

Véritable infirmité, l'alopécie a empoisonné la vie des hommes les plus marquants de l'antiquité. César était chauve, et si honteux de ce déshonneur, qu'au dire de Suétone, il ramenait d'arrière en avant ses cheveux pour le cacher. Domitien souffrait tellement de la calvitie dont il était affecté, qu'il regardait et punissait comme sienne toute insulte faite à un homme chauve. Agathocle, tyran de Sicile, se couvrait la tête de couronnes de myrte pour cacher l'alopécie qui le déshonorait. Macrobe a consigné dans ses *Saturnales* (2) un fait qui vient à l'appui de ce que j'avance sur les idées des anciens à l'endroit de la calvitie. Julie, fille d'Auguste, mais célèbre surtout par la licence effrénée de ses mœurs, avait eu de bonne heure des cheveux blancs, qu'elle se faisait arracher en secret. Un jour ses femmes furent surprises par l'arrivée subite de l'empereur, qui remarqua même quelques uns de ces cheveux sur la robe de sa fille. Ayant dissimulé d'abord, Auguste amena la conversation sur l'âge, et demanda à sa fille ce qu'elle aimerait le mieux, être chauve ou avoir des cheveux blancs : « Avoir des cheveux blancs ! dit-elle sans hésiter. — Pourquoi donc, reprit Auguste, ces femmes se hâtent-elles tant de te rendre chauve ? » Ces paroles du fils de César me rappellent la logique de Polyphème,

(1) Honteux est le troupeau mutilé, honteux est le champ sans gazon, la futaie sans feuillage, la tête sans cheveu....

(2) Lib. VII.

qui, faisant la cour à Galatée, et pénétré du triste rôle que devait jouer son âpre et rude chevelure, la défendait de son mieux en disant qu'il valait mieux être ainsi que chauve.

Parmi les hommes célèbres affectés d'alopécie, il en est qui, esprits forts, savaient rire de cette difformité. Tout le monde connaît la plaisanterie de Vespasien qui, chauve, et voyant son armée effrayée par l'apparition d'une comète, qui, croyait-on, en voulait à sa vie, rassura ses troupes en leur disant : « Ce n'est pas moi qu'elle menace, mais le roi des Parthes, qui est chevelu. » Ces faits ne constituent que des exceptions très restreintes, et, en général, la calvitie, si fréquente à ce qu'il semble dans l'antiquité, était regardée comme une telle ignominie, que le préteur Séjan ne craignit pas d'insulter publiquement à la calvitie de Tib. César, en faisant porter devant lui les faisceaux par des enfants qu'il avait fait raser. Mais c'est dans les Écritures surtout que la perte des cheveux est représentée comme un des plus grands malheurs qui puissent frapper l'espèce humaine; elle y apparaît souvent comme une menace du ciel. Dieu l'inflige au roi d'Assyrie comme un opprobre; Esaü la prédit aux Moabites comme une punition terrible; Ézéchiel l'appelle comme une malédiction sur les Syriens; enfin, Élisée, poursuivi par des enfants qui le raillent de sa tête chauve, est si affecté de cette insulte, qu'il les fait dévorer par des bêtes féroces.

Nous avons vu que la tonsure pouvait être regardée exceptionnellement comme un honneur; il faut en dire autant de l'alopécie, qui eut, appliquée à certains cas, une valeur symbolique qu'il importe de noter. Ainsi elle était un des attributs de la sagesse et du génie. Socrate, Esculape, Ulysse, ces hommes intelligents par excellence, étaient tous chauves ; chauve aussi était Isocrate, le plus brillant peut-être des orateurs antiques. La calvitie jouait enfin un certain rôle dans la mythologie païenne. L'Occasion, cette déesse qui ne s'arrêtait jamais, était chauve par derrière, pour faire comprendre qu'on ne pouvait plus la saisir quand elle était passée. Il y avait à Rome une Vénus chauve, dont la statue était élevée en l'honneur des femmes romaines qui avaient rasé et donné leurs cheveux pour armer des catapultes quand les Gaulois assiégeaient le Capitole.

Mais, je le répète, et ce point ne saurait être infirmé par les exceptions, la perte des cheveux, qu'elle fût le résultat de la tonsure ou de l'alopécie, emportait avec elle une idée de déshonneur qui existe encore aujourd'hui à un moins haut degré, il est vrai, que dans l'antiquité. Aussi, à toutes les époques a-t-on cherché à y remédier par l'invention des postiches, dont je parlerai tout à l'heure en étudiant la chevelure à son principal point de vue, c'est-à-dire à celui de l'embellissement du corps humain.

Quant à la canitie, elle a été à toutes les époques, et surtout pour l'antiquité, une marque de sagesse et un objet de vénération. Certaines divinités graves étaient représentées avec des cheveux blancs : c'est ainsi que les anciens ont dépeint Vesta, la déesse de la chasteté ; la Bonne Foi et la Vérité avaient, avec un grand air de jeunesse, une blanche chevelure. Le Temps, cet immuable vieillard, dont la vie est l'éternité, et la Nature, mère de tout, immortelle comme le Temps, étaient représentés avec l'attribut inséparable de la vieillesse.

Platon disait des Grecs, toujours enfants, qu'il n'y avait pas de vieillards parmi eux, que pas une doctrine n'avait de cheveux blancs. Le respect pour la canitie était général chez les peuples anciens, et tel pour quelques uns, à Sparte, par exemple, que pendant une olympiade un vieillard à cheveux blancs étant entré dans le cirque, les Spartiates se levèrent tous, seuls, il est vrai, parmi les Grecs présents.

La chevelure avait, comme nous venons de le voir, une grande valeur symbolique chez les anciens : emblème de dignité, de puissance et de force, elle était considérée comme un des plus nobles attributs de l'espèce humaine. Avant de nous en occuper au point de vue de la beauté proprement dite, cherchons à compléter son histoire allégorique, si l'on peut dire ainsi, en démontrant par combien de points intéressants le poétique de la chevelure touchait aux mœurs et aux idées religieuses des nations.

Chez les Romains et chez les Grecs, le fer ne touchait jamais la chevelure des enfants : on la regardait comme une robe d'innocence dont rien ne devait ternir la virginité. On trouve à chaque pas, dans les auteurs, des traces de ce saint respect. Virgile, pour peindre la première jeunesse, se sert de cette charmante image :

Ora, puer, prima signans intonsa juventa....

Les poëtes sont pleins de ces suaves allusions : l'enfance est sans cesse et partout représentée avec son auréole de cheveux bouclés et flottants. Martial, dans une de ses épigrammes, prend en pitié Thestile, qui, dépouillé de ses cheveux, ne peut plus être aimé que comme adulte. Philostrate exhale sa colère contre un enfant qui avait coupé lui-même sa chevelure, et qui, dans le langage du poëte, avait déshonoré le printemps de sa vie. Quand, devenus adultes, les enfants prenaient la robe virile, cet acte important donnait lieu à une cérémonie solennelle.... on leur coupait les cheveux, comme si, avec eux, devaient disparaître sans retour cette auréole de sainteté qui entoure l'enfance, et aussi ces douces années de calme et d'innocence que l'homme ne devait plus retrouver. Ordinairement alors on consacrait ces chevelures aux dieux. A Athènes, où ces fêtes nubiles avaient un grand éclat, les adolescents vouaient leurs cheveux à Apollon. A Rome, il y avait, au témoignage de Festus Pompeius, un arbre appelé *capillata*, aux rameaux duquel les enfants qui prenaient la robe virile suspendaient leurs chevelures ainsi consacrées.

L'idée d'attacher à la tonsure un sens moral ou religieux est une de celles qui ont laissé le plus de traces dans l'antiquité; elle nous est parvenue, pour ainsi dire, toute vivante, avec ses mystérieux symboles. Aujourd'hui la chevelure d'Achille ne serait pas vouée au fleuve Sperchius; celle de Memnon au Nil; les Grecs ne vont plus à Delphes implorer Apollon et lui consacrer leurs chevelures; les malades ne font plus vœu de sacrifier leurs cheveux à Esculape; et pourtant nous avons gardé quelque chose de ces superstitions touchantes. L'offrande d'une mèche de cheveux est pour nous une sainte promesse de fidélité et de bon souvenir. Quel prix n'attachons-nous pas à quelques brins de chevelure, coupés après la mort d'une personne bien-aimée! Aussi nous devons comprendre quelle signification avaient les sacrifices ingénus de l'antiquité : ils démontrent au moins quelle valeur nos ancêtres attachaient à la chevelure, puisqu'ils la regardaient comme une chose digne des dieux dont ils imploraient l'appui. Ce qui achève de le démontrer, ce sont les sacrifices que s'imposaient ceux qui étaient dévoués au sacerdoce et au culte des choses saintes. Les prêtres d'Isis se rasaient la tête pour témoigner que, tout entiers à leurs devoirs, ils se détachaient complétement des choses de la terre, de celles même qui pouvaient avoir le plus de prix : on les appelait en plaisantant, *calvus grex,* le troupeau chauve. Chez les Romains, les flamines étaient aussi tondus, et pour le même motif; la vestale, qui se vouait au plus saint des devoirs, renonçait à toute idée de grâce, de coquetterie et d'occupations féminines, et elle symbolisait ce sacrifice par la perte de ses cheveux, qu'elle coupait sans pitié, pour les suspendre aux branches de l'arbre Loto. Le christianisme, humble et austère, devait s'emparer de cette coutume que la tradition lui apportait toute faite. Ainsi, dans l'Europe féodale, et alors qu'une longue chevelure était l'apanage des nobles et des puissants, les prêtres, qui se disaient les *serfs* de Dieu, renonçaient à ce symbole de liberté et de puissance mondaine, et se rasaient par ce même sentiment d'humilité qui inspirait avant eux les prêtres du paganisme. On a pensé que c'était à cet acte d'abnégation que l'on devait faire remonter l'origine de la tonsure actuelle : cela est probable, et s'accorderait d'ailleurs assez avec ce que l'histoire nous a transmis des habitudes moins austères des abbés modernes, qui n'étaient pas fâchés d'unir l'avantage d'une coiffure mondaine au mérite, si restreint qu'il fût, de porter le signe de l'humilité sacerdotale. On pourrait dire à ce propos que l'origine de la tonsure remonte plus haut que le moyen âge; cela serait vrai aussi, mais l'objection n'a pas assez d'importance pour nous arrêter. Ce qu'il faut noter, c'est que le sacrifice de la chevelure a conservé de nos jours la signification qu'il avait dans l'antiquité. Peut-on exiger un exemple plus frappant que celui que nous offre aujourd'hui encore une prise de voile, quand la novice, agenouillée, renonçant à toutes les joies de la terre, dit au monde un adieu suprême, exprimé par le bruit des ciseaux sous lesquels tombe la chevelure de cette enfant devenue la servante du Seigneur

Conséquente avec ses idées, sur la valeur de la chevelure, sur l'espèce d'indignité qui s'attachait à sa perte, l'antiquité avait fait de la tonsure un signe de douleur profonde, presque le symbole du deuil. Quand Théocrite peint les Amours pleurant la mort du bel Adonis, il les représente avec leurs cheveux coupés. Achille, au pied du bûcher de Patrocle, exprime l'immensité de son affliction en coupant sa chevelure et en la jetant dans les flammes qui consument le corps de son ami. Alexandre, à la mort d'Ephestion, faisait tondre ses chevaux et ses mules, et se rasait lui-même les cheveux en signe de respect. Antipater raconte que quand la Grèce perdit le poëte Alcée, elle prit tout entière le deuil: chaque citoyen devait alors se raser complétement le derrière de la tête. Oreste, abîmé de remords, coupe sa chevelure sur le tombeau de son père. Anna, désespérée du trépas de sa sœur, arrache ses cheveux, qu'elle jette sur le bûcher de l'infortunée Didon. L'histoire ancienne fourmille de traits de ce genre. Aulu-Gelle, dans les *Nuits attiques*, rapporte que, pendant la première guerre punique, les patriciens s'étaient tous rasés en signe de calamité publique. Jornandès raconte que les soldats d'Attila, désespérés de la mort de leur roi, coupaient leurs cheveux pour le pleurer. Cet usage paraît avoir existé aussi chez les Juifs, malgré les contradictions qui existent sur ce point entre les commentateurs. Ces paroles de Jérémie : *Tonde capillum tuum et abjice*, ne peuvent avoir une autre signification. Quand Job apprend la mort de ses enfants, il coupe ses cheveux. Je le répète, la tonsure était bien certainement un signe de deuil chez les anciens. Aujourd'hui ce symbole a perdu toute sa valeur, et pour nous la tristesse est mieux représentée par une autre allégorie, empruntée aussi à l'histoire de la chevelure, et qui était chère aux poëtes du paganisme : pour nous, l'affliction a les cheveux dénoués, épars sur son visage sillonné de larmes. Si nous avions à chanter la mort de Germanicus, nous serions tentés de dire avec le poëte :

Vidimus attonitum fraterna morte Neronem,
Pallida projectas flere per ora comas... (1).

Nous comprenons Virgile quand il dit :

Iliades mœstum crinem de more solutæ (2).

Nous comprenons aussi le vieux Priam, qui, apprenant le trépas de son bien-aimé Hector, souille ses che-

(1) Nous avons vu Néron stupéfait de la mort de son frère; sur son front pâle pleuraient ses cheveux épars...

(2) Les femmes d'Ilion ayant, selon l'usage, dénoué leurs cheveux en signe de deuil...

veux de poussière. Notre Électre, à nous, serait encore celle qu'Euripide représente avec une chevelure inculte et salie de cendres. Cette allégorie était, pour les anciens, comme elle l'est pour nous, le corollaire indispensable de l'idée que l'on s'est faite en tout temps de la chevelure, comme élément de beauté. L'absence de soin et les souillures qui en ternissent l'éclat sont autant d'expressions éloquentes de cette prostration de l'âme, de ce détachement de tout, qui constitue le désespoir.

Parmi les superstitions antiques, il en est une qui touche intimement à notre sujet, et qui, bien qu'inexpliquée et complétement perdue aujourd'hui, mérite cependant une place dans nos souvenirs. Parlant de la mort prématurée de Didon, Virgile dit :

Nondum illi flavum Proserpina vertice crinem
Abstulerat, Stygioque caput damnaverat Orco (1).

Plus tard, le poëte nous montre Iris, qui, envoyée par Junon, coupe ce cheveu fatal et le porte aux enfers. Les commentateurs ne nous ont point donné le secret de cette fable : seulement Macrobe, dans ses *Saturnales* (liv. v), nous apprend que Virgile n'en était pas l'inventeur, et qu'il l'avait empruntée à Euripide, qui, dans sa tragédie d'Alceste, fait ainsi parler Orcus :

Ἡ δ' οὖν γυνὴ κάτεισιν εἰς Ἅδου δόμους.
Στείχω δ'επ' αὐτὴν, ὡς κατάρξωμαι ξίφει

(1) Proserpine ne lui avait pas encore enlevé du sommet de la tête un de ses cheveux blonds, et ne l'avait pas dévouée aux dieux du Styx.

Ἱερὸς γὰρ οὗτος τῶν κατὰ χθονὸς θεῶν
Ὅτου τόδ' ἔγχος κρατὸς ἁγνίσῃ τρίχα (1).

Ne peut-on pas chercher l'explication de cette allégorie dans les paroles qu'Iris adresse à Élise quand elle vient d'accomplir sa triste mission :

.....Hunc ego Diti
Sacrum jussa fero, teque isto corpore solvo (2).

Il est permis de croire que le poëte regardait le cheveu fatal comme l'emblème du lien mystérieux qui unit l'âme au corps ; ce lien tranché par le glaive, l'âme s'échappait de la terrestre enveloppe, et allait faire partie de l'empire des ombres. Quoi qu'il en soit, la tradition ne nous a laissé que le souvenir de cette superstition touchante, qu'il n'était pas sans intérêt, je crois, de noter ici.

Jusqu'à présent nous avons étudié la chevelure sous sa valeur symbolique, si l'on peut dire ainsi. Emblème de majesté et de puissance, de noblesse et de liberté, nous l'avons vue, à ces titres, l'apanage des dieux, des héros et des rois ; nous l'avons vue, presque sanctifiée par de touchantes coutumes, devenir un holocauste cher aux divinités, ou le signe éloquent de la douleur des hommes : il nous reste à établir le prix qu'on a dû

(1) *Alceste* (v. 73) :
« Cette femme doit descendre chez Pluton. Je marche vers elle pour commencer le sacrifice par le glaive : car il est voué aux dieux infernaux, celui-là dont le glaive a coupé le cheveu. »

(2) Je vais, suivant l'ordre reçu, porter à Pluton ce tribut sacré, et je te délivre des liens du corps...

y attacher presque sans exception, comme à un des plus précieux éléments de la beauté humaine.

On signale bien çà et là quelques exemples de mépris pour les soins de la chevelure : certains peuples les regardaient comme une preuve de faiblesse et de servilité. Ainsi, les Hiberniens laissaient croître toute leur chevelure et s'en servaient pour essuyer leurs mains salies par d'ignobles repas. Mais, en général, on retrouve partout pour les cheveux le même amour, le même culte soigneux et souvent exagéré. Les femmes surtout ont, à toutes les époques, attaché à la chevelure une idée de beauté qui s'est traduite, même dans les siècles reculés, par tous les raffinements du luxe et de la toilette.

A part la couleur, dont je parlerai plus loin, tout le monde est à peu près d'accord sur les qualités qui constituent une belle chevelure. Dans son *Miroir de beauté* (1), Guyon, définissant la beauté corporelle, parle ainsi des cheveux qui, « *sur le deuant principalement, doiuent estre crespeus et frisez, de médiocre longueur aux hommes; et aux filles et femmes, longs, copieux, de couleur blonde comme l'or, ondez et reluisans.* » De tous les caractères qui constituent la beauté absolue des cheveux, il en est peu qui aient jamais changé ; ils ont tous ou presque tous, pour nous, la valeur qu'ils avaient dans l'antiquité. La chevelure féminine n'a jamais été belle qu'à la condition d'être longue et abondante, de retomber en ondes molles et soyeuses, d'avoir de la finesse, de l'éclat, et surtout certaines

(1) *Le Cours de médecine*, en français, contenant le *Miroir de beauté et santé corporelle*, par L. Guyon. Lyon, 1664.

couleurs plus ou moins privilégiées. Aujourd'hui nous ne comprendrions pas la déesse de la beauté sans des cheveux tombant à flots jusqu'à ses pieds. La frisure naturelle a pour nous tout le charme que les anciens lui accordaient; et nous serions tentés d'imiter Sénèque, qui comparait Hippolyte à Apollon, à cause seulement de sa chevelure bouclée. Les artistes du moyen âge ont pu seuls, égarés par l'exaltation d'une foi austère, imaginer pour leurs types de beauté séraphique, des chevelures plates et roides, encadrant des visages dont pas un pli ne ridait la béate immobilité.... Ces artistes prenaient à tâche d'éteindre dans la beauté, et les passions, et les sens; aussi devaient-ils lui ôter ce qui peut le plus séduire les yeux et l'imagination.

Quant à la couleur qui concourt le mieux à la beauté des cheveux, c'est un point qui est au moins très controversé aujourd'hui, et il serait très téméraire de prétendre établir la supériorité d'une nuance sur une autre. Il n'en est pas de même pour l'antiquité, et si l'on écoute la tradition, qui se trompe rarement, il est permis de croire que le blond doré a été autrefois ce que l'on pourrait appeler la couleur privilégiée. Les plus beaux types anciens, Achille, Ménélas, Méléagre, étaient blonds. Philostrate disait de Memnon, qu'il était beau de sa chevelure solaire, ἡλιώσῃ κόμῃ. Hérodiane comparait Commode à un dieu, parce que la chevelure rutilante de cet empereur lui ceignait la tête comme une auréole d'or. Bacchus, cet idéal de la beauté antique, avait une chevelure dorée, χρυσεοχομα (*Iliade*). Le beau Narcisse, favori d'Apollon, était d'un blond pâle et mélancolique. Orphée, dans le tableau qu'il a peint de

Circé, cette redoutable enchanteresse, la représente avec une chevelure ardente comme les rayons du soleil. Catulle chante les cheveux d'or de Bérénice. Le blond Phébus est un type devenu banal. Enfin, Cupidon lui-même est appelé Χρυσοχόμος par Philostrate.

A Rome, les cheveux blonds étaient particulièrement en faveur : Messaline cachait ses cheveux noirs sous une perruque fauve :

Nigrum flavo crinem abscondente galero.
(JUVÉNAL.)

Le fleuve Crathis était très fréquenté des belles matrones, parce que ses ondes avaient la réputation de blondir les cheveux, si je puis dire ainsi. Ovide en disait autant du fleuve Sybaris. Caton reprochait aux dames de son temps de se couvrir les cheveux d'un onguent cinéraire qui avait la propriété de rendre les cheveux rutilants. Les femmes juives, au dire de Josèphe, jaunissaient les leurs avec de la poudre d'or; les Germains se rendaient blonds avec un mélange de suif de chèvre et de cendres de hêtre.

Il y avait à ce goût dominant quelques exceptions qu'il faut noter. Les Égyptiens, et en général les races arabes, affectaient un grand mépris pour les chevelures blondes; quelques poëtes comiques de la Grèce semblent les regarder comme l'attribut des esclaves, qu'ils appellent Ψύῤῥίαι, Ξανθίαι. Aristote regardait le blond comme un signe de faiblesse. D'un autre côté, Apulée vante dans la belle Photis ses cheveux noirs comme l'ébène. Horace célèbre Lycus aux yeux et aux cheveux noirs. Enfin, Salomon, ce roi sage entre tous, et grand amateur de beauté, exalte surtout dans sa bien-aimée sa chevelure noire et brillante comme l'aile du corbeau.

Quoi qu'il en soit, si nous descendons jusqu'à nous, nous voyons qu'à part l'époque même où nous vivons, le blond rutilant, si cher aux païens, a gardé presque généralement la valeur artistique et poétique dont il était entouré. Le Christ, ce type de la beauté évangélique, a les cheveux roux. La Madeleine repentante fait à sa beauté coupable un voile de sa chevelure dorée. Au XVIe siècle, les grands peintres de l'Italie, Titien, Giorgione, avaient mis les cheveux fauves si à la mode, que les dames vénitiennes, qui n'étaient point douées de chevelures blondes, employaient une foule d'essences pour donner à leurs cheveux cette teinte si aimée de leurs artistes. Ce goût devait être singulièrement répandu en Europe, si l'on en croit ce que disait maître Guillaume Coquillard, poëte français du XIe siècle :

A Paris, un tas de béjaunes
Lavent, trois fois le jour, leur teste,
Afin qu'ils aient les cheveux jaunes...

Nous connaissons déjà sur ce point l'opinion de maître Guyon, sieur de la Hanche. Jean Liébaut, dans son livre *De l'embellissement du corps humain,* dit aussi que, pour être parfaits, les cheveux doivent être de couleur blonde comme l'or (liv. II, chap. 11) (1). Enfin, quand l'usage des perruques fut à peu près général en Europe, les plus estimés de ces postiches étaient ceux qui imitaient le blond cendré, et ce fait prouve au moins que

(1) *De l'embellissement et ornement du corps humain.* Paris, 1582.

la tradition nous avait, jusqu'au siècle dernier, apporté intactes les préférences de l'antiquité.

Quelle explication faut-il donner à cette prédilection singulière ? Est-ce à cause de la ressemblance symbolique du blond avec l'éclat des rayons du soleil? Quelques auteurs l'ont pensé, et il est permis de croire que les anciens, pour lesquels l'astre du jour était le symbole éclatant de la Divinité, ont pu prendre un de ses attributs physiques pour en faire la condition essentielle d'un des éléments de la beauté. Quoi qu'il en soit, ce goût a passé du paganisme dans nos sociétés chrétiennes, et bien que la mythologie païenne n'ait plus cours parmi nous, il y a encore, au moins au point de vue de l'art, une grande ressemblance entre nos sympathies et celles des mythologiens anciens.

Si, à toutes les époques de l'histoire, on a apprécié les caractères naturels qui constituent la beauté de la chevelure, à toutes les époques aussi on a su ajouter à ces éléments quand ils étaient incomplets, y suppléer même quand ils manquaient totalement. Dès la plus haute antiquité, les hommes connaissaient tous les arts qui président à l'hygiène et à l'embellissement des cheveux. Les Grecs avaient leurs Κουρῆτες, tondeurs publics, qui taillaient habilement les cheveux, et dont l'origine, selon Palamède, remonterait au siége de Troie. A ce propos, l'histoire nous apprend qu'il y avait autrefois plusieurs genres de coiffures assez célèbres. Izaac Zérès attribue à Hector l'usage de porter les cheveux coupés par devant et flottants par derrière. Plutarque, au contraire, semblerait croire que cette coutume remontait à Thésée, et que même cette sorte de coiffure avait autrefois reçu le nom de ce héros. On portait encore les cheveux séparés sur le front et tombant le long des joues : aussi avons-nous vu que la frisure naturelle était très estimée dans l'antiquité. Il y avait enfin la coiffure en rond, très usitée chez les Grecs, mais surtout chez les Juifs.

Mais, savantes surtout dans cet art, les femmes ont su, dans tous les temps, multiplier et varier à l'infini leurs genres de coiffure. C'est pour elles aussi qu'ont été inventés tous ces instruments de toilette, dont quelques uns ont été divinisés. Elles avaient des peignes d'ivoire et même d'or, si l'on en croit Callimaque. C'est pour elles que le poëte Claudien disait :

..... Largos hæc nectaris imbres
Irrigat; hæc morsu numerosi dentis eburno
Multimodum discrimen arat..... (1).

Suidas rapporte que les dames romaines, étant affligées d'une maladie épidémique qui faisait tomber leurs cheveux, implorèrent la protection de Vénus pour faire cesser le fléau, et qu'elles furent exaucées après lui avoir érigé une statue, où la déesse était représentée dans l'attitude d'une femme qui se peigne. Dans Ovide, la veuve du flamine se plaint de ce qu'elle a perdu le droit de se peigner :

Non mihi detonsum crinem depectere buxo
......licet (2)!

Quinte-Curce raconte qu'un roi indien s'occupait à

(1) ..... Celle-ci verse à flots les parfums; celle-là, armée d'un peigne d'ivoire, laboure la chevelure par les morsures multipliées, et la divise en plusieurs parties.....

(2) Il ne m'est pas permis de peigner mes cheveux coupés.....

peigner et à arranger sa chevelure pendant le temps qu'il recevait des ambassadeurs, ou qu'il rendait la justice à ses sujets. Enfin Agathias fait remarquer que les rois francs devaient leur belle chevelure surtout au soin qu'ils prenaient de la peigner.

Pour maintenir la chevelure après l'avoir séparée, les dames se servaient d'épingles faites d'abord avec des roseaux, et que les Grecs appelaient καλαμίδη. Plus tard on les fit en argent, en ivoire, en cristal et en or. Cet usage a été ainsi chanté par Claudien :

Illi multiplices crinis sinuatus in orbes,
Idalia divisus acu... (1).

Ces épingles servaient aussi à fixer les cheveux tordus en nattes, ainsi qu'on le voit dans un des distiques de Martial :

Figat acu tortas, sustineatque comas (2)....

Dion rapporte que Cléopâtre se donna la mort avec une aiguille dont elle se servait pour séparer ses cheveux, et qui était trempée dans un poison si actif, qu'elle devait, à la moindre blessure, tuer avec la rapidité de la foudre.

Après l'assassinat de Cicéron, Fulvie, épouse de Marc Antoine, insultant au cadavre de l'illustre orateur, lui fit tirer la langue hors de sa bouche, et, pour se venger des affronts qu'elle lui avait fait subir, la perça à coups redoublés de l'aiguille avec laquelle elle relevait sa chevelure. La noble Judith, allant trouver Holo-

(1) Ses cheveux, arrondis en spirales multipliées, sont séparés par une aiguille idalienne...

(2) Elle fixe et soutient avec une aiguille sa chevelure tordue...

pherne, veut ajouter encore à sa beauté perfide, et relève splendidement ses cheveux à l'aide d'épingles d'or.

L'usage des ciseaux était très commun dans l'antiquité; aussi, armées de tous ces moyens, et aidées de bandelettes, dont elles se servaient avec adresse, les femmes savaient-elles bâtir avec leurs cheveux de galants édifices, dont les poëtes nous ont fait connaître l'architecture et les détails. Là les dames romaines portaient sur leurs têtes des tours superbes, sortes de citadelles où était gardée la grâce des cheveux (*gratia capilli*). Que de fois cette mode a exercé la verve des satiristes! Juvénal s'écrie, en parlant d'une coquette :

> Tot premit ordinibus, tot adhuc compagibus orbes
> Ædificat caput... (1).

Q. Septime s'emportait, de son temps, contre ce qu'il appelait les monstruosités de la chevelure. Il en a décrit quelques variétés : les unes ressemblaient à des casques, les autres aux proues des navires..... Qu'aurait-il dit s'il avait vécu au XVIIIe siècle! Mais les hommes eux-mêmes ont payé un honteux tribut à cet usage féminin. Strabon parle d'une secte de philosophes indiens qui bâtissaient leurs cheveux en forme de tiares. Lucrèce cite des peuples qui se coiffaient avec des bandelettes dorées. Les Lydiens efféminés portaient des diadèmes pour relever et soutenir leurs cheveux parfumés. Enfin le fastueux Empédocle, cette personnification antique de l'orgueil, rehaussait de bandelettes de pourpre l'éclat de sa chevelure démesurée. On comprend, sous cette parure futile, l'homme assez vain pour se croire

(1) Elle bâtit sur sa tête tant de compartiments, tant de tours qui la fatiguent!...

immortel, assez fou pour vouloir le prouver en se jetant dans les flammes qui devaient le dévorer.

Il y a dans les auteurs latins une foule de passages qui permettent de croire que les anciens étaient très avancés dans l'art de friser et de crêper la chevelure. Les hommes chargés de ce soin avaient différents noms : c'étaient les *cinnerarii* de Catulle, les *concinnatores* de Columelle. Nous savons déjà qu'ils étaient habiles à disposer les cheveux en édifices quelquefois formidables; ils savaient aussi les tordre, les tresser, les enrouler en spirales, les boucler en grappes de frisure, enfin les faire fuir sur le front en ondes lustrées et brillantes. Ils étaient surtout très adroits à rehausser la chevelure de joyaux d'or et d'argent, de perles et de pierreries; ils aimaient enfin à la diaprer de bandelettes de grand prix.

Habiles à disposer la chevelure en formes attrayantes, les anciens connaissaient à fond l'art d'ajouter à l'éclat des cheveux eux-mêmes, de les assouplir, de les fortifier, de parer enfin à toutes leurs difformités d'espèce, de nature et de couleur. Les peuples orientaux ont, de temps immémorial, parfumé leurs cheveux, et cet usage fut transporté en Occident parmi les dépouilles que rapportaient les Romains victorieux. Galien énumère une foule de pommades familières aux dames romaines; quant aux satiristes, ils sont pleins de traits amers lancés contre cette coutume, que les Romains de la décadence poussèrent jusqu'à ses limites les plus exagérées. Fatigués de penser et presque de vivre, le front ceint de bandelettes efféminées, les cheveux noyés de parfums, ils se couchaient auprès de tables chargées de fleurs, et cherchaient dans l'ivresse l'oubli de leur inutilité : aussi ont-ils inspiré au poëte cette sanglante ironie :

> Si sapis, assyrio semper tibi crinis amomo
> Splendeat, et cingant florea terta caput (1)...

L'art de teindre les cheveux remonte à Médée la magicienne, qui l'aurait, dit-on, inventé, et qui avait ainsi rajeuni le père de Jason. Cléopâtre l'Égyptienne était très habile dans cet art, auquel elle dut probablement ses longs succès. On lui doit aussi une pommade qui avait, par excellence, la vertu de faire pousser les cheveux, et qui a longtemps gardé le nom de cette femme célèbre (2). L'usage de ces moyens de rajeunissement était très répandu dans l'antiquité, et il a bien souvent soulevé les colères des philosophes et des satiriques. On connaît la terrible apostrophe d'Archidamus, roi de Sparte, à cet ambassadeur nommé Cœus, qui, pour cacher sa vieillesse, faisait teindre ses cheveux : « Que peux-tu dire de vrai, toi qui portes le mensonge sur ta tête ? » Philippe, roi de Macédoine, ayant surpris son favori Antipater qui teignait ses cheveux, lui ôta le rang qu'il occupait dans la magistrature, parce qu'on ne pouvait plus croire en rien à un homme à la chevelure duquel on ne pouvait pas ajouter foi. Tout le monde connaît ce foudroyant distique adressé par Martial à un beau de son temps :

> Mentiris juvenem tinctis, Lentine, capillis,
> Tam subito corvus, qui modo cygnus eras (3).

(1) Si tu es sage, que tes cheveux resplendissent sans cesse de l'amome d'Assyrie ; ceins ton front de bandelettes de fleurs.

(2) Galdeni, *De compositione medicamentorum*, p. 123.

(3) Tes cheveux teints veulent mentir la jeunesse, Lentinus, toi qui, cygne naguère, t'es changé si vite en corbeau.

Enfin, dans une de ses épigrammes, Lucilius raille une vieille femme qui se faisait teindre les cheveux : Tu as beau faire, lui dit-il, Hécube ne redeviendra pas Hélène !

L'art de teindre les cheveux était très répandu dans l'Inde, où les habitants, s'il faut en croire Solinus l'historien, employaient surtout, à cet effet, l'ocre et l'azur. Les Romains trouvèrent cette coutume en vigueur chez les peuples de la Bretagne, auxquels ils l'empruntèrent, ainsi que semblent le prouver les vers suivants de Properce à Cinthie :

> Nunc etiam infectos demens imitare Britannos,
> Ludis et externo tincta nitore caput (1)....

On voit que les anciens étaient très avancés dans ces pratiques intimes qui constituent la science de la toilette. Il n'est pas jusqu'à l'art de suppléer à la calvitie par des postiches qu'ils n'aient très bien connu. S'il faut en croire ce qu'on lit dans Nicolaï (2), l'usage des perruques remonterait à la plus haute antiquité : ainsi Winckelmann, dans son ouvrage sur les monuments de l'antiquité, signale un buste d'Isis, qui aurait été évidemment orné d'une coiffure postiche. Mais, à vrai dire, ce document est au moins douteux, car ce buste pourrait bien être d'un travail romain, et il vaut mieux croire, avec le savant libraire de Berlin, que l'usage des chevelures fausses a pris naissance en Europe. On

(1) Et maintenant, insensée, tu t'amuses à imiter les Bretons sordides, tu donnes à ta chevelure peinte un éclat d'emprunt...

(2) *Recherches historiques sur l'usage des cheveux postiches et des perruques dans les temps anciens et modernes*, traduit de l'allemand. Paris, 1809, in-8, fig.

le trouve clairement indiqué d'ailleurs chez les Grecs; il figure parmi les coutumes des Carthaginois, mais il était surtout très florissant à Rome, comme le prouvent les dénominations très nombreuses qu'avait reçues ce genre d'ornement. Ainsi, on trouve dans les auteurs, et surtout dans les satiriques, les termes de *coma adulterina*, *galerus*, *galericulus*, *capillamentum*, *caliendrum*, etc., qui s'appliquaient évidemment a des coiffures postiches. Domitien, qui était chauve, et, comme nous l'avons vu, très sensible à ce déshonneur, est représenté sur presque toutes ses médailles avec un *galerus* frisé. Il en est de même d'Othon et de Galba. Le poëte Slavius Avianus parle dans ses fables d'un chevalier romain auquel le vent emporta ses faux cheveux au milieu d'une fête publique :

Hujus ab adverso Boreæ spiramina perflant,
Ridiculum populo conspiciente caput;
Nam mox dejecto nituit frons nuda galero (1).....

Mais c'étaient les dames surtout qui faisaient un usage immodéré des perruques. Sur ce point, Lucien nous a initiés aux mystères de la toilette des dames du temps! Nous savons déjà que Messaline portait, par raffinement de coquetterie, une perruque blonde. Ovide disait à une coquette de son temps :

At tibi captivos mittet Germania crines (2).....

Martial écrivait à Lesbie :

Aretoâ de gente comam tibi, Lesbia, misi (3).

(1) Par malheur, le souffle de Borée soulève aux regards du peuple sa coiffure ridicule, et bientôt rejetant sa perruque, laisse briller son front nu.

(2) Mais la Germanie t'enverra les cheveux de ses esclaves...

(3) Lesbie, je t'ai envoyé une chevelure du peuple arétoen.

Artémidon et Apulée, qui vivaient au IIe siècle, ont aussi parlé des chevelures postiches des femmes de cette époque, mais l'usage ou plutôt l'abus monstrueux de cette sorte d'ornement a surtout excité la verve des moralistes. A leur tête il faut placer Clément, d'Alexandrie, et surtout Tertullien, qui criait aux chrétiennes de son temps : « ..... Rougissez au moins de mettre sur une tête sanctifiée par le baptême les dépouilles de quelque misérable mort dans les débauches, ou de quelque scélérat qui a péri sur l'échafaud. » Enfin, au synode que fit tenir en 692 à Constantinople l'empereur Justinien II, il fut défendu de porter perruque.

Quoi qu'il en soit de cet usage dans l'histoire ancienne, il faut arriver à l'histoire des temps modernes pour le voir adopté par les hommes et rapidement généralisé en Europe. On en trouve les premières traces à une époque où il était de mode d'avoir les cheveux largement répandus sur le front, et où les hommes affectés de calvitie, ne pouvant se conformer à l'usage, remédièrent à ce triste inconvénient en se servant de chevelures postiches. Guillaume Coquillard dit dans son monologue des perruques :

De la queue d'un cheval peinte,
Quand leurs cheveux sont trop petits,
Ils ont une perruque feinte...

L'abbé Thiers, qui fit une si rude guerre aux abus ecclésiastiques, et surtout aux perruques des prêtres (1),

(1) *Histoire des perruques, où l'on fait voir leur origine, leur usage, et l'irrégularité de celles des ecclésiastiques.* Paris, 1777, in-12.

fait remonter l'origine de ces coiffures postiches à 1629, et leur donne pour causes, la vanité, comme cela arrivait à ce tas de béjaunes dont parle Coquillard, et la nécessité, ce qui avait lieu, par exemple, pour les gens que la teigne avait rendus chauves. Nicolaï suppose que la mode de porter tous les cheveux ras, mode qui était à peu près générale au XVIe siècle, fit prendre à quelques personnes, et surtout aux vieillards, l'habitude de porter un couvre-chef, appelé barrette, et qui, très raccourci en France, y reçut le nom de *calotte;* que pour rendre cette coiffure moins triste et moins plate, on y ajouta plus tard des cheveux; et, cet art se perfectionnant sans cesse, on arriva ainsi à faire des perruques qui imitaient presque de vraies chevelures. Le volume de ces postiches augmentait aussi progressivement, et sous Louis XIV on arriva à porter des perruques vraiment énormes. Les gentilshommes avaient, à l'exemple du roi, la tête perdue sous une immense forêt de cheveux qui, se déroulant de chaque côté du visage en cascades de frisure, tombaient à flots sur les épaules, sur le dos, et même sur la poitrine. Cette crinière donnait aux hommes une sorte de majesté emphatique dont ils étaient fiers: un médecin eût passé pour un écervelé sans sa perruque in-folio. Cette manie ne tarda pas à descendre dans toutes les classes de la société, et il arriva un moment où le plus mince bourgeois, le plus petit maître de profession se fût cru déshonoré s'il était allé par la ville sans une coiffure léonine qui lui donnât un air d'importance. Cette coutume, qui aujourd'hui ne nous paraît que ridicule, avait cependant une assez grande importance. Au point de vue de l'hygiène, par exemple, on doit comprendre quels inconvénients, quels dangers même pouvait présenter l'usage constant de ces machines, si garnies qu'elles interceptaient l'air, si lourdes qu'elles pesaient jusqu'à deux livres. Mais les questions qui se rattachaient à la fabrication des perruques devinrent politiquement si graves qu'elles absorbèrent un instant les préoccupations du grand Colbert. En effet, les cheveux étaient devenus hors de prix, et, d'un autre côté, les nuances germaniques, c'est-à-dire les blonds cendrés étant surtout en faveur, l'acquisition des chevelures entraînait une telle exportation de numéraire, qu'il fut un instant question de prohiber la fabrication des postiches. MM. les perruquiers plaidèrent si bien leur cause qu'ils la gagnèrent, et qu'ils purent continuer à fabriquer ces couvre-chefs dont quelques uns valaient jusqu'à 1,000 écus. L'artiste qui façonnait pour le grand roi ces formidables crinières dont nous le voyons affublé, était un nommé Binette, si vain de son privilége qu'il aurait, disait-il, tondu tout le peuple français pour couvrir la tête de son roi. Un de ses rivaux, nommé Gervais, inventa les crêpés, sorte de perruques très légères qui devinrent très recherchées par les dames, et qui devaient être la source de ces coiffures bizarres qui régnèrent à la cour, pendant une partie du siècle dernier. Depuis l'invention de la poudre, devant laquelle avait fléchi l'austère vieillesse de Louis XIV, les dames en étaient venues à attacher un prix inestimable à ces montagnes de cheveux qu'on leur élevait à grand'peine sur le front : ces crêpés incroyables, zébrés de rubans, empanachés de plumes, et tout nuageux de poudre parfumée, valaient bien ces citadelles chevelues qui effarouchaient si fort les satiristes latins ! Et ces modes inqualifiables avaient pour but l'embellissement du corps humain ; mais combien peu, hélas ! elles remplissaient leur but ! Le temps, qui emporte tout, coutumes et préjugés, le temps a fait justice de ces exagérations : les perruques ont disparu, et, en reprenant son empire, la chevelure naturelle a repris toute sa grâce et aussi tous les attributs qui constituent sa beauté.

Pour nous, si nous insistons ainsi sur toutes ces petites révolutions de la chevelure, c'est que chacune d'elles tient essentiellement à l'hygiène de cette partie importante du corps humain ; c'est qu'il n'en est pas une qui n'ait plus ou moins influé sur la production de phénomènes pathologiques le plus souvent mal appréciés. Pour n'en prendre qu'un exemple, il est hors de doute que l'emploi des cosmétiques, l'usage de la teinture, et en général presque toutes les manœuvres de la toilette, ont, en modifiant l'économie du cuir chevelu, dû produire certaines perturbations locales qui sont devenues elles-mêmes la cause occasionnelle d'une foule de maladies.

Si donc l'histoire du cheveu considéré comme embellissement du corps humain touche par un point, si médiat qu'il soit, à la pathologie du cuir chevelu lui-même, il était intéressant de connaître tout ce que le génie humain avait pu faire pour augmenter la *grâce capillaire*, puisque c'était trouver, pour ainsi dire, la mesure de toutes les infractions faites à l'hygiène du cheveu, et par suite faire une part importante à l'étiologie des affections du cuir chevelu.

PREMIÈRE PARTIE.

CONSIDÉRATIONS ANATOMIQUES ET PHYSIOLOGIQUES SUR LES CHEVEUX.

La tête de l'homme est composée de deux portions très distinctes : l'une s'étend du menton à la partie supérieure du front, c'est *la face;* l'autre s'arrondit depuis cette dernière limite jusqu'à la nuque, c'est la *partie chevelue.* La première est comme un miroir où se reflètent toutes les expressions de l'âme, dans ce qu'elles ont de plus animé, de plus tendre, de plus vif et de plus doux. C'est en quelque sorte un interprète qui traduit les sentiments les plus intimes par un clignement des yeux, par la dilatation des narines, par un mouvement des lèvres, par le froncement des sourcils, en un mot par la mobilité de cette région si heureusement et si rapidement mise en jeu par des muscles peauciers d'une délicatesse infinie. La seconde, au contraire, ne présente que l'apparence d'une enveloppe recouvrant la boîte osseuse, qui garantit les centres nerveux qu'elle renferme contre le contact des chocs auxquels ils sont sans cesse exposés. Nous allons essayer de démontrer l'intérêt et l'importance qu'il faut attacher à cette enveloppe, connue sous le nom de *cuir chevelu*.

Le cuir chevelu est une dépendance de la peau qui forme à tout notre corps ce tégument externe que nous voyons se modifier suivant les régions et suivant les fonctions que la nature a dévolues à chacune de ses parties. Ainsi, nous venons de voir qu'à la face la peau est remarquable par une mobilité excessive qui exprime les sentiments dont nous sommes agités, alors même que notre langue reste muette : au cuir chevelu, nous trouvons une disposition anatomique qui, sans se prêter à l'éloquente pantomime du visage, peut cependant ajouter à l'expression de la face humaine par des mouvements souvent très énergiques. La peau de cette région, chez l'homme, rappelle beaucoup celle du dos et du cou de certains animaux. Ainsi, on voit le poil se hérisser chez le chien quand il s'irrite et menace un ennemi; ainsi, on sait quel aspect terrible le lion emprunte aux mouvements de sa crinière : de même, dans un grand nombre d'affections violentes, nous sentons que le cuir chevelu se contracte, et lorsque cette contraction est poussée à ses dernières limites, il semble que les cheveux se dressent et se hérissent. C'est qu'en effet il y a dans tous ces cas rétraction d'un muscle peaucier qui tire la peau et donne aux poils, qui y sont implantés, la direction particulière que je viens de signaler.

Les muscles qui font mouvoir le cuir chevelu sont l'occipital et le frontal, unis l'un à l'autre par une membrane fibreuse ou aponévrotique. Au-dessous de cette couche musculo-membraneuse on trouve du tissu cellulaire lamelleux, dont la perméabilité et la laxité expliquent la facilité avec laquelle s'étendent les inflammations et les épanchements sanguins qui peuvent siéger dans le cuir chevelu. Au-dessous de cette couche est le périoste externe, espèce de membrane qui semble destinée à faciliter les communications vasculaires entre le cerveau et le cuir chevelu. Enfin, entre la peau et l'enveloppe musculo-aponévrotique, il existe une couche de tissu cellulaire, dont la texture très serrée explique la difficulté avec laquelle s'y font les épanchements. C'est elle qui renferme le plus grand nombre des vaisseaux et des nerfs.

Le cuir chevelu est plus ou moins extensible, suivant les individus. Lâche chez les uns et comme trop grand pour bien recouvrir le crâne, il est au contraire tellement tendu chez les autres, que les mouvements en sont pour ainsi dire impossibles.

La vascularité de cette région est considérable, et il est permis de croire que la peau ne présente en aucun autre point un plus grand nombre de ramifications artérielles ou veineuses. Les artères et les veines du cuir chevelu communiquent plus ou moins largement avec celles de l'intérieur du crâne. Ainsi la veine *préparate*, par exemple, vient s'ouvrir dans la veine ophthalmique, et de là dans le sinus caverneux; ainsi encore un grand nombre d'artères, dont la branche mastoïdienne et les artères de Santorini sont les plus remarquables, apportent le sang de la peau à l'intérieur du crâne. On comprend facilement et l'importance de ces communications et l'intérêt qui s'attache aux déductions thérapeutiques qu'il est permis d'en tirer.

Ces quelques aperçus suffisent pour faire apprécier les rapports des téguments crâniens avec les parties sous-jacentes ; nous avons surtout à étudier le cuir chevelu lui-même, et plus particulièrement encore les poils qui le garnissent.

La peau de la tête présente quelques différences importantes d'aspect et de nature selon ses diverses régions. Ainsi, au front, elle est plus mince et plus lisse qu'en arrière ; à la partie supérieure de la face, elle donne implantation aux cheveux, dont la direction est variable, suivant qu'on les examine en haut ou bien en bas. Là, en effet, ils percent la peau à peu près verticalement, tandis qu'au niveau des tempes ils la traversent obliquement de haut en bas. L'étendue du front, par rapport à la limite des cheveux qui le recouvrent, a une grande influence sur l'expression du visage. On sait quel cachet de bassesse donnent à la face des cheveux implantés jusqu'auprès des sourcils ; tandis que, au contraire, un front découvert imprime à la physionomie une expression de franchise et de fierté, pour laquelle les hommes ont, en général, une grande sympathie. Il résulte de la manière dont les cheveux sont implantés sur le front une série de points qui ajoutent à la beauté du visage : d'abord, sur la ligne médiane, la convexité en avant, tracée par les cheveux, s'avance un peu de manière à faire une pointe qui, lorsqu'elle n'est pas trop prolongée, ajoute à la grâce de la chevelure. A la partie supérieure et au milieu de la ligne qui réunit le front à la région temporale, on voit encore une pointe, ce qui, joint à celles que forment les poils voisins du devant de l'oreille, en dessine en tout cinq pour les deux côtés. Cette particularité de l'implantation des cheveux est très manifeste chez quelques femmes qui, en connaissant la beauté, se plaisent à la faire ressortir par cette espèce de coiffure que l'on appelle *à la chinoise.*

Au lieu de cette régularité, on observe quelquefois, et par contre, des cheveux qui se redressent en faisceaux et forment ces touffes que l'on connaît sous le nom d'*épis*. Les poils ont alors une tendance à se diriger en sens inverse de celui que suivent leurs voisins.

Dans la région temporo-pariétale, la peau conserve entièrement les caractères de celle du front; mais à mesure qu'on l'examine d'avant en arrière, on la trouve de moins en moins extensible. Les cheveux s'y implantent obliquement, depuis la base de l'apophyse zygomatique, où ils commencent à se confondre avec cette partie de la barbe qu'on appelle les favoris.

Dans la région occipito-mastoïdienne, la peau est mince, sans poils au niveau de l'apophyse mastoïde; plus en arrière et plus haut, elle devient plus épaisse, et elle est recouverte par des cheveux qui, en général, tombent les derniers. C'est à la partie supérieure de cette région que se trouve cette disposition des cheveux en tourbillon qui lui a valu le nom de *vertex*.

Le cuir chevelu, outre un grand nombre de ramifications artérielles, et un plus grand nombre de veines qui, n'ayant point de valvules, établissent des communications faciles entre l'extérieur et l'intérieur du crâne, contient encore un autre ordre de vaisseaux, dont l'étude offre un grand intérêt, je veux parler des vaisseaux lymphatiques. Parmi ceux de la région frontale, les uns vont se rendre dans les ganglions parotidiens; les autres, moins nombreux, se jettent dans les ganglions sous-maxillaires. Les vaisseaux lymphatiques de la région temporo-pariétale appartiennent, les uns aux ganglions parotidiens, les autres aux ganglions que recouvre le muscle sterno-élaïdo-mastoïdien. C'est aussi à ces derniers que viennent aboutir les vaisseaux de la région occipitale; les autres se rendent aux ganglions qui sont situés superficiellement en arrière et un peu au-dessous de l'oreille.

La connaissance de cette disposition vasculaire a, je le répète, une grande importance, puisque toutes les fois qu'il existera un engorgement des ganglions que je viens de signaler, on sera nécessairement amené à rechercher s'il n'existe pas une lésion du cuir chevelu, qui pourrait en avoir été le point de départ. Pour apprécier convenablement ce rapport de causalité, il faut se souvenir que les vaisseaux lymphatiques paraissent s'engorger avec d'autant plus de facilité que la lésion qui les influe est plus légère et plus superficielle.

Les nerfs du cuir chevelu proviennent de la cinquième, de la sixième, de la septième paire crânienne (portion dure ou nerf facial), et de quelques rameaux émanés du plexus cervical.

Ce qui caractérise d'une manière toute particulière la peau du crâne, ce sont les cheveux qui la recouvrent, et qui, ombrageant le visage, ajoutent à son expression. Mais avant de les étudier sous ce rapport, nous avons à les apprécier au point de vue de l'anatomie, tant de leur texture que de l'organe qui les produit.

On désigne sous le nom de *follicule* ou de *bulbe* un appendice, ou plutôt un organe de la peau, dont le but se rattache à la génération des poils. Suivant H. Dutrochet (1), il serait lui-même le résultat de la réflexion de

(1) *Observations sur la structure et la régénération des plumes, etc.* (*Mémoires pour servir à l'histoire anatom. et physiolog. des animaux et des végétaux.* Paris, 1837, t. II, p. 361 et suiv.).

la peau sur elle-même; mais cela ne saurait être vrai qu'au point de vue d'une anatomie transcendante qui ne présente pas d'utilité pratique. Nous considérerons le follicule capillaire comme une variété de la grande famille des glandes, si généralement répandues dans l'organisme, si différentes entre elles par leur forme, mais ayant toutes la sécrétion pour but, quelque variés que soient d'ailleurs les produits sécrétés. Ce follicule est une petite poche logée dans le derme et quelquefois même en dépassant la partie la plus profonde. Il est, en général, très adhérent par sa face externe à la peau, dont il est difficile de le séparer; par sa face interne, il est libre et baigné seulement par un liquide rougeâtre, signalé par Heusinger, liquide qui l'empêcherait d'être en contact avec le poil dont il contient le germe et la racine. Si le follicule était simple et qu'il ne consistât que dans cette poche (membrane bursale de Heusinger) (1), il offrirait une très grande ressemblance avec les follicules sébacés, qui, comme lui, sont formés pour ainsi dire à la surface de la peau, de manière à simuler une espèce de goulot; mais, au fond des follicules pileux, on trouve une *papille* conique surmontée par la partie du poil que Henle appelle le *bouton*. Cette papille, appelée aussi *pulpe* des cheveux, reçoit des vaisseaux et des nerfs qui la pénètrent en traversant le fond du follicule. Examinée au microscope, elle paraît composée de globules plus ou moins

(1) *Remarques sur la formation des poils*, dans *Archiv. für die physiol.*, 1822, t. VII; trad. dans le *Journ. compl. des sciences médicales*. Paris, 1832, t. XIV, p. 229. — *Sur la génération des poils*, *ibid.*, p. 339. — J.-C. Prichard, *Histoire naturelle de l'homme*, trad. par F. Roulin. Paris, 1843, t. I, p. 128.

arrondis, qui se confondent insensiblement avec les globules allongés du bouton. Quelques observateurs ont pensé que c'était au développement anormal de cette partie qu'était due la maladie connue sous le nom de *plique polonaise.*

Le follicule pileux est formé de deux feuillets, dont l'un, extérieur, est d'une couleur blanchâtre, d'une densité remarquable, et adhère intimement au derme; le feuillet interne est plus mince et d'une coloration rougeâtre. On a décrit enfin, dans l'intervalle de ces deux membranes, de petits follicules sébacés, disposés en cercle autour de l'orifice des follicules pileux.

La manière dont se comporte l'épiderme, par rapport à l'organe qui nous occupe, a divisé beaucoup d'esprits. Suivant les uns, l'épiderme viendrait tapisser la face interne du follicule; suivant d'autres, il se continuerait avec le cheveu. Mais, comme le fait remarquer Burdach (1), si Leeuwenhoeck, Heusinger et Weber (2) ont bien vu le poil placé sous l'épiderme, ne le perforer que consécutivement, il y a erreur des deux côtés.

Du fond du follicule naît le poil, tige filiforme, dans laquelle on distingue une substance externe, lisse, transparente, appelée *écorce,* et une substance intérieure, dont la nature est difficilement appréciable, et qui porte le nom de *moelle.*

L'écorce paraît être composée de fibres longitudinales qui se continuent dans toute la longueur du cheveu, et qui, suivant Henle, sont claires, avec des bords un peu obscurs et raboteux, droites, roides et

(1) *Traité de Physiologie considérée comme science d'observation*, trad. par A.-J.-L. Jourdan. Paris, 1837, t. VII, p. 231.

(2) *Anatomie des menschen*, t. 1, p. 204.

cassantes, larges de 0,0027 ligne, et tout à fait plates. Henle ne peut pas dire si elles s'anastomosent quelquefois, ou si elles restent toujours isolées. Ces fibres deviennent même apparentes vers la pointe du poil; à sa racine elles s'effacent peu à peu, et sont bientôt remplacées par des corpuscules plus ou moins allongés.

Au-dessus de la racine du cheveu, on observe aussi des fibres transversales s'anastomosant d'une manière variée, et n'existant qu'à la surface de l'écorce. Suivant Henle, elles sont si serrées qu'on en compte vingt, et quelquefois plus, dans l'étendue d'une ligne. Ce sont sans doute ces fibres longitudinales et transversales qui ont porté Mascagni à regarder les cheveux comme étant entièrement formés de vaisseaux absorbants.

Outre ces lignes, quelques micrographes ont décrit des fibrilles qui se détacheraient de la tige des cheveux, à la manière des *barbes* d'un épi de blé, et qui, suivant eux, expliqueraient l'expérience de Fourcroy, qui a remarqué qu'un cheveu roulé entre les doigts s'avançait toujours de sa base vers sa pointe. Cette expérience a une autre explication; car la plupart des anatomistes pensent que cette progression est due à la forme conique du cheveu. Quoi qu'il en soit, ces fibrilles expliqueraient parfaitement la tendance qu'ont les cheveux à se mêler, comme il arrive dans maintes circonstances, et, en particulier, après les maladies longues.

Maintenant serait-il téméraire de penser que les fibres transversales, vues au microscope dans un cheveu, ne sont autre chose que la limite des divers cônes emboîtés les uns dans les autres, et qui, suivant quelques auteurs, formeraient ainsi la substance du cheveu; ou, au contraire, ne faut-il pas croire que leur existence a mal à propos fait croire à cette disposition? Ce sont là des questions qu'il n'est pas possible de résoudre dans l'état actuel de la science.

La moelle est formée par de petits globules nombreux et brillants, qui ont l'apparence de gouttelettes d'huile ou de granules pigmentaires. D'après l'auteur de l'*Encyclopédie anatomique*, on distingue quelquefois deux bandelettes de moelle parallèles, séparées par une strie claire, et se confondant à la fin en une seule. Le diamètre de la substance médullaire est à celui du cheveu comme 1 est à 3 ou à 4. M. Mandl (1) pense que de l'air est renfermé dans cette partie des cheveux; on sait aussi que longtemps on a cru à l'existence d'un liquide coloré qui aurait circulé au centre du cheveu; mais cette hypothèse est contredite par les recherches des micrographes modernes.

Si l'on examine le cheveu dans son ensemble, on reconnaît bientôt qu'il n'est pas cylindrique, comme on serait tenté de le croire, en ne s'en tenant qu'à un examen superficiel, mais bien de forme conique. Le cône figuré par le cheveu est, d'après Burdach, en partie creusé d'un côté, de manière que si on le coupe en travers, on aperçoit une surface ovale ou même réniforme. Contrairement à l'opinion généralement reçue, Weber pense que les cheveux frisent d'autant plus qu'ils sont plus aplatis. Il a trouvé que l'un des diamètres était à l'autre comme 1 : 1,40 dans un cheveu droit, et comme 1 : 2,22 dans un cheveu frisé.

(1) *Mémoire sur quelques points des maladies des cheveux, précédé de recherches sur leur organisation.* (*Archives générales de médecine*, 3e série, 1840, t. VII, p. 417.) — *Anatomie microscopique*, 1re série, Paris, 1840, liv. IV, in-fol., fig.

Le développement des poils est peut-être la partie la plus intéressante de leur histoire. Malheureusement il existe encore, à ce sujet, une très grande lacune dans la science. Disons même que les auteurs, qui ont traité ce sujet, se sont moins occupés de l'origine même du cheveu que de son développement dans les différents âges. Or la question capitale est celle-ci : Comment un cheveu se produit-il? comment acquiert-il son développement complet? Tout le monde est à peu près d'accord pour reconnaître qu'un cheveu a sa raison d'exister dans la *papille* intra-folliculaire ; mais n'est-ce qu'une matière sécrétée et non vivante, comme l'épiderme? Bichat (1) pense que ce point ne saurait présenter de doute, quant à la substance corticale; tandis qu'il regarde la substance intérieure (moelle ou substance médullaire des auteurs modernes) comme la réunion de deux sortes de vaisseaux, *les uns où stagne la matière colorante, les autres qui donnent issue, en certains cas du moins, à des fluides, où il se fait par conséquent une espèce de circulation.*

La plupart des micrographes vivants paraissent regarder les cheveux comme ayant une vie qu'ils tiennent de la papille avec laquelle se continue la partie du poil, que Henle appelle le bouton, et dans lequel aboutissent peut-être les vaisseaux et les nerfs qui ont traversé le fond du follicule. Ainsi, pour eux, les cheveux ne seraient point seulement un produit inerte de sécrétion, et cette hypothèse trouverait une sorte de sanction dans certains faits recueillis par les auteurs, faits qui sembleraient établir que, dans quelques cas,

(1) *Traité d'anatomie descriptive.* Paris, 1801.

les cheveux sont influencés par les passions qui ébranlent profondément l'économie. C'était l'opinion de Grellier (1), qui ne croyait pas qu'il fût possible d'expliquer autrement les canities subites dont l'histoire présente un assez grand nombre d'exemples. Schenckius (2) en a cité à lui seul plusieurs cas, et entre autres celui d'un seigneur espagnol qui, surpris en conversation intime avec une demoiselle de la cour, fut jeté en prison et condamné à subir la peine capitale : il en conçut une telle épouvante que tous ses cheveux blanchirent en une seule nuit. Le roi, apprenant cette nouvelle, fit grâce à ce malheureux, assez puni, disait-il, par cette vieillesse anticipée. Vicq d'Azyr (3) remarqua le même phénomène chez Marie-Antoinette, après la nuit qui précéda le jour où elle montait à l'échafaud. Bichat dit avoir connu plusieurs faits semblables, dont l'authenticité est aujourd'hui vulgaire et incontestée. Je suis bien loin d'en douter, pour ma part; mais je me demande s'il faut en conclure que le cheveu est par lui-même un organe vivant : je serais disposé, au contraire, à ne voir dans ces transformations subites qu'une lésion de sécrétion de la matière colorante, mais indépendante de toute altération du poil lui-même. On s'est appuyé sur ce phénomène produit par l'horreur, et qui consiste dans cette sorte de contraction particulière qui semble faire dresser les cheveux; mais j'ai déjà eu occasion de dire que ce phénomène était sous la dépen-

(1) *Dissert. sur les cheveux.* Thèses de Paris, 1806.

(2) *Observationum med. rariorum*, lib. VII. Lugduni, 1644. — Lib. I.

(3) *OEuvres recueillies et publiées par Moreau (de la Sarthe).* Paris, 1804.

dance d'une contraction de certains muscles peauciers, ce qui en diminue singulièrement la valeur. Enfin Schenckius (1) a cité le fait d'une jeune fille qui, trouvant le matin son père mort dans son lit, en éprouva un tel ébranlement moral, qu'en quatre jours elle perdit tous ses cheveux, et qu'elle resta, en grande partie, chauve toute sa vie. Ce fait, qui n'a pas beaucoup d'analogues d'ailleurs, pourrait très bien s'expliquer par une lésion subite et profonde des organes chargés de la sécrétion capillaire, mais sans qu'il y eût altération du poil lui-même.

Plusieurs auteurs ont insisté sur certaines sécrétions particulières au cheveu. Ainsi Heusinger a signalé une sécrétion qu'il appelle pigmentaire, et qui est assez abondante parfois pour faire croire, par exemple, que les poils déteignent. Il croit que ce pigment est composé de carbone, ce qui expliquerait, suivant lui, certains phénomènes d'électricité que présentent les poils de quelques animaux. Il pense, enfin, que l'hypersécrétion de ce liquide se fait par l'extrémité du cheveu, où se trouverait une ouverture, comme on en observe dans les piquants du porc-épic et sur les poils du musc ou de la biche. Mais cette hypersécrétion prouve-t-elle autre chose, si ce n'est que le cheveu est une sorte de canal qui protége, mais sans y prendre part, certains phénomènes de circulation? Il est permis d'en douter.

Grellier avait cru remarquer que les bossus qui laissent croître leur chevelure l'ont, en général, fort belle, et il expliquait cette singulière circonstance par ce fait, que la gibbosité étant le résultat du rachitisme, les os

(1) *Loc. cit.*

se ramollissaient, n'admettaient plus de phosphate de chaux, et que ce sel, devenu surabondant, se portait en grande partie vers les cheveux, qui en recevaient un surcroît de vie et de développement.... Cette hypothèse est très curieuse, mais malheureusement elle tombe devant ce fait, qu'il n'existe pas en réalité de phosphate de chaux dans la combinaison chimique du poil.

D'une autre part, Girou (1), considérant la substance cornée du poil comme une sorte de névrilème d'où dépendaient la forme, le volume, la consistance, l'éclat et la souplesse des cheveux, faisait de ceux-ci des espèces d'organes servant à certaines fonctions plus ou moins importantes du système nerveux. Frédéric Cuvier (2) faisait des organes qui produisent les poils un système analogue à celui des sens. Enfin, dans ces derniers temps, M. Mandl avait observé un fait qui, infirmant les expériences de Mariotte, tendait à établir que le poil pouvait, comme les végétaux, se développer à la fois dans toutes les parties. En effet, après avoir coupé un poil, il a vu qu'au bout d'un certain temps son extrémité libre, qui d'abord se terminait brusquement, s'effilait peu à peu ou bien s'arrondissait. « Je fus donc forcé, dit-il, de penser à une nutrition interne, à une organisation... » Cette observation a été

(1) *Mémoire sur les poils*, dans le *Répertoire d'anatomie et de physiologie*, publié par G. Breschet. Paris, 1828.

(2) *Recherches sur la structure et le développement des poils de porc-épic, suivies d'observations sur les poils en général, et sur leurs caractères zoologiques.* Extrait d'un mémoire lu à l'Académie royale des sciences. 1827. — Voyez aussi *Observation sur la structure et le développement des plumes.* (*Mémoires du Museum d'histoire naturelle.* Paris, 1825, t. XIII, p. 327 et suiv.)

contredite par M. Ollivier, d'Angers (1), qui lui a opposé une multitude de faits opposés, et qui l'a rejetée avec les déductions qu'on en avait fait sortir. Le fait de M. Mandl a donc besoin, pour acquérir toute la valeur qu'on serait tenté de lui attribuer, d'être confirmé par l'expérience et d'autres faits analogues.

En résumé, je pense que le cheveu est, comme les ongles, une production inorganique, qui n'a pas une existence propre, dont le mécanisme d'accroissement est tout entier dans son point de départ, c'est-à-dire dans cette papille intra-folliculaire dont il a été déjà question. Tout le développement du poil part de là, et c'est à cette influence primitive, absolue, qu'il faut demander la raison des différences de diamètre, de longueur. On peut croire, avec Bichat, que le cheveu est un conduit cortical, une sorte d'enveloppe, dans l'intérieur duquel se passeraient certains phénomènes d'organisation auxquels seraient soumis les liquides qui y circulent; mais, je le répète, le poil lui-même est, à mes yeux du moins, une matière inerte, inorganique, qui ne vit pas plus que ne vivent l'épiderme et les ongles. L'insensibilité du cheveu, sa résistance à la décomposition qui suit la mort, tout vient à l'appui de cette opinion, forte d'ailleurs de la double sanction et du temps et de l'observation.

Maintenant, si l'on se demande quelle est la nature même du cheveu, quel est son mode de développement, on se trouve en face de questions jusqu'à présent incomplétement résolues, pour ne pas dire tout à fait

(1) *Dict. de médecine.* 1842 (art. Poils).

insolubles. Les anciens avaient, sur ce point, un système très simple, dont toutes les parties étaient parfaitement coordonnées, et qui avait l'immense avantage de satisfaire leur envie de tout expliquer. Ils regardaient le cheveu comme une chose inorganique, que Galien avait rejetée de ses quatre ordres d'éléments constitutifs; mais, comme il fallait en faire n'importe quoi, ils le considéraient comme le produit de vapeurs crasses et fuligineuses émanées de la décoction des humeurs, et venant se condenser à la partie la plus superficielle de la tête. Les modernes ont renoncé à ces théories, et, s'appuyant sur des connaissances plus positives en physiologie, aidés surtout du microscope, ils ont essayé de lever le voile qui couvrait ce point mystérieux de la science. Ont-ils réussi? Il serait au moins téméraire de se prononcer pour l'affirmative. Ainsi, ce n'est qu'avec une extrême réserve, je ne dis pas qu'on accepte, mais qu'on expose la théorie de Heusinger, qui considérait le globule de pigment, point de départ du cheveu, comme une papule de lichen qui devient une vésicule, et se change plus tard, soit en poils imparfaits et articulés, comme la laine, soit en poils parfaits et continus, comme ceux de l'homme.

Quoi qu'il en soit, voici comment Simon, cité par Henle, décrit le développement du cheveu : « Les fol-
» licules paraissent d'abord sous la forme de petits
» corps clairs ou obscurs, ayant 0,0065 à 0,0089 pouces
» de long sur 0,0035 à 0,0040 de large dans le point
» où leur largeur est la plus considérable, et chez des
» embryons de cochon longs de 2 pouces. Leurs parois
» consistent en petits grains très serrés les uns contre
» les autres, qui sont probablement des noyaux de

» cellules élémentaires ; les noirs offrent en même » temps des cellules pigmentaires étoilées. Lorsque la » formation des poils commence, il paraît dans les pe- » tits sacs une masse dense de cellules pigmentaires » semblables à celles du réseau de Malpighi. Cette » masse a la forme de la racine du poil ; la racine s'al- » longe en une petite pointe dépourvue de moelle, de » sorte qu'il semble, qu'au premier moment de la for- » mation, le poil possède toutes les parties du poil » entier, et que seulement sa tige soit très petite (1). »

C'est vers la fin du troisième mois de la vie intra-utérine que les cheveux commencent à pousser. Suivant Valentin (2), ils se montrent d'abord sous l'apparence de taches noires, arrondies, qui ne s'allongent en cône que vers le cinquième mois. Suivant Weber et Heusinger, ils se replient sur eux-mêmes avant de percer l'épiderme. Ils apparaissent, dit Bichat, à l'époque où les fibres du tissu dermoïde se forment. Ils ne constituent alors qu'un duvet blanchâtre qui se colore peu à peu et en raison de la couleur blonde ou brune que les cheveux doivent avoir plus tard.

A la naissance, les cheveux ont une longueur qui varie de 1 à 4 centimètres. Ils sont, en général, assez rares à cette époque, et ils ne deviennent très nombreux que vers la fin de la première année : plus tard, ils acquièrent des dimensions variables, suivant les individus, suivant leur race et leur nature. En général,

(1) *Traité d'Anatomie générale*, traduit de l'allemand, par A.-J.-L. Jourdan. Paris, 1843, t. I, p. 329.

(2) *Handbuch de Entwickelungsgeschichte das Menschen*, p. 272.

le diamètre moyen est, suivant Weber, de 0,04 ligne. Faut-il croire avec Withof (1) que le diamètre dépend de la couleur des cheveux, qu'il est d'autant plus considérable que cette couleur est plus foncée. On sait que cet auteur avait eu la patience de compter combien pouvait contenir de cheveux un pouce carré, et il trouva, par carrés égaux, 572 noirs, 608 bruns, 790 pâles. Mais Grellier fait observer, non sans raison, que ce résultat devrait singulièrement varier avec la multiplicité de pareilles recherches. Quant à la longueur, elle offre des différences plus facilement appréciables.

Selon les individus, tout le monde sait combien les cheveux des femmes sont en général plus longs que ceux des hommes. Cela tient-il, comme le pensait Grellier (2), à la prédominance, chez la femme, du tissu cellulaire qui devient, pour le poil, une sorte de terrain abreuvé de sucs, où il trouve en abondance les matériaux nécessaires à son accroissement? Mais ce phénomène peut exister chez l'homme au même degré, sans que cependant la chevelure arrive aux dimensions qu'elle acquiert chez la femme. Faut-il, avec Girou (3), chercher la raison de cette différence dans l'accumulation exagérée des excitants électriques chez la femme, par défaut de mouvement et de sécrétion?... Cela est au moins très douteux. Sans nous perdre à la suite d'hypothèses plus ou moins nuageuses et improbables, ne pouvons-nous pas croire que la nature a donné à la femme cette abondante chevelure pour protéger ses

(1) Withof (J. Th. Sam.), *Anatome pili humani*. Duisbourg,
(2) *Loc. cit.*
(3) *Loc. cit.*

membres plus délicats que ceux de l'homme, pour servir de voile à sa pudeur naturelle, pour lui faire enfin une sorte de lange où elle peut envelopper ses petits. A ce propos je ferai remarquer que les femmes, si favorisées déjà sur ce point, paraissent avoir en outre l'avantage de conserver plus longtemps leurs cheveux : cela tient-il à ce qu'ils reçoivent une alimentation plus substantielle, plus suivie, plus persistante? On ne peut décider ce point, et il vaut mieux peut-être l'accepter sans commentaire que de croire, avec Aristote, que la femme est moins sujette à la calvitie parce qu'elle ne perd pas sa semence.

Selon les milieux dans lesquels les hommes vivent, il est évident que la température des climats habités a une influence marquée sur la longueur des cheveux. Les races qui peuplent les contrées froides et humides ont les cheveux tombants, plats et toujours assez développés : les anciens habitants de la France, alors que ce pays était couvert de bois, de lacs et de marais, avaient la chevelure beaucoup plus développée que celle des Français d'aujourd'hui. Les habitants de la zone torride ont les cheveux courts, crépus, comme rissolés. Cela nous conduit à une observation qui trouve sa place ici : Bichat a fait remarquer que les poils avaient d'autant plus de tendance à devenir longs qu'ils étaient lisses et peu frisés. Cette remarque trouve en effet sa confirmation dans la preuve contraire que fournissent les chevelures des nègres et des blancs crépus. Burdach croyait enfin que les poils avaient d'autant plus de longueur qu'ils étaient implantés plus profondément.

Les cheveux ont une force de résistance dont on se rendra difficilement compte, si on ne l'a pas éprouvée.

Bichat ne craignait pas de dire qu'il n'est aucune autre partie, pas même du système fibreux, qui puisse soutenir un poids aussi fort, en proportion de son volume. Grellier, qui partage cette opinion, avait évalué qu'un cheveu peut porter un poids de 1034 décigrammes ; on comprend dès lors très facilement quelle puissance devaient avoir ces cordages que les Carthaginoises faisaient avec leurs chevelures, participant ainsi au suprême effort de leur patrie contre Rome, leur ennemie mortelle : on comprend enfin que ces catapultes, que les Romaines garnissaient avec leurs cheveux, n'étaient pas une vaine fiction de l'histoire.

Les poils sont idio-électriques et doués de l'électricité positive.

Ils sont hygrométriques, et l'on a utilisé cette propriété d'absorber l'humidité pour la confection de certains baromètres.

Ils sont extensibles, et Weber dit qu'un cheveu long de 10 pouces peut s'allonger de plus d'un tiers.

Ils sont aussi élastiques ; car un cheveu qu'on n'avait allongé que d'un cinquième revenait sur lui-même et n'avait qu'un dix-septième de plus de longueur qu'avant la traction.

Si l'on soumet les cheveux à diverses réactions, voici comment ils se comportent : traités par l'ébullition, ils donnent une dissolution qui ne se coagule pas par le refroidissement, mais qui ne se précipite pas par la teinture de noix de galle et par le chlorure d'étain. La potasse, la soude et l'ammoniaque dissolvent la substance des cheveux en formant du savon et en dégageant de l'hydrogène sulfuré. Les oxydes métalliques la colorent en se combinant avec elle ; les acides la dissolvent.

Voici, en résumé, l'analyse des cheveux par Berthollet : huile, 0,2500 ; eau, 0,1555 ; carbonate d'ammoniaque, 0,0781 ; charbon, 0,2812 ; gaz divers, 0,2352.

La couleur a joué dans tous les temps un rôle considérable dans la physiologie du cheveu. Les anciens expliquaient la diversité de ce phénomène par la prédominance de certaines humeurs : on a voulu le placer sous l'influence du sang (1) ; la sagesse consiste à s'abstenir, sur ce point, de toute hypothèse toujours trop accessible à la contradiction.

Bienvenu (2) admettait que les couleurs si variées du poil pouvaient se rapporter à trois principales, la noire, la rouge et la blanche, dont toutes les autres ne seraient que des composés. Mais il me semble évident que la blanche n'est constituée, ou que par une absence absolue de couleur (albinisme), ou par une décoloration (*vitiligo*, canitie), et je crois qu'il vaut mieux, comme le faisait Grellier, réduire les types à deux principaux, le noir et le roux, auxquels se rapportent les nuances intermédiaires ou décroissantes, le brun, le châtain, le blond.

Quoi qu'il en soit de ces distinctions, la couleur des cheveux est soumise à certaines influences dont l'étude offre un véritable intérêt. Ainsi, elle présente des différences très tranchées, selon les climats. En effet, plus on approche des pays septentrionaux, plus les cheveux prennent une couleur d'un blond argenté (3). Dans les

(1) God. Mich. Nœbling, *Dissert. præs. Meibomio*, Helmstad. 1740.

(2) *Essai sur le système pileux.* Thèse. Paris, 1815.

(3) J.C. Prichard, *Histoire naturelle de l'homme.* Paris, 1843, t. II, p. 136 et suiv.

régions polaires, il semble que la matière pigmentaire fasse complètement défaut : les poils sont presque blancs chez l'homme et chez les animaux, puisqu'on l'observe sur le lapin et même sur les plumes du paon (Girou).

L'histoire nous a laissé des traditions qui viennent à l'appui de ces faits physiologiques. Ainsi, les Gaulois, vivant dans un pays froid et humide, au milieu des forêts, avaient, et sur ce point les historiens sont unanimes, les cheveux d'un blond pâle, de ce blond si célèbre dans la Germanie. A mesure que la civilisation marche, et que devant elle disparaissent les forêts et les étangs, on voit le climat s'assainir, la température s'élever, et en même temps les chevelures blondes disparaissent pour faire place aux nuances d'un châtain qui devient de plus en plus foncé. On remarque par opposition que les peuples qui habitent les pays chauds ont, en général, les cheveux noirs : ainsi les Egyptiens, les Italiens, les Espagnols, les Grecs.

On a cru remarquer que la couleur des cheveux était influencée par la constitution de l'individu. Ainsi les chevelures brunes seraient surtout l'apanage de la constitution bilieuse ; ainsi, au contraire, le blond et le châtain sembleraient indiquer une constitution lymphatique. Cette coïncidence est fréquemment probable, mais elle est loin d'être absolue, et il faudrait bien se garder d'en tirer des conclusions tant soit peu positives.

Il est une autre influence dont l'action sur la couleur des poils est bien réellement manifeste : c'est celle de l'âge. Ainsi, pendant la vie intra-utérine, les cheveux sont pâles, comme incolores ; à la naissance, leur teinte devient de plus en plus foncée, jusqu'à ce qu'ils aient atteint leur coloration normale, c'est-à-dire jusqu'à la virilité. Quand, au contraire, l'homme atteint l'époque de la vieillesse, on voit les cheveux se décolorer, blanchir, et, comme frappés de mort, tomber enfin sans retour.

Quelques auteurs ont pensé qu'il existe un rapport plus ou moins exact entre la couleur du poil et le tempérament moral, si je puis dire ainsi. Ainsi l'activité de la circulation, l'inconstance des désirs, la vivacité de l'imagination, en un mot tous les attributs du tempérament sanguin coïncideraient avec les cheveux châtains; apanage du tempérament bilieux, les cheveux noirs indiqueraient la force, l'énergie, l'ambition, avec les sentiments passionnés; enfin, une chevelure blonde serait l'enseigne d'une fibre molle et lâche et l'emblème de la douceur, de la tendresse, du jugement, enfin de toutes les qualités qui vont avec un tempérament calme et doux. La distinction si vulgaire, et si chantée par les poëtes, des blondes et des brunes, aurait ainsi une signification qui irait plus loin que la couleur des chevelures, et qui indiquerait des défauts et des qualités appartenant en propre à deux types bien distincts.

On a poussé plus loin encore le rapport qui existerait entre la nuance des cheveux et le tempérament. Ainsi Pinel aurait observé que la folie présente de notables différences, selon que la chevelure du malade se rattache à tel ou tel type. Les sujets blonds seraient enclins à la rêvasserie, tandis que les noirs seraient plus fréquemment atteints de manie furieuse. Il est inutile d'ajouter que ces aperçus statistiques souffrent de notables exceptions.

Si la nature avait donné la chevelure à l'homme, pour en faire à sa tête, et même à certaines parties de son corps, une sorte de manteau qui les préservât des rigueurs atmosphériques, ce but a été singulièrement faussé par les habitudes que nous ont imposées l'usage et la mode. Cependant il est encore vrai de dire que les appendices pileux de la tête jouent, même sous ce rapport si compromis, un rôle assez important : nous verrons, en effet, en nous occupant de l'hygiène, qu'ils constituent pour nous encore une sorte de vêtement qui ne disparaît pas toujours sans danger.

Enfin, la chevelure forme, ainsi que je crois l'avoir démontré, et surtout pour la femme, un ornement qui la distingue entre toutes les créatures qui sont sorties de la main de Dieu. Elle en est fière comme de sa plus belle parure; elle la regrette comme une fortune perdue; elle l'aime comme un bienfait du ciel.... Mais j'en ai assez dit déjà sur ce point pour ne pas insister plus longtemps.

DEUXIÈME PARTIE.

PATHOLOGIE DU CUIR CHEVELU.

SECTION PREMIÈRE.

EXAMEN HISTORIQUE ET CRITIQUE DES TRAVAUX ANTÉRIEURS SUR LES MALADIES DU CUIR CHEVELU.

L'étude de l'histoire des maladies de la peau, en général, présente des difficultés telles, que l'esprit le plus sérieux peut, découragé par elles, renoncer à la recherche de la vérité; mais ces difficultés sont bien plus grandes encore quand il s'agit d'étudier l'histoire des affections du cuir chevelu en particulier. Si, en effet, nous remontons au berceau de la médecine, nous trouvons bien çà et là une tendance à grouper et à décrire ensemble les maladies extérieures de la tête; mais cette tendance même est faussée par des préjugés tels, qu'elle ne conduit le plus souvent à aucune déduction logique, et qu'elle n'a pas même pour résultat d'assujettir le diagnostic à des règles tant soit peu précises. Il ne pouvait pas être sans intérêt, en abordant un sujet d'une telle importance, de savoir ce que nos devanciers ont pensé, su et écrit sur la matière : j'ai donc recherché avec soin tout ce qui avait trait à l'histoire particulière des maladies du cuir chevelu, tout ce qui surtout se rattachait à leur étiologie et à leur traitement... Partout j'ai trouvé une confusion qui, tout en apportant un obstacle invincible à la netteté des descriptions, étouffait dans son germe toute tentative d'originalité, empêchait l'application utile de toute donnée ingénieuse, et enfin perpétuait la confusion, qui est arrivée jusqu'à nous avec la double tache originelle de l'erreur et de l'empirisme.

Si les anciens n'ont pas clairement indiqué toutes les affections du cuir chevelu, il est probable au moins qu'ils les connaissaient, quoiqu'il soit difficile de les deviner au milieu du vague de leurs descriptions. Celse (1), le plus brillant des pères de la médecine, semble nous avoir laissé le tableau à peu près complet de ce que les Latins savaient sur les maladies du cuir chevelu.

L'alopécie avait, chez les anciens, une importance qu'elle n'a plus aujourd'hui. Est-ce parce qu'elle était alors plus fréquente, ce qui est probable, ou bien cela tenait-il seulement à un préjugé? Quoi qu'il en soit, la perte des cheveux était, chez les Romains, une sorte d'opprobre, puisque, au dire de Suétone, l'alopécie était pour César une honte qu'il pouvait à peine supporter. L'histoire nous apprend encore que la perte des cheveux était, pour les esclaves, une cause de notable dépréciation : aussi les anciens auteurs se sont-ils beaucoup occupés de cette maladie et des moyens d'y remédier. Ils reconnaissaient deux sortes d'alopécie : l'une idiopathi-

(1) *De arte medica*, lib. octo. Basle, 1551.

que, tenant à des vices de sécrétion du cheveu lui-même; l'autre symptomatique, c'est-à-dire résultant d'autres maladies, soit générales, soit locales. Il faut reconnaître cependant qu'ils n'ont signalé aucun fait précis qui pût se rapporter à la calvitie résultant de la teigne, calvitie si bien décrite par les arabistes. Sous le terme d'*area*, Celse fait mention d'une sorte d'alopécie accidentelle, sans squames, sans humidité, sans ulcération, siégeant presque toujours à l'occiput et affectant une forme flexueuse comme les ondulations du serpent; l'état de sécheresse, constant dans l'*area*, et sa disposition arrondie, pourraient faire supposer qu'il s'agissait de la maladie que nous verrons signalée plus tard sous le nom de *teigne tondante*.

Les autres maladies du cuir chevelu n'avaient, en général, d'autres caractères distinctifs que d'être ou squameuses, ou sécrétantes, ou ulcérées. Les premières se résument toutes dans le genre *porrigo*, terme sous lequel les Latins ont décrit et le pityriasis et le psoriasis, et bien probablement l'eczéma squameux, puisque Celse parle d'un porrigo accompagné d'exulcération et de suintement. Il faut chercher les secondes dans le groupe de maladies que Celse a signalées sous la dénomination de *meliceria*, terme générique qui s'appliquait, à n'en pas douter, à l'affection dont nous avons fait l'impétigo, c'est-à-dire à une maladie rendant une humeur visqueuse et gluante comme le miel. Le meliceria du cuir chevelu comprenait, et l'impétigo de cette région, et les achores. Enfin le genre *sycosis* comprenait toutes les affections ulcéreuses des poils, celles du cuir chevelu en particulier. Celse en admettait deux espèces: l'une évidemment tuberculeuse et siégeant dans la barbe; l'autre humide, exhalant une humeur *mali odoris*, et spéciale au cuir chevelu... N'est-ce pas sous cette dernière forme que se cachait la teigne des temps modernes? Celse a, de plus, au genre *vitiligo*, parlé de la décoloration des poils, qui constitue pour nous cette maladie.

Les auteurs dits de la basse latinité ont décrit, sous le nom de *lactumen*, la maladie que nous connaissons sous le nom de crasse ou croûtes de lait..

Parmi les Grecs, Galien (1) et Alexandre de Tralles (2) nous ont laissé des nomenclatures assez détaillées des maladies du cuir chevelu. Nous retrouvons là l'alopécie, ἀλώπεκία, avec toutes les hypothèses humorales de Galien; l'ὀφίασις, qui n'était que l'aréa de Celse; le πιτυρίασις, comprenant toutes les affections squameuses et furfurantes du cuir chevelu; le λέυκη, correspondant au vitiligo alba des Latins, avec décoloration des poils; là, sont confondues toutes les maladies avec suintement sous les dénominations de κηρίον et d'ἀχῶρες. Ce dernier terme s'appliquait à des affections légères avec érosions superficielles; il comprenait évidemment les achores tels que nous les connaissons, et l'eczéma. Le premier, dont on a fait le favus, résumait certaines formes plus graves, avec ulcérations plus profondes et écoulement d'une matière semblable à du miel. C'était évidemment l'impétigo, et cette hypothèse est d'autant plus probable, qu'au dire de de Gorris, ce savant commentateur des textes grecs, le κηρίον était une maladie qui ne siégeait qu'accidentellement au cuir chevelu. Nous ne devons y voir que le meliceria des Latins. Les auteurs grecs parlent

(1) Galeni, *Opera omnia*, 7e, 92, C. — 5e, 121, D. — 5e, 129, G. — Ex. 24, B.

(2) *De arte medica*, lib. I.

aussi des ψυδραχια, pustules superficielles, pâles, pointues, dont Alexandre de Tralles et Paul d'Ægine faisaient une maladie particulière au cuir chevelu.

Il est difficile, au milieu de ces descriptions vagues, où toute sécrétion est appelée humeur, où toute excoriation est un ulcère, où la chute du poil n'est jamais signalée; il est difficile, dis-je, de reconnaître les caractères de la *vraie teigne*: aussi doit-on s'abstenir d'hypothèses qui devraient rester sans solution. Mais si les pères de la médecine sont très sobres au point de vue des éléments du diagnostic, ils sont, en revanche, aussi explicites que possible sous le rapport de l'étiologie. Galien et Alexandre ont fait intervenir ici toutes les ressources de la doctrine humorale. S'il s'agit des achores, on en reconnaîtra diverses espèces, selon qu'ils seront produits ou par la bile, ou par la pituite, ou par l'humeur mélancolique; le κηρίον sera dû au mélange d'une sérosité légère avec une humeur âcre et épaisse; l'alopécie viendra de l'absence d'humeur nutritive, de congestions pituiteuses ou mélancoliques; le porrigo et le pityriasis proviennent d'une viciation des liquides séreux, etc.

Le traitement consistait surtout dans l'emploi de moyens emplastiques plus ou moins violents. Mais les praticiens de ce temps apportaient surtout leurs soins à ce qui pouvait combattre ou guérir l'alopécie. Galien parle d'une certaine pommade souveraine, dite de Cléopâtre, faite avec de la graisse d'ours, et possédant la vertu de faire pousser les cheveux. On voit qu'à ce point de vue, l'empirisme date de loin et vient de haut.

Les Arabes ne nous ont rien laissé qui ressemble à une classification méthodique des maladies du cuir chevelu. Mesue et Rhazès, ces grands observateurs, ne se sont guère occupés de ces affections qu'au point de vue de l'alopécie, et surtout sous le rapport des tumeurs, des ulcérations et des plaies. Avicenne (1), le prince de la médecine arabe, peut nous servir d'exemple pour prouver la confusion qui régnait alors dans ce point de la pathologie. Faut-il dire qu'il regardait les cheveux comme le produit d'une vapeur fumeuse coagulée? Toute matière mauvaise, déposée à leur racine, les corrompait et devenait une cause d'alopécie. Il faut reconnaître cependant qu'Avicenne s'est occupé avec beaucoup de soin des affections propres au cheveu lui-même : ainsi, il faisait de leur grosseur, de leur apparence crépue, de leur rareté, autant de maladies qui appelaient les soins du médecin; il a signalé aussi la canitie et les altérations de couleur, au nombre desquelles il faut ranger le vitiligo, que les Arabes connaissaient sous le nom d'*albaras alba*, et dont ils faisaient un des attributs de la lèpre ou *morphœa*. Avicenne a parfaitement décrit la décoloration blanche des poils et des cheveux ; il a aussi, sous le nom de *thyria*, reproduit la description que Celse nous a laissée de l'aréa; seulement l'observateur arabe signale une excoriation légère qui existait alors. Nous trouvons, au titre des *furfures*, le résumé de toutes les maladies squameuses du cuir chevelu. Quant aux affections ulcéreuses, avec exhalation plus ou moins abondante, elles sont confondues toutes sous les dénominations de *bothor*, et surtout de *sahafati*, d'*alsaphati*, termes par lesquels les Arabes

(1) *Avicennæ Arabum medicorum principis opera*, II, 233, 239, 244, 247.

semblent désigner surtout les affections critiques ou dépuratoires. Ainsi Avicenne supposait qu'une matière expellée à la peau pouvait, si elle était très mauvaise, produire l'alopécie, l'alsaphati, l'impétigo, etc., tandis que, bénigne, elle ne produisait que des poux et des lentes. Toute l'étiologie des maladies du cuir chevelu est là.

On ne trouve dans Avicenne rien qui désigne positivement la teigne, et cependant cette maladie fut, dit-on, signalée pour la première fois, et d'une manière précise, par Haly-Abbas, écrivain antérieur au prince des Arabes. Mais rien n'est moins sûr que l'authenticité de ce fait. Haly-Abbas a décrit sous le nom d'*albathim*, ou *alvathim*, une affection ulcéreuse dont Etienne d'Antioche, qui traduisit en 1127 les œuvres de ce médecin, crut devoir faire une maladie qu'il appela *tinea*, se fondant sur l'analogie qui semble exister entre un mal qui corrodait les points affectés et l'insecte qui ronge et perce les étoffes. On a prétendu que le mot *tinea* était un dérivé d'*albathim*, dont on aurait fait *thym*, puis *thyma*, puis *tinea* : c'est une prétention d'étymologiste qui n'a rien de sérieux ; il vaut mieux, je crois, s'en tenir à l'analogie imaginée par le traducteur d'Haly-Abbas. Quoi qu'il en soit, à partir de ce moment, on trouve le terme de *tinea* employé pour désigner une affection grave du cuir chevelu : c'est dans ce sens qu'il a été employé par Albucasis, dans sa chirurgie.

Son acception s'étendit bientôt à toutes les maladies extérieures de la tête ; et si nous arrivons aux arabistes, nous trouvons, dans Guy de Chauliac (1), une clas-

(1) *Cyrurgia Guidonis de Chauliaco.* — Tract. IV, cap. 1.

sification complète de ces maladies sous le nom de *tineæ*, teignes. Cet écrivain célèbre définissait la teigne : une gale de la tête, avec squames, croûtes et humidité; elle répandait une odeur fétide, avait une coloration particulière; elle déterminait enfin l'alopécie! Il en a admis plusieurs espèces qui ne sont pas parfaitement définies, mais qui répondent à peu près à toutes les affections du cuir chevelu : la *tinea favosa*, ainsi nommée parce qu'elle donnait lieu à l'exhalation d'un liquide semblable à du miel : c'est le *meliceria* et le *favus* des anciens, c'est l'impétigo d'aujourd'hui; la *tinea ficosa*, dans laquelle les croûtes laissaient voir, en tombant, de petits tubercules charnus, semblables à des grains de figue; la *tinea amedosa*, remarquable par une exhalation séreuse et qui impliquait bien certainement les achores et l'eczéma; la *tinea uberosa*, sorte d'éruption tuberculeuse, donnant lieu à l'écoulement d'un liquide sanguinolent; la *tinea lupinosa*, ainsi nommée parce que les écailles blanches et sèches auxquelles elle donnait lieu ressemblaient à des lupins et par la forme et par la couleur. Ici il n'est plus question d'humidité, et, à mon sens, on a eu tort de voir dans cette variété la véritable teigne, le favus moderne : il est bien plus probable qu'il s'agissait ici d'une affection squameuse. Cela semble résulter surtout de ce que Guy de Chauliac comprenait sous cette forme la *tinea furfurans* ou *branosa*, dans laquelle des pellicules semblables à du son tombaient de la tête, sans qu'il y eût ulcération. Je crois que c'est dans le genre *ficosa* qu'il faut chercher le vrai favus ; et cette opinion me semble emprunter une grande autorité du choix que Ambroise Paré devait faire de ce terme *ficosa*, pour désigner la vraie teigne. Il y avait, du temps de Guy de Chauliac, une opinion nouvelle sur l'étymologie du mot *tinea:* on disait qu'il venait de *tenere*, tenir; et cette hypothèse n'est certainement dénuée ni de sens ni de probabilité.

Sous le titre des *Passions des poils,* Guy de Chauliac s'est occupé avec grand soin de la pelade ou alopécie, de la calvitie, de la canitie, et des moyens de dépilation ayant pour but l'arrangement de la chevelure.

Quant aux causes de ces affections en général, il est presque inutile de dire qu'à cette époque, elles devaient toutes être empruntées aux idées de Galien. Guy de Chauliac ne parle guère que de corruptions d'humeurs : les cheveux devant être nourris par une sécrétion qui leur était propre, l'insuffisance de cette matière amenait la calvitie, sa corruption déterminait l'alopécie. Tout cela était simple, clair, précis.

Quoi qu'il en soit, le mot *teigne* sera désormais consacré à la désignation de toute maladie du cuir chevelu. On le retrouve ainsi employé par Champier (1) et par Liébaut (2), dont le livre est un modèle de cet empirisme naïf qui florissait au moyen âge. Bien qu'il ne s'occupât pas des maladies du cuir chevelu, il a assez bien apprécié et décrit le pityriasis. Il admettait deux espèces de teignes : l'une, particulière aux enfants, et qui répondait aux achores ; l'autre, *sèche avec écailles cendreuses, d'une odeur puante, avec alopécie fatale, d'une curation difficile, sinon impossible....* C'était le favus. Liébaut s'occupait surtout de remédier aux affections

(1) *Champerii Practica nova.* Venise, 1522.

(2) *De l'embellissement et ornement du corps humain.* Paris, 1582.

ou aux difformités propres à la chevelure elle-même; aussi a-t-il laissé une interminable nomenclature de drogues contre la calvitie : pour faire tomber les poils; pour les adoucir et aussi pour les teindre. C'est un vrai chaos, mais un chaos bizarre, où l'esprit aime à s'égarer, même sans espérer de profit.

Ambroise Paré (1), chirurgien très versé dans l'étude des anciens, imagina une classification qui, en simplifiant celle de Guy de Chauliac, résumait cependant toutes les maladies du cuir chevelu. Il fit de la teigne une *gale espèce* qu'il divisa en trois types distincts : la *squamosa*, que nous connaissons déjà de longue date; la *ficosa*, qu'il empruntait à Guy de Chauliac, et qui, par son traitement, par l'alopécie incurable qu'elle amenait, était évidemment le favus moderne; enfin, la *corrosiva*, type diffus sous lequel devaient venir se ranger toutes les formes avec excoriation ou ulcération, quel que fût d'ailleurs le liquide exhalé. On voit que Paré avait écarté de la classification des teignes la *tinea amedosa* et la *tinea uberosa*. Pour la dernière, il avait raison peut-être, car il était permis de la regarder comme une reproduction exagérée de la *tinea ficosa*; mais il a eu tort évidemment de renoncer à la première, qui avait dans la liste de Guy de Chauliac une grande signification. Paré semble l'avoir reconnu implicitement, quand il a admis une quatrième espèce de teigne qu'il ne nomme pas, mais qui, pour lui, était sans gravité, familière aux enfants, auxquels elle couvrait parfois la tête et le visage, et qui correspondait, à n'en pas douter, aux gourmes et aux achores.

(1) *Œuvres complètes*, nouv. édit., publiée par J. F. Malgaigne. Paris, 1840; p. 406.

Les écrivains qui suivirent n'offrent aucun caractère remarquable d'originalité. Hafenrefer (1), qui s'occupa spécialement de pathologie cutanée, sépara les maladies du cuir chevelu en deux types, la gale et la teigne. L'une et l'autre étaient divisées en sèche et humide. Il y a là comme l'effort d'un esprit observateur, qui comprenait que la dénomination de teigne était mal appropriée à toutes les affections de la tête indistinctement; mais en admettant deux espèces de teigne, Hafenrefer ne s'était pas aperçu qu'il faisait deux formes distinctes de deux états de la même maladie : c'est une erreur commune à presque tous les praticiens de ce temps.

Sennert, qui reproduisit (2) la classification de Chauliac sur les teignes, eut le mérite de s'occuper avec beaucoup de soin des affections propres au cheveu lui-même. Ainsi, il s'est très étendu sur l'alopécie et l'ophiasis, laissant de cette dernière maladie un tableau qui confirmerait presque l'identité de cette forme de calvitie avec la teigne tondante, que j'ai appelée *herpès tonsurant*. Ce qui est au moins certain, c'est que, pour les observateurs de ce temps, l'ophiasis n'était pas seulement une perte de cheveux même accidentelle ; il y avait d'abord altération du cuir chevelu, puis chute des poils, mais par plaques bien délimitées; enfin les cheveux repoussaient toujours. Il ne manque à cette description que la brisure au lieu de la chute des cheveux, phénomène très important sans doute, mais que nos prédécesseurs ont pu très bien laisser passer inaperçu.

(1) Πανδοχειον αιολδερμον. Tubing, 1630.

(2) *Opera medica*, lib. I, pars 3, sect. 2, cap. 4.

J. Manardi, une des lumières de cette école dialecticienne dont s'enorgueillit l'Italie au XVIe siècle, mais imbu des idées de Galien, reproduisit (1), sans profit pour la science, les opinions de l'illustre médecin de Pergame. Guyon, dans son *Miroir de beauté* (2), fit revivre la théorie des deux teignes, l'une sèche, l'autre humide, mais en nous donnant l'occasion de saisir un de ces traits caractéristiques qui peignent l'observateur attentif. Guyon comparait la couleur des croûtes de la teigne à celle de la terre de four.... il est impossible d'être plus heureux et mieux inspiré. Un demi-siècle plus tard, Heister (3), poussant jusqu'à ses dernières limites l'abus de la dénomination du mot teigne, confondait sous ce nom, même les croûtes de lait, et allait jusqu'à reconnaître une teigne vérolique..... opinion qui devait inspirer Rosen (4), quand dans ses almanachs de médecine populaire, ce célèbre praticien avançait que la teigne était un signe de syphilis héréditaire.

Arrêtons-nous un instant pour bien préciser quelles étaient les bases de ces tentatives de classification, et apprécier quels en devaient être les résultats.

Il est évident qu'à toutes les époques de la science, les divers auteurs qui se sont occupés des maladies du cuir chevelu ont été frappés surtout des signes

(1) *Epistolæ*, p. 97, 108.

(2) *Cours de médecine.* Lyon, 1664.

(3) *Chirurgie*, in Welcher, *Aller vass zur Wundarzmy gehœrit*, etc. 1718, lib. V, c. 10.

(4) *Underr oetelfer om barnsjukdomar och deras bötemedel*, etc. Stockholm, 1764.

extérieurs de ces maladies : le premier effet de cette préoccupation a été de leur faire admettre tout d'abord une division principale, en formes ou sèches ou humides. Chez les Latins comme chez les Grecs, chez les Arabes comme chez les arabistes, cette division ressort évidemment de l'étude des données que nous avons pu recueillir. On voit que les anciens peuvent revendiquer la classification des maladies de la peau en sécrétantes et en non sécrétantes, classification que l'on a pu croire inventée de nos jours, mais qui appartient à l'enfance de la science, et a dû être longtemps la seule que les auteurs pussent adopter. Quoi qu'il en soit, si simple qu'elle fût en apparence, cette division entraînait à des conséquences qui étaient parfois très embrouillées. Ainsi, les formes sèches se composaient des maladies qui étaient toujours et nécessairement écailleuses, comme le psoriasis et le pityriasis; puis de certaines affections primitivement sécrétantes, mais qui, anciennes et chroniques, offraient secondairement des squames ou des croûtes: ainsi l'eczéma, l'impétigo et même le favus. Les formes humides comprenaient toutes les affections sécrétantes, que le liquide exhalé fût visqueux et épais comme dans le *meliceria*, séreux et limpide comme dans les *achores;* que la sécrétion fût faible ou abondante, bénigne ou mauvaise, qu'elle vînt d'ulcérations profondes ou d'excoriations superficielles. Je n'ai pas besoin d'insister sur les vices de cette classification pour les faire apprécier. On comprend tout de suite combien d'erreurs de diagnostic doivent naître d'une division qui a pour résultat infaillible de faire deux affections distinctes de la même maladie, selon qu'elle existe à tel ou tel état. On comprend aussi quelle conséquence devait avoir cette confusion au point de vue du traitement. Si j'insiste sur ce point, ce n'est pas pour faire une vaine critique de l'œuvre de nos devanciers, c'est pour résumer le mode de procéder de l'esprit humain, et définir les éléments dont s'est formée la science, telle qu'elle nous a été transmise. On comprend bien que tous les observateurs aient été frappés des mêmes phénomènes, qu'ils les aient vus se reproduire d'une manière constante, et qu'ils aient dû être entraînés à étudier les maladies du cuir chevelu d'après des faits d'une appréciation simple, au lieu de chercher, au delà de ce qui frappait leur vue, des éléments qu'il n'était pas facile de trouver. La sécheresse et l'humidité, voilà ce qui les saisissait le mieux, et c'est sur cette double base, qu'à quelques variantes près, ils ont assis le frêle édifice de leurs classifications. Ce premier point établi, les auteurs devaient, par cela seul qu'ils suivaient tous la même voie, se copier les uns les autres, ou reproduire les mêmes idées tout en changeant la forme dont elles étaient revêtues. Ce n'est pas du plagiat, mais c'est un peu moins peut-être, car c'est du préjugé ! Étudions l'esprit humain dans toutes choses, et nous verrons qu'à de rares exceptions près, il procède toujours ainsi.

Faut-il rechercher maintenant quelle part de mérite revient aux diverses époques que j'ai passées en revue ? Les Latins et les Grecs nous ont laissé des éruptions du cuir chevelu quelques descriptions si peu complètes, qu'il est permis de croire qu'ils n'avaient étudié que superficiellement ces maladies ; mais ils ont sur leurs successeurs l'avantage d'avoir attaché un nom à chaque maladie, méthode qui facilite singulièrement l'étude et le diagnostic. Les Arabes, nos maîtres en thérapeutique, ont pour nous le désavantage de dénominations souvent inintelligibles, ce qui jette dans leurs œuvres une confusion où l'esprit se perd et où, pour se prononcer, on risque trop de prendre l'erreur pour la vérité. Les arabistes, en réduisant toutes les affections si variées du cuir chevelu à un seul type, et en imaginant autant d'espèces et de noms qu'ils trouvaient de variétés principales d'aspect; les arabistes, dis-je, ont rendu service à la science, parce que, plus que les pères de la médecine, ils tendaient à isoler ces maladies si peu connues, à les spécialiser, et par suite à en faire rechercher l'étude : mais aussi ils ont, sur ce point déjà si difficile de la pathologie, augmenté singulièrement l'obscurité qui régnait avant eux. Les caractères sur lesquels ils s'appuyaient pouvant changer à chaque instant, le diagnostic perdait toute précision et toute valeur; et cela était si vrai, qu'à la distance où nous sommes aujourd'hui de Guy de Chauliac et d'Ambroise Paré, nous ne sommes pas d'accord sur la forme qu'ils avaient choisie pour représenter et définir la vraie teigne. C'est pourtant dans la route ouverte par ces praticiens que nous allons voir s'avancer leurs successeurs, esclaves de la tradition, et préférant le facile mérite de copier leurs maîtres à la difficile mission de pénétrer plus avant dans la vérité.

Lanzoni (1) unissait à la théorie des anciens sur les achores et le favus les doctrines courantes sur la teigne, et il écrivait ces paroles qui peignent bien

(1) *Opera omnia.* 1738.

l'état de la science sur ce point : « *Sub hoc nomine* (*tinea*) *omnia manantia capitis ulcera comprehendi possunt.* » James (1) décrit sous le nom de teigne la lèpre à la tête. Retz (2) ne trouvait rien de mieux à dire, si ce n'est que le foie des teigneux était plus gros que celui des autres enfants. Il faut arriver à Lorry, ce Celse de la latinité moderne, pour trouver quelques données neuves et originales. Lorry (3) avait imaginé pour les maladies de la peau une classification hippocratique que je n'ai pas à examiner ici. Il me suffira de dire qu'il fit de toutes les éruptions du cuir chevelu des maladies dépuratoires : c'est ainsi qu'il a décrit successivement les achores, le favus, le lactumen, la croûte de lait, le porrigo et la teigne. Si l'on trouve encore dans son livre le porrigo à côté des achores, la teigne accouplée à la gourme, il faut reconnaître cependant que, dévoué aux saines doctrines, Lorry rentrait dans la voie de la vérité en renonçant à la dénomination de teigne pour représenter des maladies aussi différentes que l'eczéma et le favus, par exemple. En rendant à chaque maladie une dénomination propre, en ne reconnaissant plus qu'une seule teigne, Lorry donnait à ses successeurs un bon exemple dont ils se sont bien gardés de profiter. Écrivain soigneux et disert, il a accordé à l'hygiène de la chevelure toute l'importance qu'elle mérite ; il nous a transmis de bons détails sur la longueur à laisser aux cheveux selon l'âge, sur l'emploi des cosmétiques, sur les soins à donner à la coiffure ; enfin, dans la partie de son ou-

(1) *Dict. de médecine*, art. LÈPRE.

(2) *Maladies de la peau et celles de l'esprit.* Paris, 1790.

(3) *Tractatus de morbis cutaneis.* Paris, 1777.

vrage où il traite des maladies idiopathiques de la peau et de ses annexes, il a présenté le tableau complet des maladies propres au cheveu lui-même. En parlant de l'alopécie, il a signalé un fait (1) dont il ne peut se rendre compte, et qui doit être rapporté à cette forme de *porrigo decalvans*, qui n'est autre que le *vitiligo*. L'alopécie, l'*area* et l'ophiasis n'étaient d'ailleurs pour lui que des noms différents de la même maladie. Il a décrit enfin la calvitie, la canitie, et la plique, alors connue en Europe.

Lorry avait, je le répète, ouvert à ses héritiers une route où ils ne l'ont pas suivi, trop faibles qu'ils se sentaient pour le poids des doctrines philosophiques qu'il avait rendues si séduisantes pourtant par la magie de son style. Le premier que nous rencontrons, c'est son compatriote Bateman (2), qui reconstitue le groupe des teignes sous le nom de *porrigo*, qu'il aurait bien dû se garder d'employer après la définition si claire qu'en avait laissée Lorry. Dès lors toutes les affections du cuir chevelu, confondues de nouveau, se résument dans cette dénomination devenue un type absolu : *porrigo*. Bateman en admet six espèces, qui répondent à peu près à toutes les exigences de la symptomatologie : le *porrigo larvalis*, traduction assez pittoresque de l'achor antique ; le *porrigo scutulata* : c'est la teigne en écus ; le *porrigo favosa* : c'est l'impé-

(1) *Nitebat depilata cutis, et quod in calvitie commune est, glabra et quasi obstructis poris impenetrabilis foret, lævis et nitens apparebat.* P. 605.

(2) *A practical Synopsis of cutaneous diseases*, seconde edition. London, 1813.

tigo ; le *porrigo decalvans* : c'est le *vitiligo ;* enfin, le *porrigo furfurans*, qui représente tous les états squameux primitifs ou secondaires du cuir chevelu. On regrette tout d'abord l'absence d'un porrigo ou *tinea amedosa*, mot barbare selon Lorry, mais qui exprimait très bien certaines formes à exhalation séreuse. Mais cette classification a un tort plus grave : c'est de ne pas préciser nettement la forme qui signifiait la vraie teigne, avec ses caractères de forme et de couleur si bien indiqués au moyen âge, et surtout avec sa fatale alopécie. On a de la peine, il faut l'avouer, à la reconnaître dans la description du *porrigo lupinosa*, qui correspond à une forme toute différente de celle des anciens auteurs. Cette nomenclature ne constituait pas un progrès.

Alibert (1), dont l'enseignement fut une des gloires de la pathologie cutanée, qui éleva ce point de la science si haut dans l'estime de son siècle ; Alibert vint enfin donner à la doctrine des teignes, et l'autorité de son nom, et le double éclat de son style et de sa parole. Ce célèbre professeur, reculant jusqu'à Guy de Chauliac, lui emprunta sa classification et ce fameux nombre cinq qui avait régné si longtemps. Le mot *teigne* est accepté dans son sens absolu et exclusif ; mais Alibert, après en avoir fait un *exanthème* chronique, va le revêtir de ces épithètes pittoresques qu'il savait si bien inventer, et, frappant monnaie à coups d'adjectifs, solder le compte de teignes qu'il devait à ses contemporains. La première, c'est la teigne faveuse,

(1) *Description des maladies de la peau*. Paris, 1806.

ainsi nommée à cause de cette fameuse dépression en godets qui donnait à ses croûtes un aspect alvéolaire remarquable : celle-là est la vraie teigne... Le mot *favus* est déshérité de sa vieille signification. Mais, s'il y a une vraie teigne, pourquoi une *teigne granulée*, mot tout neuf, mais qui ne spécifie qu'une variété de l'impétigo? Pourquoi la *teigne furfuracée*, qui représente l'indestructible pityriasis?... Pourquoi la *teigne amiantacée*, expression charmante, mais qui veut dire tout simplement un eczéma squameux? Pourquoi enfin la *teigne muqueuse*, synonyme pittoresque des vieux achores, calque exact de la teigne *amédose* de Guy de Chauliac?... Toutes ces variétés n'étaient donc que des fausses teignes, et longtemps le charme de la parole d'Alibert masqua les dangers et les incohérences d'une telle doctrine! Du reste, il reconnut plus tard les vices de cette classification, et quand il éleva l'arbre des dermatoses (1), il songea à organiser autrement la famille des affections teigneuses. Il reprit le genre *achore*, si bien défini à toutes les époques de la science, et auquel il faut toujours revenir: il en fit sa première espèce. La seconde fut la *porrigine*, mot emprunté à la classification de Bateman, et qui, pour être francisé, n'en avait ni plus de sens ni plus de valeur. Alibert a beau dire que le terme de *porrigo*, emprunté à la basse latinité, signifie *ordure*, *saleté*, etc., on le trouve dans Celse; il est consacré par J. de Gorris, et ce double patronage réfute suffisamment la première allégation du professeur français... Il est en outre plus que suffisamment démontré

(1) *Monographie des dermatoses*. Paris, 1835.

qu'il servait à désigner le flux squameux du pityriasis, et ce n'est dès lors que par interprétation forcée qu'il a la signification qu'Alibert lui prêtait. Quoi qu'il en soit, il a admis quatre porrigines, dont trois sont assez connues maintenant, pour qu'il suffise de les nommer : la *porrigine furfuracée*, la *porrigine granulée* et la *porrigine amiantacée ;* quant à la quatrième, la *porrigine tonsurante*, Alibert l'avait empruntée à Willan, ou plutôt à M. Mahon. Mais il s'était trompé en supposant que la *teigne tondante* du dernier était la même chose que le *porrigo decalvans* des Anglais : l'une était une affection non décrite, non connue; l'autre était tout simplement le *vitiligo* des anciens. La troisième espèce fut le *favus*, ou la vraie teigne. La quatrième comprit le *trichoma* , ou plique, dont Alibert avait fait une grande famille à part dans sa première classification.

Y a-t-il progrès dans cette réorganisation des teignes? Oui, sans doute, au point de vue de la nomenclature, moins sous le rapport de la clarté. En effet, on doit, d'une part, applaudir à l'effort que fit Alibert pour sortir de la routine, et rejeter l'abus du mot *teigne*, employé, au moins comme dénomination, dans un sens trop absolu. Mais, de l'autre, il ne suffisait pas d'isoler les deux points extrêmes des affections du cuir chevelu, l'achore et le favus, dès l'instant que l'on continuait la confusion sous un même terme, celui de porrigine, en réunissant dans un même groupe des affections aussi distinctes que le psoriasis et l'eczéma, par exemple. En effet, quelles formes sont ici mises à part et nettement indiquées? Celles qui, à toutes les époques, ont été le mieux et le plus généralement connues ; quant aux autres, dont il importait si fort d'assurer le diagnostic, Alibert ne fait rien pour en préciser la valeur.

Alibert considérait les porrigines comme des maladies dépuratoires ; sans nier la contagion, il ne l'admettait qu'avec une extrême réserve, aimant mieux chercher la cause de la teigne dans l'hérédité, et dans une prédisposition particulière résultant des influences débilitantes qui agissent profondément sur l'économie, comme une mauvaise alimentation, des habitations malsaines, etc.

En lisant les écrits des modernes, une chose frappe surtout : c'est que tous les auteurs étaient convaincus de la mauvaise application qu'ils faisaient du mot *teigne*, et que tous l'employaient cependant, même pour désigner des maladies qu'il leur répugnait d'appeler ainsi. Nous en avons eu la preuve dans l'ouvrage d'Alibert ; partout nous signalerons les mêmes répulsions et les mêmes inconséquences. Vincenzio Chiarugi (1) n'admet qu'une seule vraie teigne, *una vera tigna*... Sans doute, mais il décrit avec beaucoup de soin une *tigna crostosa*, une *tigna forforacea*, une *tigna umida !* M. Mahon (2) signale à chaque pas, dans son livre, la confusion que l'on a faite, sous le nom de teigne, d'une foule de maladies différentes ; il blâme pour cela Guy de Chauliac ; il propose même une classification nouvelle des maladies du cuir chevelu ; mais il accepte, en la perfectionnant, la nomenclature d'Alibert... Quelle singulière contradiction de l'esprit hu-

(1) *Delle malatti cutaneæ sordide in genere et in specie.* 1807.

(2) *Recherches sur le siége et la nature des teignes.* Paris, 1829.

main! Je n'ai rien à dire d'ailleurs des diverses teignes admises par M. Mahon : ce sont toutes celles de la première famille d'Alibert; nous les connaissons. Cependant M. Mahon y avait ajouté la *teigne tondante*, forme qui correspondait probablement à l'*area* des Latins, mais qui, il faut le reconnaître, était pour la première fois décrite d'une manière complète. On a eu tort de faire honneur de cette initiative à Bateman, à propos de son *porrigo decalvans*... J'ai déjà dit ce qu'il fallait penser de cette dernière maladie. M. Mahon, indiquant à ses successeurs la route qu'il fallait suivre, avait cherché, ce dont il faut lui tenir compte, à classer les maladies du cuir chevelu selon leur siége : le *favus* et le *squarus tondens* (teigne tondante) seraient des affections des follicules; l'*amiantus* (teigne amiantacée) serait une maladie de la gaîne des cheveux; les *achores*, comprenant la teigne furfuracée, la teigne muqueuse et la teigne granulée, seraient enfin des altérations des diverses couches de la peau... Personne, que je sache, n'a mis à profit les conseils donnés par M. Mahon, et n'a marché dans la voie qu'il avait indiquée.

A peu près à la même époque, Biett, élève et plus tard rival d'Alibert, dans un enseignement moins brillant, mais plus sûr, patronnait en France les travaux de Willan et de Bateman sur les maladies de la peau. Modifiant les idées des auteurs anglais, il nous apprenait (1) à rejeter cette dénomination de teigne dont on avait fait un abus, et rendait enfin à chaque affection du cuir chevelu le rang qui lui ap-

(1) Cazenave et Schedel, *Abrégé pratique des maladies de la peau*. Paris, 1828.

partenait dans l'histoire des maladies cutanées en général. Pour être situés au cuir chevelu, l'impétigo, l'eczéma, le psoriasis ne cessèrent pas d'être, pour cela, un psoriasis, un eczéma, un impétigo : il n'y eut plus réellement qu'une espèce de teigne, qui était alors le genre *porrigo*, avec deux variétés, dont le temps et l'expérience ont consacré la valeur et l'authenticité : le *porrigo favosa* et le *porrigo scutulata*.

Il y avait dans cette méthode un progrès réel : c'était la destruction du faisceau des teignes, l'expulsion de ce mot, qui, employé sans mesure, égarait les praticiens, favorisait l'empirisme, et portait mal à propos et si souvent l'effroi dans les familles. Elle avait, en outre, le mérite incontesté de rendre à chaque forme ses caractères vrais, de poser les bases d'un diagnostic rationnel, et de permettre enfin l'application de traitements méthodiques; mais à sa simplicité même tenaient quelques défauts qu'il m'est d'autant plus permis de signaler que je puis dire avec le poëte : *Quorum pars* parva *fui*... Ainsi la classification de Biett, adoptée par nous, faisait un peu trop bon marché des gourmes, elle négligeait plusieurs maladies qui avaient si fort préoccupé les anciens, les affections idiopathiques du cheveu, telles que l'alopécie, la canitie, et même la plique, si peu connue d'ailleurs qu'il pouvait être permis de n'en pas parler. Ajoutons toutefois, que Biett ne s'est point occupé des maladies du cuir chevelu d'une manière spéciale, et que ces divers points étaient plus ou moins indiqués à propos des maladies classées, comme on le sait, d'après les lésions élémentaires.

Quoi qu'il en soit, un coup mortel venait d'être porté à la théorie des teignes, et les praticiens devaient peu à peu se déshabituer de ce nom, que les siècles s'étaient transmis l'un à l'autre comme le résumé de ce que l'histoire peut présenter de plus hideux. Ainsi M. Rayer, à l'exemple d'Alibert, avait admis d'abord (1) la famille des teignes, tout en la modifiant : tout en supprimant les teignes furfuracée et amiatancée, qu'il reporta aux types pityriasis, psoriasis et eczéma chronique, il en conserva cependant quatre espèces : la teigne faveuse et la teigne annulaire, qui correspondent aux deux variétés de porrigo admises par Biett; la teigne granulée, qui n'est rien autre chose qu'un impétigo; et la teigne muqueuse, qui, le plus souvent, n'est qu'un eczéma impétigineux. Plus tard, quand M. Rayer eut modifié ses opinions sur celles de Biett, il rejeta (2) la classe des teignes, et, s'appropriant celle du porrigo, l'organisa selon les besoins de ses nouvelles convictions. Le *porrigo larvalis* reprit son caractère *impétigineux;* le *porrigo furfurans* redevint *lichen* et *pityriasis;* le *lupinosa* fut le *favus;* le *scutulata* fut le *favus en écus;* le *decalvans* ne fut plus qu'un phénomène d'alopécie; enfin le *porrigo favosa* reprit son rôle d'*impétigo*, si longtemps dénaturé. Cet exemple prouve moins les progrès de la science, que l'heureuse influence exercée fatalement par le vrai mérite, si modeste qu'il soit : il prouve l'empire qu'étaient appelées à exercer les idées de l'école de Biett, de cette école qui a défrayé depuis les cliniques de maladies de la peau, de cette école dont le chef, médecin d'hôpital dévoué, observateur profond, expérimentateur prudent, clinicien habile, savant et consciencieux, a laissé un souvenir qui restera comme modèle.

(1) *Traité théorique et pratique des maladies de la peau.* 1826.

(2) *Traité des maladies de la peau*, 2e édition, Paris, 1835. 3 vol. in-8 et atlas in-4.

Quand, du point où nous sommes arrivés, on remonte à travers les siècles éteints, jusqu'au berceau de la tradition, on comprend combien il est difficile de saisir la vérité qui se cache dans le fatras épais de textes diffus et contradictoires. Cela est si vrai, que les opinions les plus nettes, exprimées le plus clairement, peuvent être comprises tout au rebours de leur portée et de leur signification. Ainsi, on voit à chaque instant le conseil de guérir ou de respecter la maladie, suivant qu'il s'agit de la teigne ou des teignes, suivant que, sous le même nom, l'auteur a en vue des maladies dépuratoires ou une affection grave sur laquelle Ambroise Paré s'exprime ainsi : *La récente est difficile à curer, et la vieille encore plus fascheuse... La teigne est contagieuse... Elle délaisse souuent après estre curée vne dépilation et reproche au chirurgien, de sorte que plusieurs en ont laissé la cure aux empiriques et aux femmes* (1) !...

Nous connaissons déjà le point de vue auquel nos prédécesseurs s'étaient placés pour étudier les *maladies extérieures de la tête ;* nous savons ce qu'ils avaient fait d'efforts pour les classer et pour les définir... et la seule chose dont nous soyons à peu près sûrs, c'est qu'ils les connaissaient toutes. A partir de ce point, tout s'enchaîne avec une logique inexpugnable ; l'intelligence des phénomènes produits s'explique par l'insuffisance des connaissances anatomiques, mais surtout par les préjugés qui obscurcissaient l'étiologie et asservissaient le traitement aux pratiques ridicules ou barbares d'un empirisme incurable.

Les anciens considéraient le cheveu comme une ma-

(1) *OEuvres complètes*, nouvelle édition, avec des additions par J.-F. Malgaigne. Paris, 1840, t. II, p. 409.

tière fuligineuse, produit excrémentitiel des parties les plus grossières de la substance humaine; cet organe inerte était entretenu par une matière indispensable à sa nutrition... Que cette matière soit altérée ou insuffisante, qu'elle devienne mauvaise et maligne, le cheveu blanchit ou tombe. Voilà la théorie simple de l'alopécie et de la canitie.

Le cuir chevelu était regardé comme un des points où venait aboutir le travail dépuratoire de l'économie : qu'il subisse la réaction de certaines influences pituiteuses, mélancoliques ou adustes, qu'il devienne l'aboutissant de quelque *corruption* interne, et l'on a toute la théorie des anciens sur les *efflorescences* croûteuses ou ulcéreuses du cuir chevelu. Comme on le voit, tout cela était clair, précis, logique. Si l'on ajoute la mauvaise manière de vivre, c'est-à-dire la misère, la malpropreté, etc., la contagion admise d'une manière confuse, l'hérédité appelée à jouer un rôle trop absolu, on a le tableau complet des causes probables des affections, soit du cheveu lui-même, soit de la peau qu'il recouvre.

Il est facile après cela de se rendre compte des règles qui devaient présider à la thérapeutique. Il y avait deux indications : l'une générale, ayant pour but l'expulsion des humeurs malignes engendrées dans l'économie; elle reposait surtout sur les purgatifs, l'aloès, la coloquinte, la scammonée; l'autre, locale, se proposant de déterger, d'émonder et de réparer les points affectés : celle-là embrassait ces topiques sans nombre, dont la plupart furent formulés en recettes empiriques qui sont arrivées jusqu'à nous, transmises de génération en génération. Leur nomenclature serait une chose aussi fastidieuse qu'inutile ; il me suffira de faire remarquer que les plus accréditées n'étaient qu'un amalgame plus ou moins ingénieux des agents les plus énergiques. Ouvrez au hasard le premier auteur venu, et vous le verrez conseiller des lotions faites avec un mélange où il entre à la fois le soufre, l'orpiment, l'arsenic, la suie, la noix de galle, le vitriol, l'alun, la litharge, des cendres même. On avait encore les cantharides, le vinaigre, l'urine, diverses fientes d'animaux, la staphysaigre, et enfin le mercure, qu'Ambroise Paré, à l'exemple de Simon le Blanc, chirurgien du temps, préconisait comme le remède suprême contre les teignes rebelles et invétérées.

L'alopécie étant produite par la malignité des humeurs, on agissait contre celles-ci : généralement, à l'aide des purgatifs ; localement, avec des topiques destinés à appeler au cuir chevelu un sang bénin et à le changer en cheveu (Guy de Chauliac). Pour cela on se servait de décoctions de roses, de camomille, de myrte, de laurier, d'olivier sauvage, de baies de genièvre, de cheveux de Vénus, le tout relevé de myrrhe, d'encens et dûment aromatisé. Je ne parle pas ici des dépilatoires et surtout de la calotte, dont je m'occuperai quand je ferai l'histoire du favus.

Quant au diagnostic, il était impossible de lui demander la moindre précision. Nous savons déjà que les anciens envisageaient les affections extérieures de la tête d'un point de vue qui menait nécessairement à l'erreur : c'était la préoccupation absolue, exclusive de la sécheresse et de l'humidité. Satisfaits d'avoir signalé ces deux caractères principaux, nécessaires, absolus pour eux, ils énoncent, mais sans s'y arrêter, les pustules, les croûtes, les écailles, les ulcères : aucun de ces signes extérieurs n'est soumis à une analyse particulière qui le fasse reconnaître comme propre à tel ou tel cas, selon tel ou tel phénomène... Aussi n'y avait-il, à proprement parler, pour les anciens, que deux maladies du cuir chevelu, une affection sécrétante ou humide, une affection non sécrétante ou sèche. Ajoutons à cela la confusion qui régnait dans le choix et la signification des termes anciens employés pour désigner les maladies. Prenons quelques exemples. Le porrigo n'a pas, même chez les Latins, une signification précise, puisque Celse s'en sert pour représenter à la fois et toutes les éruptions squameuses, et aussi des formes avec suintement. D'un autre côté, Galien l'emploie pour désigner une maladie croûteuse, sans siége spécial. Lanzoni en fait une affection ulcéreuse : c'est la gale sèche pour Hafenrefer. Enfin, Bateman en fait le type des affections principales du cuir chevelu. Le *favus* est appelé ainsi par les uns, parce qu'il donne lieu à une sécrétion semblable au miel ; pour les autres, il a pris ce nom de sa ressemblance avec les alvéoles, où le miel est renfermé... Cette controverse, puérile en apparence, a cependant une assez grande importance au fond, puisque dans le second cas le favus sera la vraie teigne, tandis que dans le premier il ne sera plus qu'un *impétigo*. Mais ce terme d'impétigo a-t-il lui-même une signification plus précise? Celse l'emploie pour désigner quatre affections qu'il est assez malaisé de définir, mais qui évidemment n'ont aucun rapport avec ce que nous entendons aujourd'hui par ce mot. Il avait, au dire de de Gorris, maître en cette matière, une identité parfaite avec le λειχὴν des Grecs, c'est-à-dire avec une maladie superficielle qui n'était regardée par eux que comme le premier degré de la lèpre. Pour retrouver l'équivalent de cette maladie à croûtes ambrées, flavescentes, dont nous avons fait l'impétigo, il faut remonter au *meliceria* de Celse, bien que cet auteur n'ait pas songé à en faire une maladie propre au cuir chevelu, et qu'il ait emprunté cette dénomination au μελικηρὶς des Grecs, qui l'appliquaient à une tumeur enkystée, contenant un liquide semblable à du miel. Le terme de *vitiligo*, employé aujourd'hui pour désigner ce que Bateman appelait improprement le *porrigo decalvans*, était autrefois une expression type pour désigner toute espèce de décoloration de la peau. Il y en avait trois variétés : l'ἀλφὸς, le μέλας et le λεύκη. Confondu par les Arabes avec le *morphea*, appelé par eux *albaras alba*, il désignait un état particulier de l'éléphantiasis. Lorry, le savant Lorry (1) en a fait une affection pustuleuse, et, chose bizarre, a probablement décrit sous ce nom une syphilide tuberculeuse en cercle ! Enfin quelques auteurs modernes en ont cru devoir faire une variété de l'alopécie. Les expressions, *bothor*, *essere*, *sahafati*, *alsafati*, etc., employées par les Arabes, ont, outre l'impossibilité pour nous d'une définition exacte, l'inconvénient d'une valeur et d'une application vagues, qui ne permettent pas un diagnostic sérieux. Il reste le mot *teigne*. Mais ce mot ne résume-t-il pas tout ce que la confusion des termes peut présenter de grave au point de vue du pronostic et du traitement? Comment d'abord définir la teigne? A quel genre de maladie appartenait-elle? Était-ce la lèpre à la tête, comme le disait James? Etait-ce une *galle espèce*,

(1) *Loc. cit.*, p. 352.

comme le supposait Ambroise Paré? Faut-il admettre, avec Guy de Chauliac, que c'était une *rogne*? Et, si l'on pouvait se décider pour l'une ou l'autre de ces hypothèses, en serait-on plus avancé? Ce qu'il y a de positif, c'est que le nom de teigne, ce nom qui résumait l'affection la plus dégoûtante qui pût affliger l'espèce humaine, qui faisait le désespoir des médecins et l'opprobre des familles, ce nom était donné indistinctement aux éruptions les plus bénignes comme aux formes les plus graves; c'est que les écrivains les plus intelligents, les observateurs les plus sérieux ont adopté cette dénomination, sans paraître se soucier des conséquences que pouvait entraîner leur incroyable soumission à l'usage. Et cependant, je le répète, on ressent un véritable effroi en songeant à ce que l'abus du mot teigne a pu, en rendant le diagnostic impossible, amener d'irréparables erreurs au point de vue du traitement. A une époque où l'empirisme régnait presque sans contrôle, que de malheureux ont dû subir le supplice de la calotte, qui étaient affectés d'une éruption légère, que l'on aurait guérie avec des moyens plus doux! Quand on sait à quels topiques avaient recours des praticiens imbus de préjugés, on se demande si, dans une foule de cas, le remède n'était pas pire que le mal; mais l'on arrive aussi à se rendre compte de la prétendue incurabilité de la plupart des maladies du cuir chevelu. Je ne voudrais pas paraître ici faire une critique trop amère de ces temps passés; mais je voudrais qu'à l'époque où nous vivons, on comprît bien ce que perd la science à vivre de préjugés, au lieu de s'appuyer sur l'étude et l'expérimentation, à faire ployer les faits sous le joug de dénominations futiles, à se murer dans les idées étroites qu'elle semble condamnée à subir, à croire enfin avoir assez fait pour l'humanité quand elle a enté quelque mot nouveau sur les théories dont elle n'ose s'affranchir. J'ai rappelé le passé parce qu'il nous servait à la fois d'exemple et de leçon. Sur ce terrain si facilement accessible à l'empirisme, il faut que chaque mot ait une signification rigoureuse et précise dont rien ne le fasse départir; que chaque maladie soit mise en relief avec des caractères constants, qui lui soient propres; que, s'il est possible, il n'y ait plus enfin place pour l'ignorance et l'erreur.

J'ai voulu compléter l'œuvre de Biett, qui avait déjà tant fait pour la pratique. Plusieurs mots nouveaux introduits dans la science contribuaient à entretenir et à continuer la confusion. La maladie décrite par les Anglais sous le nom de *ring-worm* n'existait encore qu'à l'état de controverse; le *porrigo decalvans* de Bateman était confondu avec la teigne tondante de M. Mahon; la nature de celle-ci, ou plutôt de l'*herpès tonsurant*, n'était pas connue; le vitiligo n'avait jamais recouvré ses caractères vrais; les limites du favus lui-même n'étaient pas suffisamment arrêtées. J'ai entrepris de combler ces lacunes en étudiant dans un cadre particulier, et d'une façon toute spéciale pour ainsi dire, les affections du cuir chevelu. Si j'ai pu ramener toutes ces dénominations à une valeur nette et précise; si j'ai dissipé l'obscurité qui règne encore sur ce point si important de la pathologie cutanée, ce livre résumera l'état actuel de nos connaissances sur ces maladies si diverses qu'on a trop longtemps confondues dans une seule famille, sous le nom de *teignes* et de *fausses teignes*.

C'est donc encore, en suivant un procédé inverse à

celui qui a été adopté jusqu'ici, que j'étudierai les maladies du cuir chevelu; c'est en brisant le faisceau qui les réunit forcément, que nous étudierons à part et isolément des maladies réunies par le siége topographique qu'elles occupent, mais séparées par leur siége anatomique, leur forme, leur nature. Ce qui précède a suffisamment fait comprendre l'impossibilité de grouper tant soit peu philosophiquement des affections aussi disparates; le danger de ces tentatives ressort, je l'espère, facilement aussi, de la revue rétrospective que j'ai faite plus haut. Il ne s'agit donc plus de classer les teignes, mais d'étudier les maladies du cuir chevelu d'après un ordre qui facilite cette étude.

La pathologie du cuir chevelu est représentée en grande partie par des éruptions nombreuses, à formes très variées, de nature et de gravité très différentes. Cependant elle offre aussi à étudier d'autres altérations qui ne sont pas sans importance.

Ainsi, sans parler de la calvitie, de la canitie et de la décoloration des poils, dont l'histoire et l'étude doivent trouver leur place dans la symptomatologie des affections du cuir chevelu, il existe une maladie peu connue encore en France, mal appréciée même dans les pays où elle semble très commune, et qui cependant est très intéressante, non seulement au point de vue des questions qui se rattachent à sa nature, mais aussi par l'affinité qu'elle présente avec une affection du cuir chevelu, assez commune parmi nous, quoique peu étudiée. Sous ce double rapport, la *plique*, dont il est question ici, mérite un sérieux examen.

D'un autre côté, l'alopécie, ce résumé de presque toutes les éruptions du cuir chevelu, doit être, et par la multiplicité des causes dont elle peut dépendre, et par la variabilité de sa nature, l'occasion d'aperçus d'une véritable importance.

Enfin, si, dans la pathologie en général, l'hygiène joue un rôle toujours intéressant à étudier, ce rôle acquiert une importance toute particulière dans l'histoire des maladies du cuir chevelu, et il mérite de notre part une étude toute spéciale.

Ces considérations, mûrement posées, m'ont conduit à écrire l'histoire des maladies du cuir chevelu dans l'ordre suivant :

PREMIÈRE PARTIE.

Considérations anatomiques et physiologiques.

DEUXIÈME PARTIE.

Pathologie du cuir chevelu.

1re SECTION.

Examen historique et critique des travaux antérieurs sur le cuir chevelu.

2e SECTION.

- Éruptions.
  - Chapitre Ier.
    - Éruptions non contagieuses :
      - Achores.
      - Eczéma.
      - Impétigo.
      - Psoriasis.
      - Pytiriasis.
  - Chapitre II.
    - Éruptions contagieuses :
      - Herpès tonsurant.
      - Favus
        - disséminé.
        - en cercles.

3e SECTION.

Décolorations. — Vitiligo. — Canitie.

4e SECTION.

Acne sebacea. — Plique.

5e SECTION.

Alopécie.

TROISIÈME PARTIE.

Hygiène.

DEUXIÈME SECTION.

DES ÉRUPTIONS.

Le cuir chevelu peut être le siége d'éruptions diverses qui représentent assez bien d'ailleurs toutes les variétés qu'on observe sur le reste du corps.

Cependant, pour les unes, si le cuir chevelu n'en est pas exclusivement le siége, il l'est d'une façon si spéciale, qu'on ne les rencontre que rarement ailleurs; et presque toujours alors, c'est à la condition d'exister aussi, et même d'abord, au cuir chevelu, comme cela arrive pour le *favus*.

Si, pour les autres, au contraire, il est vrai qu'elles se développent à peu près indifféremment sur toutes parties du corps, il ne l'est pas moins que, fixées sur le cuir chevelu, elles y prennent une physionomie particulière, s'y modifient, non seulement au point de vue de la forme, de l'aspect, mais encore, et même d'une manière profonde, sous le rapport et de leurs résultats, et, si je puis dire ainsi, de leur nature. Pour expliquer en peu de mots ce point, sur lequel je reviendrai plus tard en détail, et qui constitue bien évidemment un des faits les plus curieux de la *pathologie cutanée*, je citerai l'*herpès circinné*, cette maladie si légère sur toutes les parties de la surface du corps, si fréquente, sans que rien ait pu faire croire à la possibilité de sa transmission d'un individu à un autre, et qui, développée au cuir chevelu, y devient l'*herpès tonsurant*, c'est-à-dire une affection des plus tenaces et essentiellement contagieuse.

Quand on examine dans leur ensemble les maladies du cuir chevelu, il est bien difficile de trouver un lien positif entre ces affections si variées, par leur forme, par leurs lésions élémentaires, par leur gravité; il l'est plus encore de trouver un rapport logique au point de vue de leur nature, et, en présence de cette difficulté, on ne comprend guère comment les auteurs, qui ont écrit sur ce sujet, ont été tentés de confondre sous un même titre des maladies si différentes.

Si on les étudie dans leur apparence extérieure, combien de nuances différentes frappent l'esprit de l'observateur! Ici, c'est la sécheresse qui domine; là, c'est l'humidité; à cette forme se joint un prurit intense; à cette autre, une cuisson douloureuse : voici une éruption qui imprime à l'enfance un aspect repoussant; à voir les sillons sanglants qui couvrent le visage, on croirait qu'elle doit laisser après elle des traces indélébiles, et cependant elle guérit sans qu'il reste rien de son passage; voilà plus loin une éruption qui affecte, au contraire, une apparence très légère, et cependant elle dégarnit et altère irrémédiablement peut-être la plus belle chevelure.

La plupart des maladies du cuir chevelu tendent, il faut bien le reconnaître, à produire l'alopécie; mais combien cette alopécie elle-même est variable! Conséquence inévitable, et pour ainsi dire fatale, de certaines formes, elle est loin d'apparaître nécessairement dans certaines autres : ici, légère, accidentelle, passagère, elle est, là, grave, absolue, irrémédiable.

A côté d'éruptions qui n'ont pas d'autres caractères que ceux d'une affection locale, simple produit d'une inflammation accidentelle, nous en trouvons d'autres dans lesquelles il faut voir un travail réellement dépuratoire, une sorte de crise naturelle, qui semblent être l'apanage particulier de certaines constitutions, et qui, vulgarisées sous le nom de *gourmes*, peuvent, à force de persévérance, dégénérer en des affections vraiment graves. D'autres, enfin, constituent des formes toujours sérieuses.

Il est, comme on le voit, très difficile de trouver quelques caractères bien définis pour réunir d'une façon rationnelle, ou grouper nettement des maladies aussi essentiellement différentes entre elles.

Plus tard, en les étudiant individuellement, nous aurons la raison de la distance qui les sépare naturellement. Nous verrons, en effet, que les unes ont pour siége les vaisseaux sudorifères ; que les autres traduisent une affection des lymphatiques ; que pour celles-ci il y a altération de sécrétion de la matière épidermique, que celles-là trahissent une altération de sécrétion des follicules. Nous verrons enfin que chacune de ces affections différentes est représentée par des lésions élémentaires différentes aussi : ici par des vésicules ; là par des pustules simples ; d'autres fois par des pustules particulières, spéciales, ou bien par une production squameuse.

Où donc est le lien? Il pourrait exister, à la rigueur, dans un caractère très important qui, seul, résumerait en partie l'histoire de ces affections, que le pressentiment d'une vérité imparfaitement saisie avait fait distinguer en *teignes* et en *fausses teignes* : c'est la contagion ; mais ce caractère trop généralisé, et qui a été la cause des erreurs et de la confusion qui ont trop longtemps régné sur ce point de la pathologie, ce caractère n'appartient pas à la plupart des éruptions du cuir chevelu; et les deux seules qui soient contagieuses sont très différentes sous tous les autres rapports. A ce point de vue j'ai divisé les maladies, dont j'écris l'histoire, en deux grandes catégories : l'une, comprenant les éruptions non contagieuses, les achores, l'eczéma, l'impétigo, le psoriasis, le pityriasis; l'autre embrassant les affections contagieuses, l'herpès et le favus partagé lui-même en deux variétés : *disséminé* et *en cercles*.

Parmi les premières, les achores forment à eux seuls un genre à part, digne sur tous les points de l'intérêt du praticien; ce n'est, dans la forme, ni l'eczéma, ni l'impétigo, ni l'eczéma impétigineux, mais c'est quelque chose d'analogue quant à la nature de cette éruption, dont nous aurons bientôt à nous occuper. L'eczéma et l'impétigo présentent, en raison du leur siége, des particularités de forme qui, si elles ne justifient pas leur classement parmi les teignes, expliquent du moins parfaitement les dénominations spéciales qui leur avaient été données. Enfin, les affections squameuses, surtout quand elles revêtent le type pityriasique, sont, ainsi que nous le verrons plus tard, très intéressantes au point de vue de l'alopécie.

Pour les affections qui composent la seconde catégorie, si un caractère commun, la contagion, les rapproche et les réunit, nous serons bien obligés de reconnaître qu'elles sont séparées l'une de l'autre sous tous les rapports, et surtout par une grande différence de gravité. Ainsi, et pour n'insister que sur un seul point, l'herpès produira bien constamment l'alopécie, mais à la condition qu'elle sera passagère et guérissable; le favus tendra aussi au même résultat, mais à la condition de détruire d'une manière incurable et définitive.

CHAPITRE PREMIER.

ÉRUPTIONS NON CONTAGIEUSES.

Achores.

Tinea facici, de Frank. — *Tinea muciflua.* — *Porrigo larvalis*, Willan, Bateman. — *Achore*, Alibert. — *Impetigo larvalis*, Biett. — *Teigne muqueuse. Gourme*, *Rache.*

§ 1. Sous le nom d'*achores*, les anciens comprenaient essentiellement des ulcérations sécrétantes siégeant à la tête (*ulcera manantia* de Celse) ; cette opinion est arrivée jusqu'au siècle dernier sans avoir été modifiée d'une manière importante. Lorry n'a fait qu'ajouter à cette définition, la qualité de maladie dépuratoire ; pour Alibert et son école, les achores furent une *teigne* caractérisée par certaines incrustations légères. Si l'on ne veut pas attacher au mot *ulcera* de Celse plus de valeur qu'il n'en avait, appliqué à l'achore, il devient probable que les anciens ont parfaitement connu et décrit la maladie dont nous nous occupons en ce moment.

Les achores sont caractérisés par une éruption pustuleuse, analogue à celle de l'eczéma impétigineux, mais formée par des pustules particulières qui contiennent un liquide moins épais que celui de l'impétigo, plus consistant que celui des vésicules impétigineuses, et plus disposées à laisser des exulcérations suintantes. Cette maladie occupe surtout le cuir chevelu ; mais elle peut envahir le visage et se répandre sur une grande partie du corps. Ordinairement de longue durée, elle est entretenue par des éruptions successives de pustules d'un blanc jaunâtre, groupées çà et là, donnant lieu à

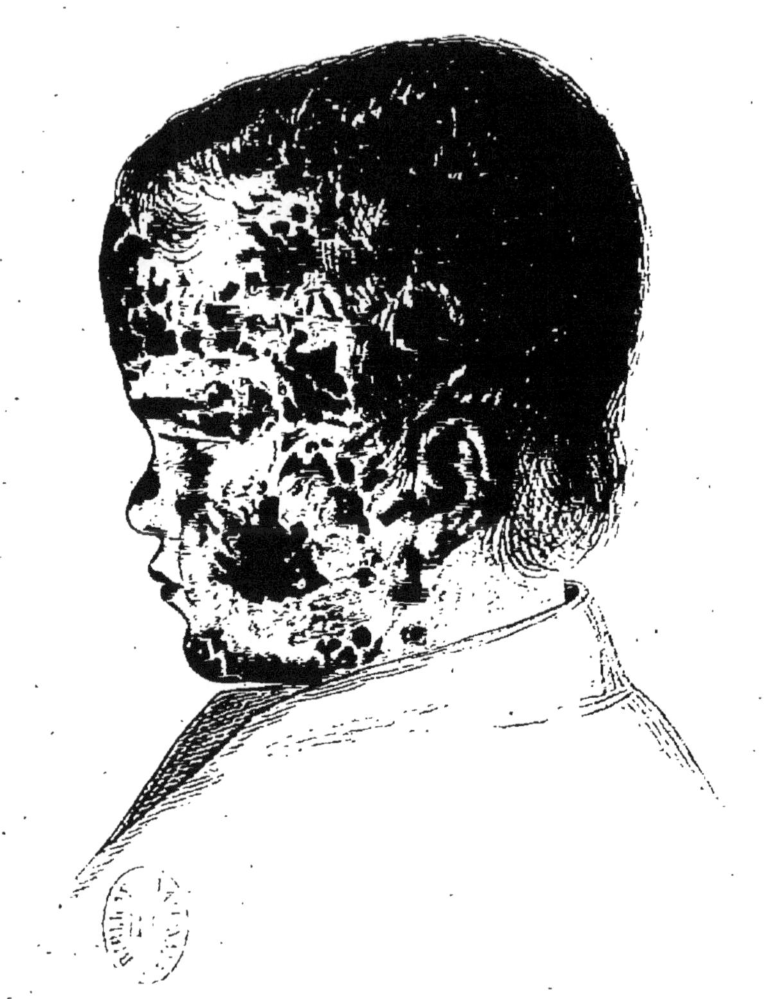

E. Bocourt del *Visto sculp*

ACHORES.

la formation de petites croûtes verdâtres, de lamelles assez épaisses qui recouvrent des surfaces rouges, humides, excoriées, et semées de petites croûtes noires, allongées, formées par du sang desséché; car, comme nous le verrons, cette éruption est accompagnée d'un prurit qui pousse quelquefois les enfants à se déchirer.

§ 2. Chez les tout jeunes enfants, les achores consistent dans le développement de pustules très petites que ne précèdent presque jamais des signes tant soit peu sensibles d'inflammation, qui, répandues par groupes sur le cuir chevelu, s'étendent quelquefois aux tempes et même bien plus loin. Au bout de quelques jours, ces pustules donnent lieu à la formation de petites croûtes molles, verdâtres, minces, bien que, dans certains cas, et quand le suintement est abondant, elles puissent devenir plus épaisses, se confondre avec cette éruption, ordinairement très bénigne, que les auteurs ont appelée *croûtes de lait*, et appartenir alors à l'impétigo.

Ordinairement, les achores débutent par l'apparition de pustules assez confluentes, toujours bien appréciables, d'un blanc jaunâtre. Situées principalement à la partie postérieure du cuir chevelu, elles peuvent s'étendre par toute la tête. On trouve çà et là, au milieu des plaques pustuleuses, de véritables vésicules dont la plupart d'ailleurs ne tardent pas à se changer en pustules; toutes ces lésions élémentaires apparaissent accompagnées d'un prurit ordinairement très vif qui porte les enfants à se gratter et à se déchirer. Aussi, soit spontanément, soit sous l'action des ongles, les pustules ne tardent-elles pas à s'ouvrir et à donner issue à un liquide un peu poisseux, d'un jaune ambré, qui agglutine les cheveux. Ordinairement peu consistantes, ces croûtes reproduisent assez bien la forme de l'éruption ; elles sont isolées ou disposées par plaques plus ou moins étendues. Malgré la formation de ces produits secondaires, le suintement continue sans que le développement de nouvelles pustules soit nécessaire ; il peut être tel quelquefois que, si surtout la tête de l'enfant n'est pas soumise à des soins minutieux de propreté, une grande partie des cheveux soient collés de façon à former une ou plusieurs plaques croûteuses.

Si l'on fait tomber les croûtes à l'aide de lotions émollientes, on trouve alors des surfaces légèrement rouges, recouvertes d'excoriations tout à fait superficielles, qui sont elles-mêmes parsemées de petits pertuis béants par où l'on voit sourdre incessamment un liquide visqueux, d'une odeur fade, d'une consistance caséeuse ; dans quelques cas, l'inflammation gagne les couches plus profondes, et il se forme alors de petits foyers purulents, bien circonscrits, auxquels on est le plus souvent obligé d'ouvrir une issue, car ils se terminent rarement par résolution spontanée.

L'éruption n'est pas essentiellement bornée au cuir chevelu ; elle s'étend souvent sur le visage, et même sur le reste du corps. On la voit alors gagner les tempes, le front, les joues ; elle s'y manifeste par des pustules un peu plus volumineuses qu'au cuir chevelu ; accompagnées de démangeaisons très intenses, les pustules s'ouvrent spontanément, ou, ce qui est plus commun, déchirées par les ongles des petits malades, elles sont remplacées par des croûtes minces, molles, jaunes, quelquefois verdâtres, entretenues par un suintement continuel. Si ces croûtes se détachent ou si elles tombent sous l'influence de topiques émollients, elles laissent alors à découvert une surface très enflammée, d'un rouge vif, où l'on retrouve ces ouvertures, sortes d'exutoires naturels, qui donnent issue à un liquide ichoreux, filant, peu épais d'ailleurs, mais d'une âcreté remarquable.

La maladie peut, de proche en proche, envahir la face tout entière, en même temps qu'elle persiste au cuir chevelu : alors le visage des enfants est recouvert de plaques d'un rose foncé, suintantes ; de croûtes peu épaisses, irrégulières quant à leur forme, comme lamelleuses, différentes aussi pour la couleur ; baignées par un liquide visqueux et entremêlées d'autres croûtes plus sèches, plus épaisses, noires, formées par le sang desséché et accusant jusqu'à quel point le prurit sollicite l'action des ongles chez les petits malades. Le visage prend alors un aspect particulier qui n'appartient qu'à cette maladie, et qui la faisait comparer par Alibert à un gâteau sur lequel on aurait passé une couche de caramel : c'est ce qui a valu à cette éruption les noms de *porrigo larvalis*, de *tinea faciei*, de *mentulagra parvulorum*. Les achores n'affectent que plus rarement le nez et les paupières, bien que dans quelques cas, au contraire, ces dernières soient tuméfiées, collées, et que les enfants ne puissent pas, pour ainsi dire, ouvrir les yeux.

Mais s'il est un siége que les achores affectionnent, surtout en dehors du cuir chevelu, ce sont bien certainement les oreilles. Là ils sont constitués par des pustules plus volumineuses que partout ailleurs, à la suite desquelles on voit se former des croûtes épaisses, larges, verdâtres ; l'éruption peut être compliquée alors et d'excoriations et de fissures quelquefois douloureuses, mais toujours d'un suintement très abondant, accompagné d'une odeur nauséabonde bien marquée; c'est alors aussi que les ganglions voisins s'engorgent, et qu'il peut survenir enfin des abcès qu'il est nécessaire d'ouvrir.

Quand les achores durent depuis très longtemps, si la maladie abandonnée à elle-même persiste, comme j'en ai vu des exemples, pendant des mois entiers sur le même point, alors on voit les cheveux tomber et le cuir chevelu se dégarnir, quelquefois même assez rapidement. Mais si étendue que soit alors l'alopécie, elle n'est jamais définitive; le bulbe peut participer à l'inflammation qui gagne alors tout le tégument, mais il n'est pas détruit; aussi voit-on les cheveux repousser complétement.

Les achores constituent une maladie ordinairement très opiniâtre; en général, elle persiste pendant des mois entiers, je l'ai vue même durer au delà de plusieurs années. Quand les achores doivent disparaître, le suintement diminue, les croûtes se reforment plus lentement; moins épaisses, elles sont d'une couleur de moins en moins foncée; enfin elles disparaissent pour ne plus laisser qu'une desquamation légère, qui cesse à son tour, et il ne reste plus qu'une empreinte d'un rose pâle qui s'éteint peu à peu. Chose remarquable, surtout après ces cas où les enfants, provoqués par des démangeaisons intolérables, se déchirent jusqu'à faire ruisseler le sang, et où la face sillonnée de lacérations profondes, couverte de croûtes épaisses, revêtue de tous les caractères d'une inflammation des plus intenses, présente quelquefois un aspect vraiment hideux;

chose remarquable, dis-je, il ne reste jamais de cicatrices!

§ 3. Comme on peut facilement le voir, les achores ne sont ni un *eczéma* ni un *impetigo*. L'eczéma, éruption vésiculeuse, peut bien se présenter avec une sécrétion considérable, mais alors, sur des surfaces plus étendues que dans les achores, il y a des lamelles minces et pas de croûtes; autrement il existe à un état squameux que ceux-ci ne présentent jamais.

Dans l'impetigo, les pustules sont plus épaisses, le suintement est moins abondant, et les croûtes qui leur succèdent revêtent, surtout au cuir chevelu, un caractère tout particulier que nous aurons occasion de signaler bientôt, et qui ne saurait permettre la confusion.

Mais les achores constituent-ils un *eczéma impétigineux?* Au premier coup d'œil, il faut bien reconnaître qu'il y a entre ces deux formes une grande analogie; cependant il est impossible de les confondre et de ne pas tenir compte des différences qu'elles présentent, tout difficile qu'il puisse être d'ailleurs de les apprécier, La pustule des achores est un peu plus que la vésicule pustuleuse de l'eczéma impétigineux, un peu moins que la pustule de l'impetigo. Les achores sont pour ainsi dire un eczéma impétigineux de la première enfance avec un caractère spécial dans leur forme, en général, dans les nuances que présente leur état complet, et surtout dans leur nature.

Quant aux autres éruptions, au *favus*, par exemple, nous verrons, en écrivant leur histoire, comment elles peuvent être distinguées des achores.

§ 4. Connus dans tous les temps, les achores ont été, presque sans exception, considérés comme l'expression à la peau d'un état général, particulier à la première enfance, et cette opinion était si absolue parfois, qu'Alibert affirmait que, chez certains enfants, un accès de colère réagissait sur la sécrétion des achores, au point de lui donner une odeur particulière. On les regardait surtout comme un mode de dépuration le plus souvent favorable. Il est vrai de dire que, si cette éruption paraît être déterminée dans certains cas par une cause locale, par le défaut de soins et de propreté, par exemple, cette dernière circonstance aurait plutôt pour résultat l'eczéma ou l'impetigo, et l'observation semble établir bien positivement que les achores ne se développent, et surtout ne se continuent, que sous l'influence d'un état général, qui se résume bien évidemment dans la prédominance d'une constitution molle, lymphatique, de ce qu'on appelle un tempérament blanc : *exundat undequaquè humor lymphaticus*, dit Lorry.

Ainsi, on les observe fréquemment chez les enfants les plus gros, les plus frais, les plus roses, les plus jolis, en un mot.

Cette prédominance est quelquefois telle, que l'on pourrait croire à l'hérédité des achores, surtout quand il arrive que la mère ait mis au monde plusieurs enfants affectés de gourmes, les uns après les autres.

Certaines conditions, particulières à l'enfance, semblent faciliter le développement de cette maladie : ainsi on la voit coïncider avec le travail de la dentition ; ainsi, et surtout, elle apparaît évidemment sous l'influence de l'alimentation, *indolem ciborum retinet ;* on la voit surtout chez les enfants qui sont soumis à un régime lacté trop abondant, qui mangent trop de bouillie; elle semble, dans certains cas, être sous la dépendance d'un état particulier de la nourrice : aussi, suffit-il quelquefois d'en changer pour enrayer la maladie, surtout quand elle apparaît chez un enfant, alors qu'il a eu des aînés non atteints de cette éruption. Cette dernière circonstance est importante, puisque si, au contraire, les enfants déjà venus au monde avaient été également atteints de gourmes, il deviendrait inutile de changer de nourrice; la maladie dépendrait alors évidemment de la constitution de l'enfant, et non de la nature et de l'influence du régime lacté.

C'est aux achores qu'il faut reporter en grande partie ces formes mal définies qui constituent les véritables *gourmes*, et qui souvent se continuent bien longtemps au delà de la première enfance. En effet, soit que l'on ait pu observer quelques intervalles de disparition complète, soit que l'éruption ait continué d'exister sur quelques points isolés, pour se raviver de temps en temps sous des influences accidentelles, il est certain que l'histoire des achores offre des exemples d'évolutions très intéressantes au point de vue de l'observation pratique. Ainsi, quand ces gourmes persistent pendant longtemps, elles perdent toujours et peu à peu leurs premiers caractères, leur habitude extérieure : il semble que la manière d'être des achores, si je puis dire ainsi, ne puisse convenir qu'à la première enfance, que leur expression s'altère à mesure que l'enfant grandit et prend pour ainsi dire, avec l'âge, une constitution nouvelle. « Comme l'arbrisseau qui végète, dit Alibert, à cette époque l'enfant se distingue par l'abondance des sucs muqueux. » En effet, il est évident que la prédominance des fluides blancs disparaît à mesure que la vie se développe. Ainsi, et sous l'influence de cette modification, on a pu remarquer qu'à une certaine époque, les achores se continuaient pour ainsi dire, dans la forme purement eczémateuse, qui pouvait persister jusqu'à l'âge de la puberté et même au delà.

D'autres fois, au contraire, toute éruption vésiculeuse ou vésiculo-pustuleuse disparaît, et les gourmes se transforment en une éruption papuleuse, qui constitue ordinairement le *lichen*. Cette évolution, très remarquable, est observée surtout chez les enfants très irritables, et l'on peut en donner une explication satisfaisante. Les achores sont accompagnés, dans quelques cas, d'un prurit intolérable ; ce prurit redouble quand on expose les parties malades à l'air ; les enfants, sollicités par des démangeaisons atroces, se grattent au point de se déchirer, de faire ruisseler le sang et de jeter l'épouvante dans les familles. Que de fois je les ai vus frotter leur petite tête sur les épaules, et la nuit, malgré la surveillance, ensanglanter leur visage en le frottant sur leur traversin ! On comprend très bien, qu'alors même que tout suintement s'est tari, que tout symptôme primitif ou secondaire de sécrétion a disparu ; on comprend, dis-je, que l'hyperesthésie de la peau, survivant à ces phénomènes, l'élément nerveux prédomine alors, et que cette prédominance se traduise par une affection qui en est l'expression la plus commune. Ainsi, là où l'on voyait des surfaces molles, humides, excoriées, recouvertes de croûtes, on ne retrouve plus qu'une peau sèche, hérissée d'élévations papuleuses où le prurit persiste, pour s'aggraver ordinairement encore.

Les achores ne sont jamais une maladie contagieuse.

§ 5. Les achores ne constituent pas, en général, une affection grave, et même, comme éruption locale, ils sont loin de comporter les résultats sérieux que semblerait faire présager l'aspect souvent repoussant qu'ils donnent à la face des malades. Ainsi, bien que la peau ait été largement déchirée par les ongles, la maladie guérit toujours sans laisser la moindre trace, et il arrive même qu'en raison de l'état général qui était une disposition à la maladie, les enfants qui en ont été atteints ont par la suite une peau très blanche et très fine.

Considérés comme maladie générale, les achores traduisent évidemment un tempérament lymphatique souvent exagéré; cependant ils ne doivent rien faire supposer d'absolument mauvais au point de vue de la constitution en général : loin de là; et si l'observation a permis de recueillir quelques faits où les achores avaient affecté une marche et une terminaison funestes, il faut attribuer ce fâcheux symptôme à une complication grave. Dans le plus grand nombre des cas, les achores attaquent des enfants d'ailleurs bien constitués, et ils peuvent être considérés comme une sorte d'exutoire naturel, par lequel l'économie se débarrasse de l'exubérance des fluides blancs, à la condition, bien entendu, que cette élimination dépuratoire ne dépassera pas certaines limites.

D'un autre côté, cette maladie est toujours longue,

et quand, se modifiant dans la forme, elle se prolonge pendant un certain nombre d'années, surtout au delà de la première enfance, alors elle peut acquérir une certaine gravité; mais, à vrai dire, celle-ci dépend d'une part de la forme nouvelle que revêt l'éruption, de l'autre d'une foule d'éventualités qui n'appartiennent plus à l'histoire des achores, et qu'il serait inutile d'apprécier ici.

Si les véritables gourmes ne présentent pas, en général, de caractère fâcheux, il est toujours nécessaire de veiller sur elles avec un soin minutieux; car, si les cas de répercussion sous l'influence d'un traitement intempestif ou d'une cause externe quelconque sont beaucoup plus rares qu'on n'est généralement disposé à l'admettre, il peut être cependant assez commun de voir les achores disparaître sous l'influence d'une maladie interne dont l'origine leur est complétement étrangère, mais qui présente une intensité d'autant plus grave, si je puis dire ainsi, que l'éruption a plus complétement disparu avec ses phénomènes d'exhalation.

Les achores peuvent enfin constituer par eux-mêmes une affection grave, quand ils se développent sur des enfants chétifs, scrofuleux, épuisés par une mauvaise alimentation, par des maladies antérieures; il n'est pas rare alors de voir survenir des mouvements de fièvre continue, de l'insomnie, de la diarrhée, un amaigrissement rapide; enfin les enfants succombent dans un état cachectique des plus prononcés.

§ 6. Les achores sont du petit nombre de ces maladies dont on a pu dire qu'il ne fallait pas se hâter de les guérir. Ils ne réclament en effet que dans des cas très rares un traitement tant soit peu actif. Il faudrait bien se garder pourtant, dans la pratique, d'admettre cette opinion d'une façon trop absolue ; car la crainte de guérir trop tôt pourrait conduire au danger de guérir trop tard ; de laisser la maladie prendre dans l'économie droit de domicile, et constituer, en se modifiant dans sa forme, une maladie chronique qu'il serait, dans l'avenir, beaucoup plus difficile de faire disparaître : ce danger serait d'autant plus grand, que l'on se résignerait, lors de la seconde enfance, à dire comme pour la première : Attendons.

Le traitement général des achores consiste, au moins pour les premiers temps, dans des conseils purement hygiéniques : il peut être utile, dans quelques cas, de modifier l'alimentation, de diminuer, par exemple, le régime lacté, de changer la nourrice, de sevrer même l'enfant. Ces conseils d'ailleurs sont réglés par les circonstances : ainsi, dans le cas où la nourrice présenterait quelques attributs du tempérament lymphatique, si l'enfant était affecté d'achores, alors qu'un enfant survenu avant lui, mais nourri par une autre personne ou par la mère, n'aurait pas été atteint du même mal, un changement de nourrice serait évidemment indiqué; si cette indication n'existait pas, on pourrait encore, par l'intermédiaire de la nourrice convenablement traitée, obtenir par l'alimentation lactée une modification médiate des conditions générales, et par suite de l'état de l'enfant.

Le traitement général peut d'ailleurs être modifié suivant les causes qui ont paru développer ou qui entretiennent la maladie. Quand les achores se prolongent au delà du terme ordinairement prescrit pour le sevrage, on peut, on doit même combattre l'exhalation si abondante qui se fait par la peau, dans le but de soutenir les forces de l'enfant. C'est alors qu'on lui administre le sirop de pensées sauvages, encore mieux celui de Portal, dont j'ai vu obtenir de très bons résultats; mais je me suis surtout bien trouvé de l'administration à petites doses des eaux sulfureuses naturelles d'Eaux-Bonnes, d'Enghien, que les enfants prennent très facilement, ou pures, ou édulcorées avec du sirop de gomme.

On a proposé des traitements généraux plus actifs. Ainsi, on a recommandé le tartre stibié, l'infusion amère de salsepareille, la décoction de gaïac, voire même des vésicatoires : mais de ces moyens, les uns ne sont pas évidemment destinés à combattre l'éruption, et ne peuvent avoir pour but que de combattre des complications présumées ; les autres laissent supposer une cause spéciale qui est tout à fait en dehors du sujet qui nous occupe. Quant au vésicatoire, il est toujours inutile, excepté dans les cas où la disparition subite de l'éruption coïnciderait avec le développement d'accidents généraux plus ou moins graves ; et plus tard, s'il devenait nécessaire de remplacer l'exhalation dépuratoire des gourmes, quand on aurait été assez heureux pour les modifier complétement.

J'ajouterai à ces considérations sur le traitement général qu'il est aussi très souvent utile d'avoir recours à quelques laxatifs légers, à une petite cuillerée de magnésie, par exemple, que les enfants prennent facilement dans du lait.

Le traitement local présente des difficultés réelles,

incontestables. Devant les souffrances si pénibles qui tourmentent les petits malades, il est impossible de ne pas recourir à quelque topique destiné à les calmer. On en a vanté de toute espèce : mais hâtons-nous de dire que les plus simples, les plus inoffensifs, sont toujours les meilleurs. Ainsi il faut recourir aux lotions avec l'eau de son, avec la guimauve, avec le lait, celui par exemple que la nourrice fait jaillir elle-même de son sein sur la figure de son nourrisson. Ces moyens suffisent le plus ordinairement. Ils peuvent d'ailleurs varier singulièrement, quant à la forme. Ainsi, on appliquera sur le cuir chevelu, soit des compresses trempées dans des décoctions émollientes ou enduites de beurre frais, soit des vessies imprégnées d'huile d'olive très fraîche, soit des feuilles de bette ou de laitue, soit de légers cataplasmes de semoule, de bouillie, de farine de riz, de fécule de pomme de terre avec du lait.

S'ils réussissent à peu près indistinctement, ces moyens peuvent cependant n'être pas constamment indiqués : ainsi, l'emploi des corps gras, du beurre ou de l'huile même la plus fraîche, n'est pas toujours sans inconvénient ; à plus forte raison doit-on se défier des pommades plus actives. Si cependant les croûtes sont trop épaisses, très persistantes, et qu'il convienne de les faire tomber, le meilleur moyen à employer consiste dans l'application de cataplasmes émollients, ou, si l'on veut se servir d'onctions avec du beurre frais ou de la crème de lait, il ne faut pas les continuer trop longtemps, et l'on aura même soin, quelque temps après chaque onction, de faire disparaître toute trace de corps gras à l'aide d'une des lotions émollientes que j'ai indiquées plus haut.

Quant aux applications narcotiques de belladone ou de jusquiame que l'on a proposées, surtout pour calmer les démangeaisons, je crois qu'elles peuvent n'être pas sans danger, et je leur préfère de beaucoup un léger lavage avec un peu de la mixture qui suit :

Pr. Bichlorure hydrargiri . . . 10 centigr.
Chlorure d'ammonium. . . 10 centigr.
Lait d'amandes . . . . . 250 grammes.
F. s. a.

Quelques instants après chaque lotion, j'ai soin de faire essuyer doucement avec un linge fin, et de faire saupoudrer les parties malades avec de l'amidon sec. Cet usage de la poudre d'amidon, que l'on fait pleuvoir à chaque instant à l'aide d'une houppe, m'a semblé un des moyens les plus utiles dans le traitement des achores.

Je ne me suis jamais bien trouvé, au contraire, des lotions sulfureuses (baréges ou autres) vantées par la plupart des auteurs, ni même des lotions alcalines. Quant aux bains, ils doivent être courts, rares, peu chauds, et toujours émollients, c'est-à-dire additionnés de son, d'amidon, de gélatine, etc.

Eczéma.

Porrigo madens des anciens. — *Tinea amedosa*, Guy de Chauliac. — *Tinea corrosiva*, Ambroise Paré. — *Teigne amiantacée*, *Porrigine amiantacée*, Alibert. — *Teigne muqueuse*. — *Porrigo furfurans*.

§ 1. L'eczéma du cuir chevelu a été bien évidemment connu des anciens, bien qu'ils n'aient jamais essayé de le mettre en relief, et qu'ils l'aient, au contraire, confondu avec des formes qui en étaient complétement distinctes. Ainsi Celse, et à sa suite presque tous les auteurs latins, après avoir réuni sous le type *porrigo* toutes les affections squameuses du cuir chevelu, ont admis un porrigo humide qui ne pouvait être qu'une forme de l'eczéma. Les Grecs ont décrit, d'un autre côté, une variété de pityriasis avec des exulcérations et du suintement, et il est impossible de ne pas reconnaître notre eczéma du cuir chevelu dans cette affection complexe, dont de Gorris a pris les divers éléments dans Galien et ses successeurs. On retrouve encore l'eczéma dans la *tinea amedosa* de Guy de Chauliac, dans quelques uns des traits, si diffus d'ailleurs, de la *tinea corrosiva* de Paré ; enfin, il correspondait à la *teigne muqueuse* d'Alibert; il pourrait revendiquer quelques uns des traits de la *teigne amiantacée*, de la *porrigine furfuracée* du même auteur.

Pour nous, l'eczéma est une inflammation caractérisée par des vésicules petites, acuminées, confluentes, agglomérées sur des surfaces diffuses, remplies d'une sérosité transparente; ces vésicules, développées sur une surface tantôt rouge, enflammée, tantôt sans inflammation et presque sans changement de couleur à la peau, s'ouvrent et laissent exhaler un liquide peu épais, mais sécrété, dans quelques cas, avec une extrême abondance. Dans d'autres circonstances, au contraire, ce liquide se concrète de bonne heure en petites lamelles blanches, sèches, adhérentes, de manière à faire cesser presque entièrement toute espèce de suintement. Cette variété ne se manifeste d'ailleurs que plus rarement, et elle semble affecter plus particulièrement certaines parties du corps. Au cuir chevelu, cette manière d'être de l'eczéma constitue deux formes bien distinctes, caractérisées, l'une par un suintement plus ou moins abondant, l'autre par un état de sécheresse, un état squameux, forme à marche essentiellement chronique et d'une ténacité quelquefois désespérante.

§ 2. *Eczéma humide.* — L'eczéma humide est caractérisé par un suintement souvent tel, qu'il mouille et trempe les cheveux les plus fournis; par des lamelles molles, jaunâtres, qui reposent sur des places rouges plus ou moins humides, apparentes surtout au-dessus des oreilles, à la partie antérieure, et plus encore en arrière du cuir chevelu.

L'eczéma du cuir chevelu débute à la manière des éruptions aiguës: le malade se plaint de douleurs de tête, quelquefois de pesanteur; il lui semble, dans certains cas, qu'il a le crâne serré; le col est roide, tendu; les mouvements sont difficiles, pénibles, douloureux même; on remarque souvent, de chaque côté, des ganglions engorgés, sensibles à la pression; enfin, il y a de la cuisson sur certains points limités de la tête. Si l'on examine ces points avec attention, on trouve alors des surfaces rouges, déjà humides; en étudiant les progrès de l'éruption, si, ce qui arrive souvent, elle s'étend en même temps aux parties voisines du cuir chevelu, on aperçoit manifestement des petits boutons groupés irrégulièrement, remplis d'une sérosité si transparente, que la couleur de la peau sous-jacente la fait paraître rose: des vésicules, en un mot.

Ces vésicules s'ouvrent, laissant épancher le liquide qu'elles renferment; le suintement devient bientôt de plus en plus abondant; il mouille et colle les cheveux, dont il s'échappe une odeur fade, caséeuse; dans quelques points, le liquide exhalé se concrète en lamelles minces, molles ; ici il y a une démangeaison vive, là le malade éprouve un véritable sentiment de brûlure; quelquefois la plus grande partie du cuir chevelu est le siége d'une douleur piquante.

Ordinairement, et au bout de quelques jours, le suintement diminue, mais sans cesser tout à fait ; puis, à la suite d'espèces de poussées, il se reproduit avec une abondance considérable, et ainsi de suite pendant plusieurs semaines. J'ai vu cet état alternatif de rémission et d'exacerbation se continuer pendant un temps infini, surtout quand le malade n'était pas tenu dans des conditions indispensables de propreté, et aussi chez certaines femmes ayant beaucoup de cheveux, surtout à la partie postérieure de la tête ; c'est principalement alors que l'éruption exhale une odeur nauséabonde très désagréable.

Dans quelques cas, la maladie se continue sous la forme d'un eczéma impétigineux. La peau se recouvre de squames plus épaisses, molles, jaunâtres, cachant incomplétement des surfaces rouges, humides, enflammées ; jusqu'à ce que le suintement se tarissant de plus en plus, les lamelles deviennent de moins en moins adhérentes, plus grisâtres, plus petites, plus sèches, et tombent enfin pour ne plus se reformer.

Sous l'influence de cet état humide longtemps prolongé, les cheveux finissent quelquefois par s'altérer : ils perdent de leur éclat, de leur couleur, ils peuvent même tomber; mais ce résultat de l'inflammation est tout à fait exceptionnel, et les poils reviennent toujours à leur état normal, et sous le rapport de la couleur, et sous celui de l'abondance.

J'ai vu toutefois l'eczéma impétigineux du cuir chevelu passer à l'état chronique, et, entretenu par le défaut de soins de propreté, persister pendant des années entières, en passant, bien entendu, par des phases diverses de diminution et de recrudescence. Si, dans ce cas, on rasait la tête, on la trouvait comme enveloppée d'une calotte, peu épaisse d'ailleurs, jaunâtre, très cassante, et divisée, à la surface, en une foule de petits compartiments, de l'intervalle desquels on voyait sourdre, à différentes époques, un liquide séreux ou séro-purulent. Quand l'éruption est parvenue à ce point d'intensité, on peut encore, surtout aux confins du cuir chevelu, à la nuque, derrière les oreilles, retrouver tous les caractères de l'eczéma impétigineux, la rougeur, l'humidité, des surfaces inégalement recouvertes de petites squames jaunes, répandues çà et là. On comprend que, dans ces circonstances, les cheveux finissent par subir des altérations notables; on comprend même qu'il en résulte une alopécie que je puis, à bon droit, appeler accidentelle ; car elle dépend moins de la nature même de la maladie que du défaut de soins rationnels, d'une négligence funeste qui laisse séjourner trop longtemps cette espèce d'enveloppe croûteuse sous laquelle s'altère la sécrétion du bulbe ; le cheveu alors est étouffé, si je puis dire ainsi.

§ 3. *Eczéma squameux.* Dans certains cas, assez rares d'ailleurs, les lamelles de l'eczéma affectent, en se détachant, une disposition toute particulière, qui donne à l'éruption un cachet si distinct, qu'Alibert avait cru en devoir faire une variété à part, qu'il a appelée la *teigne amiantacée.*

Les cheveux, collés par petits paquets, sont entourés

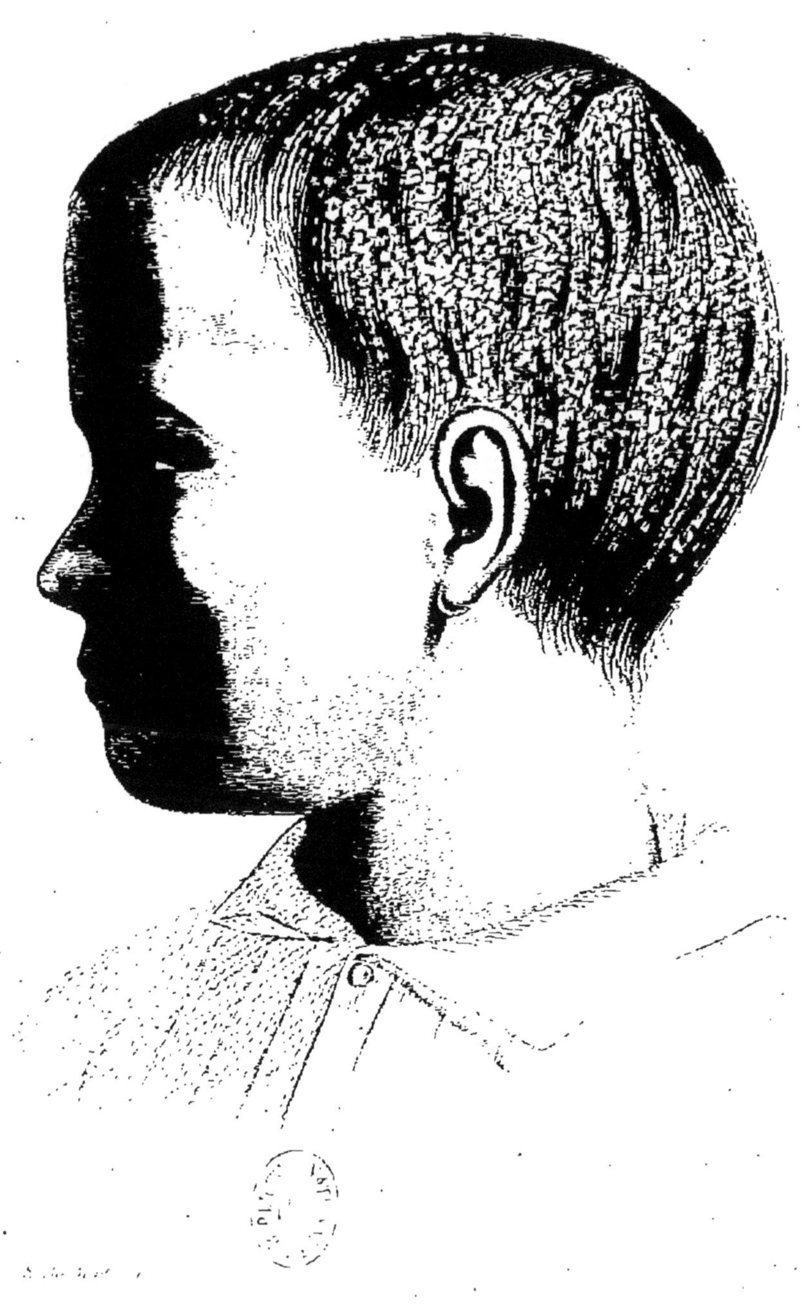

d'un étui blanchâtre plus ou moins long, qui semble les prendre à leur sortie, et se continuer avec eux à mesure qu'ils se développent; le cuir chevelu est ainsi parsemé de ces mèches, réunies à des hauteurs différentes par ces petites gaînes qui, devenant de plus en plus sèches, prenant une teinte de plus en plus blanche, impriment à la chevelure un aspect comme spécial, qui avait été parfaitement saisi et étudié par Alibert.

Enfin, il arrive le plus souvent que le liquide, peu abondant d'ailleurs, même dès l'origine, se tarisse de bonne heure et se convertisse en une foule de lamelles blanches, sèches, furfuracées, ne laissant apercevoir que par instants, et çà et là, des surfaces humides.

Cette forme est souvent la terminaison de l'eczéma humide; j'en ai observé un grand nombre de cas. On en trouve, entre autres, un exemple remarquable dans la maladie de la fille B..., âgée de vingt-deux ans, qui resta à l'hôpital Saint-Louis, dans mon service, pour une affection du cuir chevelu.

D'un tempérament évidemment lymphatique, ayant la peau blanche et fine, les cheveux châtain clair, la fille B... n'avait eu pour maladies antérieures que la rougeole et une fièvre typhoïde. Elle était réglée régulièrement depuis l'âge de dix-huit ans.

Environ trois semaines avant son entrée, et sans cause connue, la malade éprouva derrière les oreilles un vif sentiment de chaleur, suivi très rapidement d'un suintement tout d'abord très abondant. En quelques jours d'ailleurs, la maladie avait gagné tout le cuir chevelu, et l'exhalation du liquide épanché était telle, que la fille B... avait, disait-elle, les cheveux tout trempés.

Malgré tous ses soins, sa chevelure exhalait une odeur fade et semblable à celle du *lait suri*.

Cet état d'humidité dura pendant une douzaine de jours environ; puis le liquide se concréta en une foule de lamelles de plus en plus sèches et blanches. Lors de son entrée à l'hôpital, tout le cuir chevelu était dans un état de sécheresse très prononcée. Les squames étaient très minces, peu larges, grisâtres; assez fortement adhérentes sur le sommet de la tête, elles se détachaient très facilement, au contraire, sur tous les points qui avoisinaient le cuir chevelu. Les cheveux étaient clair-semés, légèrement dégarnis.

Si la forme squameuse est ainsi, et le plus souvent, un état secondaire, dans quelques circonstances cependant je l'ai vue se manifester d'emblée. Elle se présente d'ailleurs avec les caractères suivants :

Ordinairement presque tout le cuir chevelu est parsemé de petites lamelles très minces, très légères, très peu adhérentes, excepté dans quelques points où elles sont un peu plus jaunes, et où elles recouvrent des places humides, comme au-dessus des oreilles; ces lamelles sont très abondantes chez les femmes, aux points que couvrent les bandeaux, mais surtout en arrière du cuir chevelu. L'éruption est accompagnée, dans certains cas, de démangeaisons très vives; elle présente d'ailleurs ceci de remarquable : c'est que, sous l'influence de l'action des ongles, la peau rougit, s'anime, et peut même devenir le siége d'un léger suintement. Il semble que la maladie passe à l'état d'eczéma humide, pour revenir plus tard, et par degrés, aux caractères de sécheresse que nous savons lui appartenir.

Cette forme de l'eczéma squameux est ordinairement

très rebelle; les cheveux tombent souvent avec facilité; quelquefois, sans qu'il y ait alopécie, les poils perdent de leur couleur, ils deviennent ternes, secs; mais, dans tous les cas, ils reviennent à leur état normal, et ils repoussent quelquefois même avec une grande rapidité.

C'est de cette variété, jointe au pityriasis, dont nous nous occuperons plus loin, qu'Alibert avait fait la *porrigine furfuracée*, dont la description est très exacte d'ailleurs, et dans laquelle il signalait la présence, et de véritables squames, et d'un liquide glutineux.

L'eczéma a pour siége anatomique l'extrémité du conduit sudorifère.

§ 4. J'ai dit, en parlant des achores, que c'était une maladie spéciale à l'enfance; mais que ce travail, comme dépuratoire de l'économie, pouvait se continuer au delà des premières années de la vie, prendre droit de domicile dans la constitution, et qu'alors l'éruption se modifiait dans sa forme extérieure. A part quelques cas exceptionnels où, l'accident l'emportant sur le fond, il arrive, chez des enfants irritables par exemple, que le prurit détermine l'apparition d'un prurigo ou d'un lichen devant lequel toute autre éruption disparaît; à part ces cas, dis-je, c'est l'impétigo ou l'eczéma, surtout à forme humide ou impétigineuse, qui continue l'exhalation gourmeuse commencée dans la première enfance. Quand l'eczéma a pris là son origine, comme il est ordinairement favorisé par les conditions de tempérament dont j'ai parlé déjà, il peut se continuer jusqu'à la puberté et même au delà, soit que la maladie, ce qui est rare d'ailleurs, disparaisse momentanément tout à fait, pour reparaître après différents intervalles, ordinairement très courts; soit que, pendant les rémissions les plus satisfaisantes, il reste toujours, soit aux oreilles, soit sur tout autre point, quelque symptôme qui doive faire craindre une recrudescence, le plus souvent prochaine, de la maladie.

En dehors de ces conditions, sur l'importance et la fréquence desquelles on ne saurait trop insister, l'eczéma du cuir chevelu est une inflammation simple; et, à ce titre, peut se développer sous l'influence de toutes les causes capables d'irriter la peau. Indépendamment des causes générales, comme les écarts de régime, les impressions morales vives, le développement de l'eczéma du cuir chevelu est évidemment favorisé par certaines causes locales ou directes. Ainsi, il apparaît souvent chez les enfants dont la tête est restée longtemps exposée au soleil ; je le vois fréquemment à l'hôpital, chez des individus qui n'ont aucun soin de leur chevelure, surtout quand elle est abondante ; par contre, je l'ai observé bien des fois en ville chez des personnes qui, tombant dans l'excès opposé, tourmentent et tiraillent leurs cheveux, les enduisent de cosmétiques, et irritent le cuir chevelu par l'action, ou trop répétée des instruments qui servent à la coiffure, ou trop vive de certaines pommades.

A la tête, comme sur tous les autres points du corps, l'éruption vésiculeuse peut être liée smypathiquement, mais d'une manière intime et profonde, avec quelque autre trouble lointain de l'économie. Ainsi, il a suffi de régulariser une menstruation dérangée pour faire disparaître un eczéma ; d'autres fois, c'est dans des troubles du côté des fonctions digestives qu'il faut chercher la cause d'une affection localisée au tégument externe de la tête; enfin, je l'ai vue succéder à des névralgies dont la répétition avait pu appeler une sorte de fluxion au cuir chevelu.

Cette maladie est commune aux deux sexes, bien que de beaucoup plus fréquente chez les femmes; elle affecte surtout la jeunesse et l'âge adulte; elle est très rare chez les vieillards.

Elle n'est jamais contagieuse.

§ 5. Quand on voit ces petites squames blanches, amiantacées, semées çà et là et irrégulièrement sur la tête; quand on peut apprécier ces sortes d'étuis lamelleux qui entourent les cheveux par petits paquets de huit à dix, jusqu'à une certaine distance de leur sortie, il n'est pas possible assurément de se tromper; et, à ces caractères exceptionnels, un observateur, même inattentif, doit reconnaître facilement un eczéma du cuir chevelu: mais, il faut bien le dire, cette forme est sans contredit celle qu'affecte le plus rarement la maladie qui nous occupe en ce moment.

Il est facile aussi de reconnaître l'affection vésiculeuse chez ces femmes dont les cheveux, surtout à la partie postérieure de la tête, sont comme trempés d'une humeur visqueuse, à odeur nauséabonde et salis çà et là de quelques lamelles molles, produit de l'épaississement du liquide glutineux qui séjourne dans les cheveux.

On ne confondra pas non plus les produits squamoso-lamelleux, si épais qu'ils soient, de l'eczéma impétigineux avec les croûtes de l'impétigo, qui, comme nous le verrons bientôt, empruntent à leur siége au cuir chevelu un caractère si spécial, que leur véritable nature ne saurait échapper à un observateur prévenu. Mais j'ai vu souvent la forme squameuse être méconnue, et l'eczéma en imposer pour une des maladies les plus intéressantes du tégument pileux et avec laquelle, il faut bien le reconnaître, il présente quelques points de ressemblance : je veux parler du pityriasis, dont j'aurai à faire bientôt l'histoire, et qui, lui aussi, consiste dans une desquamation des plus abondantes. Cette analogie a pu paraître telle, qu'Alibert a confondu ces deux formes en une seule espèce.

J'ai vu, pour ma part, des cas où l'erreur était réellement possible, comme je l'ai observé, par exemple, chez Marie B..., domestique, âgée de seize ans, qui était atteinte d'une de ces formes de l'eczéma squameux, qui sont tout près, au moins pour l'aspect, d'un véritable pityriasis. Blonde, d'une constitution chétive, avec des yeux bleus, Marie, d'une santé générale faible, avait été réglée pour la première fois, il y avait six mois, et, pendant les trois derniers, elle ne l'avait plus été, sans cause connue.

Depuis un an au moins, Marie s'était aperçue qu'en se peignant il lui tombait de la tête une grande quantité de lamelles, minces, molles, de la grandeur à peu près de molécules de gros son. Elle ne se rappelait pas une époque précise, à laquelle il y aurait eu de la rougeur ou des démangeaisons, si ce n'était, il y a dix ou douze jours, à la suite d'onctions faites avec une pommade qui lui avait été prescrite au bureau central.

Ses cheveux blonds, fins, étaient assez clair-semés ; cependant la malade ne se souvenait pas qu'ils fussent tombés de manière à frapper son attention et encore moins à l'inquiéter. Il y avait au front, sur le cou, autour du cuir chevelu, des points recouverts de squames minces, mais distinctement jaunâtres ; dans les cheveux, elles étaient plus blanches, plus sèches. Quoique l'état squameux fut très manifeste aussi sur le cou, nulle part il n'y avait de suintement ; les cheveux étaient libres à leur base, non agglomérés par des concrétions ; la malade assurait n'avoir pas de démangeaisons ; enfin les glandes du cou ne présentaient aucune trace d'engorgement.

Assurément, si en présence de cet ensemble de phénomènes on se bornait à un examen superficiel, l'erreur serait possible et même facile; mais dans l'espèce, comme toujours, indépendamment des caractères qui appartiennent en propre au pityriasis, et que je décrirai en leurs lieu et place, il me suffira de rappeler ceux qui ne lui appartiennent jamais et qui distinguent si bien l'eczéma, c'est-à-dire, l'humidité, et alors même que, comme dans l'observation ci-dessus, cette humidité n'existe pas, la rougeur sous les squames, la mollesse des produits lamelleux, leur couleur jaunâtre, et même aussi leur siége, qui est moins exclusivement fixé à la base du poil, et enfin la présence de plaques évidemment eczémateuses dans les environs du cuir chevelu.

Plus tard, et à mesure que nous étudierons les autres maladies, nous verrons toute la distance qui sépare l'eczéma du cuir chevelu de ces affections graves avec lesquelles on l'a si longtemps confondu sous le nom générique de *teignes*.

§ 6. Si les achores, sous le titre de gourmes, peuvent être regardés comme un travail d'élimination favorable à la peau, alors qu'il existe une exagération du tempérament lymphatique dont l'effet pourrait se faire ressentir ailleurs et d'une façon plus fâcheuse, on ne saurait en dire autant de l'eczéma, qui continue quelquefois les gourmes jusqu'à une époque déjà assez avancée de la vie. Cette forme constitue toujours, au contraire, un accident sérieux. D'abord la persistance des symptômes cutanés annonce plus qu'une prédominance de tempérament blanc; il y a alors une manière d'être lymphatique absolue, un état morbide ayant pris droit de domicile dans l'économie. D'un autre côté, cet état fluxionnaire de la peau, continué si longtemps, entretient une sécrétion anormale, dont la suppression devient de plus en plus difficile, et peut même présenter des inconvénients. Ajoutons que, par sa persistance, cette sécrétion nuit souvent au développement de l'individu. Ainsi, les fonctions digestives sont troublées plus ou moins profondément: il en résulte de l'amaigrissement, de la langueur; il s'y joint une susceptibilité extrême des membranes muqueuses, qui fait alterner cette espèce de catarrhe de la peau avec une fluxion analogue du côté, soit du tube intestinal, soit des bronches; la menstruation ne s'établit pas ou s'établit mal; elle est irrégulière, incomplète, et peut devenir le point de départ de ces accidents sans nombre qui signalent une puberté difficile. Enfin, les ennuis, souvent même les chagrins véritables qui résultent de la persistance d'une pareille affection, située surtout en un pareil siége, finissent par aigrir le malade: les jeunes personnes sont tristes, moroses, précisément à l'âge où le cœur humain ne s'ouvre pas à d'autres sentiments qu'à la gaieté.

L'eczéma du cuir chevelu qui succède aux achores est donc plus fâcheux que les achores eux-mêmes. Cependant il ne faudrait pas en exagérer le pronostic. Même quand il se présente avec cette forme, si l'on peut dire, secondaire, il peut être encore modifié, quelquefois même assez promptement par l'emploi de moyens rationnels bien entendus et persévérants : tout rentre peu à peu dans l'ordre, et l'on obtient une guérison complète sans aucune espèce d'inconvénients.

Quant à l'eczéma inflammatoire simple, résultant de causes accidentelles, c'est une maladie légère qui n'a de fâcheux que son siége, condition à laquelle elle doit d'être très rebelle et très incommode. C'est donc à un point de vue tout local qu'il faut l'envisager.

L'eczéma humide cède assez facilement, bien qu'il soit très sujet aux récidives : il ne fait pas tomber les cheveux, ou, s'il les altère, ce n'est que d'une manière très peu marquée, et surtout très passagèrement.

L'eczéma impétigineux est plus tenace : s'il est négligé, s'il persiste, comme cela arrive quelquefois, pendant un temps infini, il peut avoir une influence plus profonde sur la chevelure, qui se dégarnit quelquefois assez pour produire une véritable alopécie, et surtout dans les points où la peau est couverte d'une espèce de calotte croûteuse, si peu épaisse qu'elle soit d'ailleurs.

Quant à l'eczéma squameux, sans être absolument plus grave que les autres formes, il doit être considéré comme l'expression d'une inflammation chronique, et, à ce titre, il affecte une ténacité particulière, et surtout il produit plus sûrement, plus fatalement l'alopécie, bien que celle-ci soit encore partielle et passagère. Les cheveux sont surtout altérés dans leur couleur, dans leur éclat, peut-être dans leur consistance ; mais s'ils tombent, c'est à la condition de repousser toujours : car, si l'inflammation peut entraîner la chute du poil, elle est trop superficielle, les lamelles sont trop minces, pour oblitérer le conduit pilifère et atrophier le bulbe par défaut de sécrétion.

§ 7. Quand il a été le résultat d'une cause accidentelle et directe, l'eczéma du cuir chevelu se présente à la manière des inflammations simples, et demande à être combattu par les moyens usités en pareil cas : quelques boissons douces, rafraîchissantes.

Des décoctions d'orge, de chiendent, des limonades, des cataplasmes de riz, de fécule de pomme de terre ; des lotions d'eau de son, d'eau de guimauve complètent l'ensemble des moyens à l'aide desquels je combats l'eczéma simple du cuir chevelu. C'est souvent pour avoir voulu, au début, employer des topiques plus actifs, des lotions sulfureuses, par exemple, des pommades excitantes, que l'on a fait passer l'eczéma simple à l'état impétigineux, et qu'on lui a donné un caractère de chronicité toujours fâcheux.

J'ai l'habitude, dans les cas d'eczéma humide, quand il y a cette exhalation abondante de fluide que j'ai signalée, d'administrer quelques laxatifs, à petites doses, mais répétées, la manne, l'eau de Sedlitz, le calomélas, la magnésie.

Si la maladie ne cède pas ; si l'eczéma prend le caractère impétigineux, il faut avoir recours alors à un traitement un peu plus actif : on conseille des boissons amères, une infusion de saponaire, de chicorée sauvage. Je me suis souvent bien trouvé, dans ces cas, de l'emploi des sulfureux à l'intérieur; de l'eau d'Enghien, des Eaux-Bonnes naturelles, à la dose d'un verre ou de deux par jour.

Les topiques doivent être aussi modifiés selon la résistance de l'éruption. Ainsi, il ne faut insister sur les émollients que de temps en temps, et surtout au moment des poussées qui signalent les fréquentes recrudescences de la maladie vésiculeuse. J'ai employé alors avec avantage quelques pommades, et notamment la suivante :

Pr. Sous-nitrate de bismuth. . .	2 grammes.
Axonge	30 grammes.
F. s. a.	

Dans l'eczéma sec, je fais faire, ordinairement le soir, des onctions avec la pommade de Biett.

Pr. Turbith minéral	4 grammes.
Soufre sublimé.	8 grammes.
Cérat de Galien.	30 grammes.
F. s. a.	

Je fais laver le matin avec de l'eau de sureau, une décoction de racine d'aunée, quelquefois de l'eau légèrement savonneuse.

Les bains simples, alcalins ou sulfureux, sont de peu d'utilité dans le traitement de l'eczéma; les derniers ne font même le plus souvent qu'ajouter à l'inflammation. Mais il n'en faut pas dire autant des bains de vapeur aqueuse, à l'étuve, auxquels j'ai le plus souvent recours, et dont l'expérience m'a permis de constater les heureux résultats.

Plus tard, quand l'état aigu a complétement cessé, lorsque l'eczéma a pris droit de domicile, si je puis dire ainsi, le traitement présente alors plus de difficultés.

Les topiques sont nécessairement les mêmes; mais l'état morbide est véritablement changé : ce n'est plus seulement une maladie, pour ainsi dire locale, qu'il faut combattre, c'est un état général, constitutionnel même qu'il faut traiter.

En présence de ces nouvelles indications, il importe de recourir à l'emploi d'amers plus actifs, à la décoction de gentiane, de quinquina. J'administre alors le vin antiscorbutique, le sirop de Portal. Dans l'intention de modifier l'économie, j'ai beaucoup employé l'hydrochlorate de chaux, selon la formule suivante :

Pr. Chlorure de calcium cristallisé. De 8 à 15 grammes.
Eau distillée. . . . . 500 grammes.
F. s. a.

Deux ou trois cueillerées à bouche par jour dans une tasse d'une infusion amère. Il peut être utile d'interrompre de temps en temps, pendant quinze jours, pour en reprendre ensuite et de nouveau l'emploi. C'est un excellent moyen d'ailleurs, qu'il faut continuer longtemps, ce que l'on peut faire sans danger, sans inconvénient même.

Je l'ai conseillé au même titre que l'iodure de potassium qui, théoriquement, paraissait parfaitement indiqué dans les cas que je signale ici, mais qui a, dans la pratique, l'inconvénient de n'être pas longtemps applicable : en effet, je l'ai essayé plusieurs fois dans ces cas d'eczéma chronique dont je parle, et j'ai toujours été forcé de l'abandonner, non seulement à cause de ses effets généraux, mais encore parce que, constamment, il augmente l'éruption. On comprend d'ailleurs que la première qualité à exiger d'un moyen appelé à modifier la constitution tout entière, est d'être facilement et longtemps toléré. A ce titre, je préfère de beaucoup l'hydrochlorate de chaux.

Dans quelques cas, et alors que les moyens habituels ont échoué, j'ai employé avec succès les préparations arsenicales.

Quant au vésicatoire, il ne m'a jamais paru indiqué comme moyen de combattre l'eczéma lui-même; mais il peut être utile, quand l'éruption a disparu complétement, et pour remplacer le travail dépuratoire auquel l'économie se serait accoutumée. Dans ce dernier cas, d'ailleurs, je lui préfère le cautère.

Le plus souvent on peut se dispenser, dans l'eczéma du cuir chevelu, de couper les cheveux; s'il y a des exceptions, c'est quand l'eczéma impétigineux est très intense, et pour faciliter l'emploi des topiques. En aucun cas, il ne peut être utile de raser le cuir chevelu.

OBSERVATION Ire. — Eczéma squameux du cuir chevelu, guéri par le rétablissement de la menstruation.

L... Esther, âgée de vingt-trois ans, née à Metz, entra dans mon service où elle fut couchée au numéro 59 de la salle Sainte-Marthe : elle était atteinte d'un eczéma du cuir chevelu.

Cette jeune fille, d'un tempérament lymphatique, réglée depuis l'âge de seize ans, avait été fréquemment tourmentée dans son enfance, tantôt d'engorgement des glandes du col, tantôt d'ophthalmies. A l'âge de douze ans, elle commença à voir paraître autour des oreilles un suintement assez abondant qui, depuis cette époque, n'a jamais cessé.

Il y a trois ans environ, sans cause connue de la malade, le cuir chevelu devint le siége d'une sécrétion semblable à celle qui existait aux oreilles. Au bout de quelques jours, le suintement se tarit à peu près complétement; la peau était rouge, assez douloureuse, elle se recouvrit de lamelles minces, grisâtres ou jaunâtres.

Esther suivit à Metz un traitement très varié, presque sans interruption, mais sans aucun succès.

Le 14 octobre 1847, elle se présenta à l'hôpital Saint-Louis, dans l'état suivant :

Tout le cuir chevelu, les oreilles, les sourcils étaient le siége d'un eczéma bien caractérisé. Les lamelles minces, d'un gris blanchâtre, étaient assez adhérentes à la peau, un peu rosée elle-même et légèrement humide en quelques points, autour des oreilles surtout. Les cheveux étaient épais, d'un brun foncé, et, bien que l'affection durât depuis trois ans, la malade assurait qu'ils n'avaient jamais été dégarnis nulle part : il n'y avait pas d'engorgement ganglionnaire, ni de blépharite. La menstruation était suspendue depuis deux ans; du reste, la santé habituelle était bonne, l'embonpoint considérable.

On employa successivement les boissons amères, la solution d'hydrochlorate de chaux, les purgatifs, surtout les purgatifs aloétiques. La malade prit un grand nombre de bains de vapeur. Cependant, au mois de janvier 1848, l'amélioration était nulle; l'aménorrhée, qui persistait toujours, exerçait évidemment une grande influence sur la ténacité de l'éruption. La malade se plaignait de pesanteur dans la tête, dans les lombes, les membres; l'application répétée de sangsues aux cuisses, un régime adoucissant ne produisirent pas un résultat bien favorable. Le cuir chevelu était même devenu plus enflammé, le suintement plus abondant.

Afin d'aider au rétablissement de la menstruation, et pendant les quinze jours qui précédaient l'époque habituelle, je fis appliquer autour des cuisses des bandes trempées dans l'eau froide, que l'on recouvrit d'autres bandes de flanelle sèche. La malade les gardait plusieurs heures. Elle éprouvait, au bout d'un certain temps, une vive chaleur à la peau, un picotement quelquefois presque insupportable.

Le seizième jour, les règles apparurent, et depuis cette époque (15 janvier) elles n'ont pas cessé d'être régulières, le mois d'août excepté.

A dater de ce moment, l'éruption se modifia avec rapidité. La sécrétion se tarit peu à peu ; les lamelles, en tombant, n'étaient plus remplacées par d'autres. Deux mois après, la malade était complétement guérie ; les cheveux étaient épais et luisants ; elle n'a d'ailleurs quitté l'hôpital que le 21 novembre 1848.

Observation II. — Gourmes dès la première enfance, se continuant en un eczéma squameux au cuir chevelu ; en un lichen chronique sur le reste du corps. Guérison par les préparations arsenicales.

Angélina M..., âgée de seize ans, célibataire, exerçant la profession de couturière, est entrée le 8 juin 1847 à l'hôpital Saint-Louis, salle Sainte-Foy, n° 2, pour y être traitée d'éruptions occupant le cuir chevelu et les membres.

Angélina est d'une constitution évidemment lymphatique ; elle a les cheveux blonds, les yeux bleus, la peau fine et blanche; elle est née d'ailleurs de parents bien portants, qui n'ont jamais été affectés d'accidents semblables. Elle est réglée depuis l'âge de quatorze ans; elle n'a jamais, malgré l'affection de la peau qui ne l'a presque pas quittée, éprouvé d'altération notable dans sa santé générale.

Dès sa première enfance, Angélina a été atteinte de gourmes, qui se sont continuées jusqu'à l'âge de douze ans, avec des intervalles de rémission et de recrudescence. A cette époque, la maladie parut disparaître tout à fait, mais en réalité pour se manifester de nouveau et avec des caractères différents. Ainsi, le suintement, qui dans le principe était considérable, devenait de moins en moins abondant; les croûtes étaient moins épaisses, plus sèches, plus blanches. La malade a pu apprécier, au lieu de l'exhalation excessive qui existait autrefois, une sorte d'état comme farineux.

Huit mois après que les gourmes avaient paru cesser, le visage et le cou étaient le siége d'une éruption sèche, accompagnée de démangeaisons vives, qui présentait tous les caractères du lichen, et qui, dans la même saison, s'étendit aux bras, à la face dorsale des mains, même aux jambes.

En interrogeant la malade, on apprend que l'éruption du cuir chevelu a éprouvé, à plusieurs reprises, des rémissions bien manifestes; qu'elle a paru plusieurs fois presque complétement guérie. Le retour de l'éruption était marqué par des espèces de poussées aiguës; parfois le suintement redevenait assez abondant, surtout pendant l'été, et, il y a deux ans, il se formait encore des croûtes que l'on faisait tomber avec des cataplasmes de fécule de pomme de terre. Il y avait, dans le principe, des démangeaisons vives, qui sollicitaient impérieusement la malade à se gratter; mais elles ont diminué progressivement, et aujourd'hui il n'existe plus au cuir chevelu ni croûtes, ni suintement, ni prurit.

Les mêmes alternatives de mieux et de pire ont marqué le développement de l'éruption qui siége à la face et aux membres, mais les exacerbations avaient surtout lieu pendant l'hiver; l'été, au contraire, amenait généralement un mieux sensible.

Depuis le mois de mars, sans cause appréciable, les règles n'ont pas paru.

Au moment de son entrée dans mon service, Angélina se présente dans l'état suivant:

Le cuir chevelu est entièrement recouvert de squames furfuracées, sèches, minces, un peu molles, grisâtres, se détachant avec facilité. Ces squames forment sur toute la tête une sorte de calotte uniforme, sous laquelle les cheveux sont couchés et paraissent ne pas avoir trop souffert. Cependant la malade déclare en avoir perdu un assez grand nombre, et, à ce sujet, elle ajoute que, plus sa chevelure était épaisse, plus il y avait bien évidemment d'intensité dans la desquamation. Ainsi, on a essayé plusieurs fois de lui raser les cheveux avec le rasoir, et chaque fois les squames disparaissaient complétement pour reparaître bien vite et aussi abondamment.

Aux avant-bras, aux jambes, à la face dorsale des mains, on remarque des plaques de lichen chronique; la peau est rugueuse, épaisse, difficile à pincer. A la face, où la maladie a cessé momentanément, on retrouve encore les traces de l'éruption papuleuse, la teinte sale de la peau, le défaut de souplesse, un petit état farineux appréciable à un examen attentif : ces phénomènes sont encore mieux marqués sur le cou.

Angélina a déjà fait, comme on doit le penser, un grand nombre de traitements. Elle a employé les purgatifs, les amers, les bains de toute espèce, les pommades au goudron, à la belladone.

Dès les premiers jours, elle est mise à l'usage des bains simples, des pilules d'extrait d'aconit ; ce traitemen test continué jusqu'au 25 juin.

Le 15 juin, apparut au bras gauche une plaque légère d'impétigo, qui donna lieu à la formation de petites croûtes isolées, distinctes, recouvrant exactement chaque pustule. Cette complication bénigne a duré dix jours ; on ne lui a opposé que des lotions d'eau de guimauve et l'amidon sec.

Le 18 juin, l'eczéma du cuir chevelu suinte par places ; il s'en écoule une sérosité jaunâtre qui tache le linge et se concrète en lamelles molles, jaunâtres, qui agglutinent plusieurs cheveux ensemble. Cette circonstance n'aurait plus permis le moindre doute sur la nature de la maladie, si sa sécheresse remarquable avait laissé un instant croire à un *pityriasis capitis*.

Le 25 juin, on coupe les cheveux ; on peut alors observer bien manifestement l'exhalation séreuse qui se fait à la surface du cuir chevelu : çà et là apparaissent quelques points jaunes, comme pustuleux, qui sembleraient accuser un état impétigineux commençant. Des applications répétées de cataplasmes enrayent rapidement cette exacerbation.

Au bout de quelques jours, la complication impétigineuse a complétement disparu, mais l'eczéma et le lichen persistent encore.

C'est alors que je soumets la malade à l'usage de la solution de Pearson : « 4 grammes pour 125 grammes de sirop de saponaire; une cuillerée d'abord le matin à jeun, puis deux : une le matin et l'autre le soir. » Ce traitement, avec les bains simples seulement, est continué sans accidents et sans interruption jusqu'au 15 septembre 1847. A cette époque, le cuir chevelu est revenu à l'état presque normal; la figure et le cou ne portent aucune trace du lichen, qui n'existe plus qu'aux avant-bras et aux jambes.

On continue le traitement jusqu'au 8 octobre suivant, époque à laquelle Angélina sort complétement guérie.

Impétigo.

Tinea crustacea. — *Teigne granulée, Achor lactumineux, Porrigine granulée,* Alibert. — *Porrigo favosa,* Willan, Bateman. — *Impetigo larvalis; granulata,* Biett. — *Gourmes, Croûte de lait, Galons.*

§ 1. On ne trouve, dans les anciens, que des traces à peine appréciables de cette forme de l'impétigo qui emprunte à son siége au cuir chevelu des caractères si tranchés. Celse, et avec lui presque tous les auteurs latins, ont évidemment confondu sous le nom de *meliceria* toutes les variétés du genre *impetigo*, mais sans en désigner une qui fût particulière à la tête. Il faut chercher dans le Χηρίον des Grecs, non pas la description exacte de l'affection qui nous occupe en ce moment, mais des indications qui s'y rapportent évidemment, bien que sans appréciation précise. Ce n'est guère que dans la classification de Guy de Chauliac que, sous le nom de *tinea favosa*, on trouve signalé à peu près exactement l'impétigo du cuir chevelu. Paré, qui vint ensuite, confondit probablement cette forme, si spéciale pourtant, sous le type qu'il appelait *tinea corrosiva*. Il faut arriver aux auteurs modernes pour en trouver une description complète et vraie : car c'est l'impétigo du cuir chevelu que Willan et Bateman ont décrit sous le nom de *porrigo favosa*, et il est impossible de ne pas le reconnaître aussi dans la *porrigine granulée* d'Alibert, dans la *teigne granulée* de M. Mahon.

§ 2. L'impétigo constitue une forme des gourmes au moins aussi fréquente que les achores ; c'est pour ainsi dire la gourme d'un âge plus avancé : c'est à lui qu'il faut rapporter les galons, les croûtes de lait, et ces calottes légères, mais occupant souvent toute la tête, et dont la description a été confondue sur le nom de teigne muqueuse, ou d'achore *mucifluus*.

Dans son expression la plus simple, l'impétigo se montre au cuir chevelu sous la forme de petites pustules remplacées par des croûtes minces, répandues sur divers points, peu adhérentes, qu'on a appelées *croûtes de lait*. Cette affection des plus bénignes appartient aux enfants à la mamelle. D'autres fois, le suintement est plus abondant, les croûtes sont plus épaisses ; en se séchant, elles deviennent plus adhérentes et constituent de véritables *galons* qui, négligés, peuvent demeurer un temps infini sans tomber, et finissent souvent par produire sur le point qu'ils occupaient une alopécie incurable, par atrophie des bulbes. Cette forme, peu grave aussi, attaque des individus d'un âge plus avancé.

L'éruption est ordinairement plus généralement répandue, et alors elle peut se présenter à deux états qui répondent assez bien aux deux formes principales de l'eczéma, à l'eczéma humide et à l'eczéma sec. Dans l'une, l'impétigo suivant une marche aiguë, pour ainsi dire, est caractérisé par des croûtes molles, flavescentes, entretenues par un suintement continuel, et représente une partie de la teigne muqueuse, de l'*achor mucifluus* d'Alibert. Dans l'autre, tout à fait chronique, il se traduit par des croûtes grises, dures, sèches, dont la disposition et la forme lui ont valu de la part de quelques auteurs le nom de *granulé*.

§ 3. Chez les tout jeunes enfants, le cuir chevelu et souvent plusieurs points de la face, le front, les tempes, les joues même, sont le siége de petites pustules saillantes, groupées sur une surface enflammée, accompagnées à la fois de cuisson et de démangeaisons. Les pustules s'ouvrent spontanément ou sont déchirées par les ongles : dans tous les cas, elles laissent écouler un liquide plus épais que celui des achores, qui se convertit en croûtes molles, dures, jaunes comme de l'or. Le suintement continue; de nouvelles croûtes se forment, et quelquefois constituent une véritable calotte très molle sous le doigt, mais assez épaisse, qui occupe tout le tour de la tête, en dépassant de 1 ou de 2 centimètres les limites des cheveux. Quand de cette calotte il se détache quelques morceaux, ils laissent à découvert une surface rouge qui sécrète une nouvelle quantité d'un liquide épais, même souvent mêlé à un peu de sang.

Quelquefois cette forme de l'impétigo n'est pas très répandue : elle est bornée à une partie du cuir chevelu, et alors elle occupe de préférence la partie supérieure ; d'autres fois, au contraire, elle occupe en même temps presque toute la face. C'est alors que très souvent l'éruption est compliquée d'engorgements ganglionnaires, quelquefois de petits abcès sous-cutanés, de coryza, d'ophthalmie. Elle répand une odeur fade, nauséabonde. Plus tard, le suintement diminue, les croûtes deviennent plus sèches; elles se détachent par petits morceaux qui ne sont plus remplacés. La peau se recouvre de lamelles de plus en plus minces, puis d'une petite desquamation farineuse, et, enfin, tout disparaît sans que les cheveux aient été notablement altérés.

§4. Dans la seconde variété, l'impétigo du cuir chevelu emprunte à son siége des caractères spéciaux qui lui ont fait donner le nom de *granulé*. Ainsi, il est bien caractérisé, au début, par ces pustules psydraciées, d'un blanc jaunâtre, acuminées, qui appartiennent à l'impétigo, en général; mais, plus tard, quand elles se sont ouvertes, quand le liquide qu'elles contenaient s'est épanché, celui-ci se concrète rapidement et forme des croûtes sèches, divisées en granulations inégales, ressemblant à des morceaux de mortier desséché et sali.

Toujours borné au cuir chevelu, cet impétigo siége alors presque exclusivement à la partie postérieure et supérieure de la tête; jamais, ou presque jamais, on ne voit l'éruption s'étendre au front, aux oreilles : il n'est pas moins rare de la voir compliquée d'autres accidents.

L'éruption est annoncée par un peu de chaleur aux points qui doivent être affectés; le plus souvent il n'y a pour tout prodrome que des démangeaisons assez vives. On voit alors apparaître, disséminées sur le cuir chevelu, des pustules blanchâtres, saillantes, ne repo-

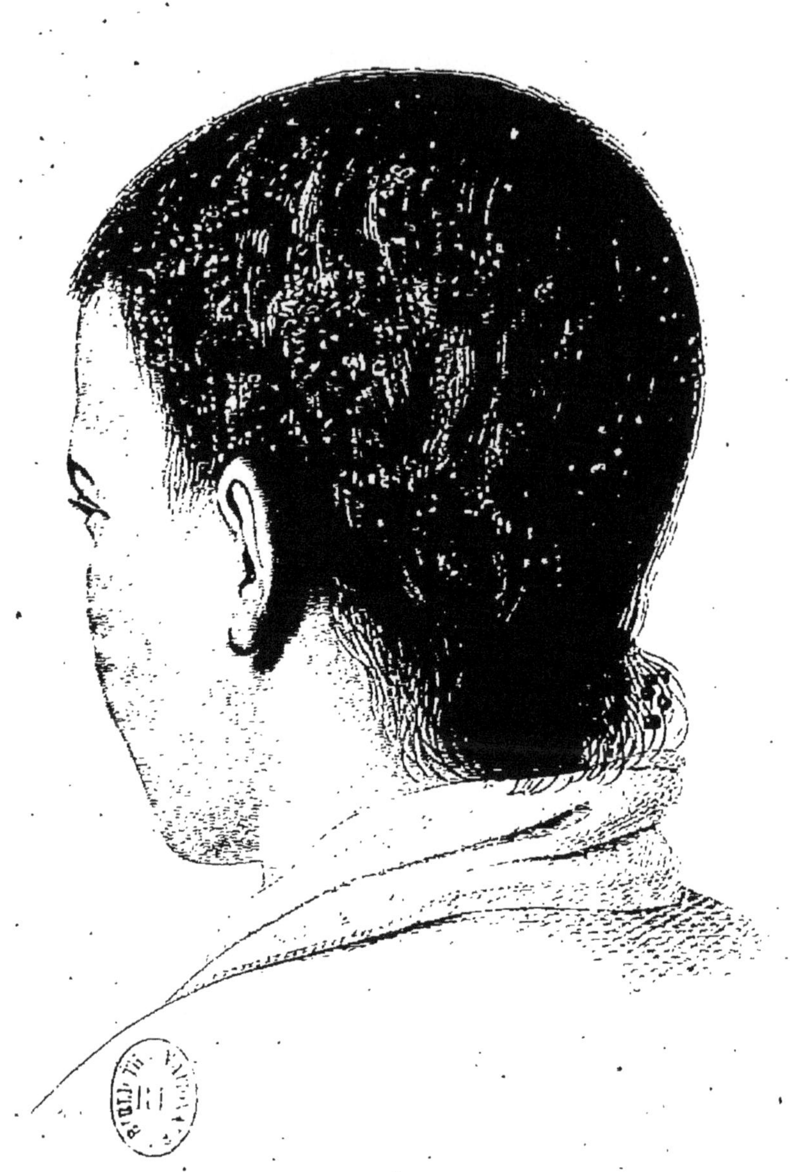

E. Beaucourt del.   Visto sculp.

IMPETIGO.

sant presque jamais sur des surfaces visiblement enflammées : ces pustules s'ouvrent au bout de quelques jours et laissent échapper un liquide d'un blanc jaunâtre, épais, glutineux, qui colle les cheveux, mais qui surtout se dessèche avec une rapidité bien autrement grande que dans les achores et dans l'eczéma, ou même dans l'autre forme d'impétigo dont je viens de parler. Il se forme alors des croûtes. D'abord mollasses, noirâtres, semblables à de la manne desséchée et flétrie, ces croûtes peuvent se présenter sous forme de plaques qui sont formées par l'agglomération de plusieurs points pustuleux et par l'agglutination d'un grand nombre de poils. Le plus souvent elles sont disséminées dans la chevelure, sous forme de granulations isolées qui indiquent que chacune d'elles a été le produit d'un point pustuleux, concrété sur place. Comme les pustules sont ordinairement traversées par un cheveu, il arrive que celui-ci, en se développant, entraîne la petite croûte qui s'éloigne aussi du cuir chevelu, et, suspendue au poil, flotte librement dans la chevelure, qui est salie quelquefois par un nombre infini de ces granulations. Il arrive aussi que ces croûtes, en s'éloignant et aussi en vieillissant, si je puis dire ainsi, se dessèchent et se durcissent au point d'acquérir une consistance gypseuse, une dureté même qui résiste à l'action de tous les topiques émollients. Elles sont inégales, bosselées, quelquefois friables, et, si on les écrase, elles rappellent parfaitement, par leur couleur, celle de débris de vieux mortier où de plâtre sali et tombé des murs.

C'est surtout alors que l'impétigo du cuir chevelu est accompagné de l'éclosion d'un nombre énorme de poux qui pullulent dans les points où abondent les granulations que je viens de signaler ; c'est alors, principalement quand l'humidité est abondante, qu'il s'exhale une odeur nauséabonde, ressemblant assez bien à celle du beurre rance, et qui, dans quelques cas d'une extrême malpropreté, peut devenir intolérable, surtout quand, par un défaut de soin incroyable, comme j'en ai vu pourtant bien des exemples, la tête reste pendant des mois entiers enveloppée des linges imprégnés du liquide exhalé.

Chose remarquable, si ancien qu'il soit, l'impétigo ne produit pas l'alopécie. Il peut arriver pourtant, lorsque les croûtes ont séjourné très longtemps, que les cheveux tombent ; mais c'est une alopécie momentanée, car ils repoussent constamment. J'ai vu toutefois des cas où, comme je l'ai dit plus haut, les croûtes, que l'on appelle vulgairement des *galons*, croûtes quelquefois très tenaces, pouvaient se reproduire plusieurs fois de suite sur les mêmes points et y déterminer l'atrophie du bulbe, et par suite une alopécie définitive. Mais ces dénudations sont tout à fait exceptionnelles, surtout infiniment limitées ; et ce qui constitue la règle, c'est la réserve, si je puis dire, avec laquelle l'alopécie se montre dans l'impétigo.

Cette maladie n'est ordinairement pas d'une longue durée ; cependant le manque de soins, et surtout le défaut de propreté, peuvent la faire persister pendant des mois et même pendant des années.

§ 5. Ce que nous avons dit plus haut, sous le rapport de l'étiologie des achores, est, à plus forte raison, applicable à l'impétigo à titre de gourme. C'est ici surtout que l'on reconnaît l'influence de la prédominance du tempérament lymphatique. Seulement l'impétigo appartient plutôt à la seconde enfance et à la jeunesse. Il est produit aussi par la mauvaise alimentation, par de mauvaises conditions hygiéniques.

Le plus souvent, surtout dans la forme granulée, l'éruption est un véritable accident provoqué par la malpropreté, par la mauvaise habitude de porter de longs cheveux, habitude si fréquente aujourd'hui parmi les jeunes gens, souvent si peu soigneux d'eux-mêmes. Elle est entretenue par le défaut de soins, circonstance à laquelle elle doit de passer souvent à l'état chronique. Ce caractère tout local, pour ainsi dire, de l'impétigo est tellement inhérent à sa nature, qu'on l'a vu persister pendant un temps souvent infini, sans qu'il en résultât d'autres complications tant soit peu sérieuses que ces accidents tout locaux que j'ai signalés, comme l'odeur et l'apparition des poux.

L'impétigo du cuir chevelu n'est jamais contagieux.

§ 6. Les croûtes molles, mais épaisses, bien flavescentes de l'impétigo aigu et suintant, ne peuvent jamais être confondues avec les croûtes molles aussi, mais presque squameuses, aplaties, verdâtres, des achores, et encore moins avec les lamelles sèches ou non de l'eczéma.

La forme granulée emprunte à cet état qui la caractérise une physionomie si particulière, qu'il est impossible de la confondre avec aucune autre maladie du cuir chevelu. Nous connaissons déjà les petites croûtes verdâtres des achores, et nous ne pouvons hésiter entre elles et les produits lapidiformes de l'impétigo; ces produits avec leur apparence grenue, anguleuse, leur couleur d'un gris sale, presque noirâtre, peuvent-ils avoir quelque analogie avec les squames plus ou moins mollasses de l'eczéma? Nous verrons, en parlant des affections squameuses, quelle différence sépare leurs écailles élémentaires des croûtes impétigineuses. Enfin, si l'erreur était jamais possible, ce ne serait qu'entre ces croûtes et celles du favus, dans quelques cas particuliers; mais nous nous occuperons de ce point important du diagnostic en écrivant l'histoire du favus lui-même. Je ne puis cependant m'empêcher de répéter ici que la présence, au cuir chevelu, de ces *galons* bossués, inégaux, semés et flottants dans la chevelure, durs, noirâtres, exhalant une odeur forte, caséeuse, constituent un caractère à part, qui ne saurait permettre l'erreur ou même le doute qu'à la condition d'un examen irréfléchi.

§ 7. Ai-je besoin de dire que cette forme de l'impétigo ne présente jamais de gravité réelle; que sa ténacité même ne tient qu'au défaut de soins et de propreté? Aussi, pour le faire disparaître, suffit-il quelquefois, à la rigueur, de couper les cheveux, et de tenir proprement la tête. Dans la plupart des cas, l'éruption cède à des lotions émollientes d'abord, plus tard à des lotions alcalines, à des lavages faits avec une eau savonneuse légère; à l'emploi des bains simples, quelquefois des bains alcalins. Ces moyens locaux, aidés, je le répète, de soins minutieux, suffisent ordinairement pour triompher de la maladie.

Quant à l'impétigo du cuir chevelu qui constitue, pour ainsi dire, les gourmes de la seconde enfance, soit qu'il ait continué les achores, soit qu'il ait été développé accidentellement dans la jeunesse, mais toujours à la condition de trouver une prédisposition indispensable, un tempérament lymphatique exagéré, il est loin de devoir être attaqué seulement par des soins locaux. Ici, comme pour les achores, il n'y a aucune raison pour craindre une guérison radicale ; ici, plus encore peut-être que dans l'eczéma, il importe de modifier l'économie tout entière. Ai-je besoin de dire qu'ici se trouvent dès lors indiqués les amers, les laxatifs, les sulfureux à l'intérieur, les eaux naturelles d'Enghien, de Baréges, etc. (Voyez page 124.) C'est surtout pour combattre cette éruption que je me sers tous les jours avec avantage de la solution de chlorure de calcium. Je me suis bien trouvé aussi de l'emploi de l'hyposulfite de soude, soit allié à un sirop de fumeterre ou de gentiane, soit en soluté. Ainsi je fais prendre deux ou trois fois par jour une cuillerée à soupe de la solution suivante, dans une tasse d'une infusion de houblon :

Pr. Hyposulfite de soude. . . .	De 8 à 15 grammes.
Eau distillée..	500 grammes.

Faites dissoudre.

Dans ces derniers temps, j'ai employé l'huile de foie de morue, et j'en ai obtenu de bons résultats, mais à la condition d'y recourir seulement quand la période aiguë est bien passée. Ainsi, je l'administre d'abord à la dose d'une cuillerée à bouche par jour, et j'augmente progressivement, quelquefois jusqu'à vingt cuillerées par jour, dose que je ne dépasse pas.

Dans les conditions que je signale ici, on peut espérer

aussi de bons résultats de l'emploi des feuilles de noyer, préparées soit en décoction, soit en sirop.

C'est au même titre que l'on pourra conseiller tous les moyens de traitement qui ont été proposés pour combattre la prédominance du tempérament lymphatique, quelle que soit d'ailleurs son expression, à la peau, dans le système glandulaire, etc.

J'aurais à répéter ici ce que j'ai dit de l'iode en m'occupant du traitement de l'eczéma ; quant aux préparations mercurielles, elles sont rarement utiles. Dans quelques circonstances cependant, j'ai vu l'iodure de mercure amener assez rapidement la diminution de la sécrétion, comme j'en ai observé un exemple remarquable dans un cas d'impétigo avec une exhalation des plus intenses.

L'emploi des moyens généraux doit être nécessairement aidé de l'application de topiques, dont il est impossible de se passer, surtout dans certains cas.

Ainsi, il est souvent utile, et notoirement dans les premiers temps de l'éruption, d'insister sur l'emploi des cataplasmes émollients, non seulement pour combattre l'inflammation, mais aussi pour empêcher le trop long séjour des croûtes.

On conseillera d'abord les lotions émollientes, auxquelles succéderont des lavages légèrement résolutifs ; enfin, on s'adressera aux lotions alcalines. Ces moyens, largement administrés, sont d'un grand secours dans le traitement d'une affection qui, plus que toute autre, exige pour condition première, absolue, des soins rigoureux de propreté.

En général, et presque sans exception, les corps gras sont inutiles, quand ils ne sont pas nuisibles;

aussi devra-t-on s'abstenir de toute espèce de pommade.

Enfin, les bains simples, comme calmants généraux, les bains de vapeur, comme modificateurs puissants des parties où siége une exhalation excessive, compléteront la série des moyens à l'aide desquels on pourra toujours espérer de triompher de cette maladie.

OBSERVATION III. — Impétigo du cuir chevelu, à forme granulée, guéri par les amers et les lotions alcalines.

Félix F..., âgé de seize ans, sculpteur, fut admis à l'hôpital Saint-Louis, où il entra le 9 octobre dans la salle Napoléon, au n° 39.

Ce jeune malade, assez bien portant d'ailleurs, a tous les attributs d'un tempérament blanc, la peau fine, transparente, les cheveux d'un blond châtain, les yeux bleus.

Il porte au cuir chevelu une éruption caractérisée par des croûtes d'un aspect grisâtre, en général, dont quelques unes sont très adhérentes au cuir chevelu, disséminées çà et là, réunissant une certaine quantité de cheveux par pinceaux, très douloureuses au toucher, et constituant ce que l'on appelle vulgairement des *galons;* dont les autres, et c'est le plus grand nombre, détachées du cuir chevelu, sont semées, comme suspendues et flottantes au milieu des cheveux : ces dernières se présentent sous la forme de granulations petites, irrégulières, très dures, d'un brun foncé, quelquefois noirâtres. Dans quelques points, il y a un peu de suintement. Le cuir chevelu est, en général, le siége de démangeaisons très vives

Il n'y a nulle part de trace d'alopécie.

L'éruption occupe principalement le sommet de la tête ; elle s'étend à la région postérieure. Elle s'est développée depuis environ six semaines, sans cause appréciable, ou du moins appréciée par le malade, car elle a bien évidemment son point de départ dans l'insuffisance, sinon dans le défaut absolu de propreté. En effet, ce malade n'a pas, en général, de soins de sa personne, et, en particulier, il porte les cheveux très longs, mal peignés, dans un état sordide.

Si d'ailleurs on interroge ses antécédents, on trouve que, dans son enfance, il a été affecté de gourmes; que depuis il voyait souvent lui survenir à la tête des éruptions ou des *boutons* dont il ne définit pas nettement les caractères. Ces accidents étaient presque toujours accompagnés d'engorgements des glandes. F.... est enfin assez sujet à la diarrhée; il a eu, à une certaine époque, un écoulement par les oreilles.

L'éruption que porte ce malade présente évidemment tous les caractères de l'impétigo à forme granulée. Développé, comme cela arrive souvent, sous l'influence de la malpropreté, il a trouvé dans le tempérament lymphatique du malade, dans les conditions locales antérieures, autant de circonstances qui ont favorisé son développement.

La santé générale de F.... étant d'ailleurs assez bonne, j'ai pensé que le repos, l'usage de quelques amers, une alimentation un peu substantielle suffiraient, comme moyens généraux, chez un jeune sujet habituellement placé dans de mauvaises conditions hygiéniques et mal nourri.

Quant aux moyens locaux, j'ai fait couper tout d'abord

les cheveux ; matin et soir je faisais laver la tête avec une lotion alcaline.

Aidés de quelques bains alcalins, ces moyens purement hygiéniques ont suffi pour débarrasser complétement le malade de son éruption. Un mois après son entrée, il sortait guéri et dans un état de santé générale des plus satisfaisants.

Observation IV. — Impétigo du cuir chevelu (plusieurs récidives) traité par l'hydrochlorate de chaux et l'huile de foie de morue.

G.... Octavie, née à Paris, âgée de dix-huit ans, célibataire, coloriste, a été admise plusieurs fois à l'hôpital Saint-Louis, pour être traitée d'une éruption siégeant au cuir chevelu, accompagnée chaque fois d'un appareil d'acuité bien remarquable, et caractérisée par des pustules jaunes, et un suintement abondant qui agglutinait les cheveux par mèches et se convertissait en croûtes d'un jaune brun, verdâtre, de plus en plus noires à mesure qu'elles étaient plus anciennes. Chaque éruption était précédée de chaleur, de cuisson et accompagnée de démangeaisons des plus vives.

Cette jeune fille est réglée depuis l'âge de quatorze ans, mais irrégulièrement : elle est d'un tempérament lymphatique, petite, grasse ; le visage est coloré, comme bouffi ; les paupières sont gonflées, les lèvres grosses : cependant elle a les cheveux noirs.

Interrogée sur ses antécédents, elle ne sait pas si elle a eu des *gourmes* dans son enfance. Quoi qu'il en soit, en 1845, elle fut prise pour la première fois, dit-elle, et sans cause connue, d'une éruption impétigineuse qui, alors, n'était pas bornée au cuir chevelu, mais s'étendait sur le ventre et aux jambes. Deux ans après, elle fut admise à l'hôpital Saint-Louis, d'où, après un traitement de plusieurs mois, elle sortit guérie, au moins en apparence. Pendant la longue durée de cette éruption, la chevelure s'était considérablement dégarnie sur le sommet de la tête; mais, après sa sortie, les cheveux repoussèrent bien vite. Enfin, le 22 août 1848, elle se présente de nouveau à l'hôpital Saint-Louis, où elle est admise salle Sainte-Marthe, n° 23, dans mon service.

G.... était de nouveau atteinte d'une affection impétigineuse, occupant cette fois toute la tête. Le cuir chevelu est très bien garni de cheveux; mais il est complétement couvert de croûtes jaunâtres ou d'un brun foncé, mollasses, épaisses, bien adhérentes. Un liquide glutineux, épais, d'une odeur fade, est sécrété abondamment dans les intervalles qui séparent les croûtes; filant le long des cheveux, il les agglutine par paquets, en forme de pinceaux trempés dans une substance poisseuse, ou bien il se concrète, à des distances variables, en gouttelettes représentant assez bien des globules de miel desséché, ou de cette gomme qui apparaît à l'extérieur de certains arbres.

L'éruption s'étend aux oreilles, jusqu'aux sourcils eux-mêmes; mais sur ces points elle a pris l'apparence de l'eczéma impétigineux : le suintement est plus abondant, plus continu; les croûtes sont moins épaisses, plus blanchâtres, plus dures. Toute la tête est le siége de vives démangeaisons.

Elle fut traitée alors par la solution d'hydrochlorate de chaux, une infusion de chicorée sauvage, le sirop de gentiane, les bains de vapeur.

Sous l'influence de ces moyens, l'éruption du cuir

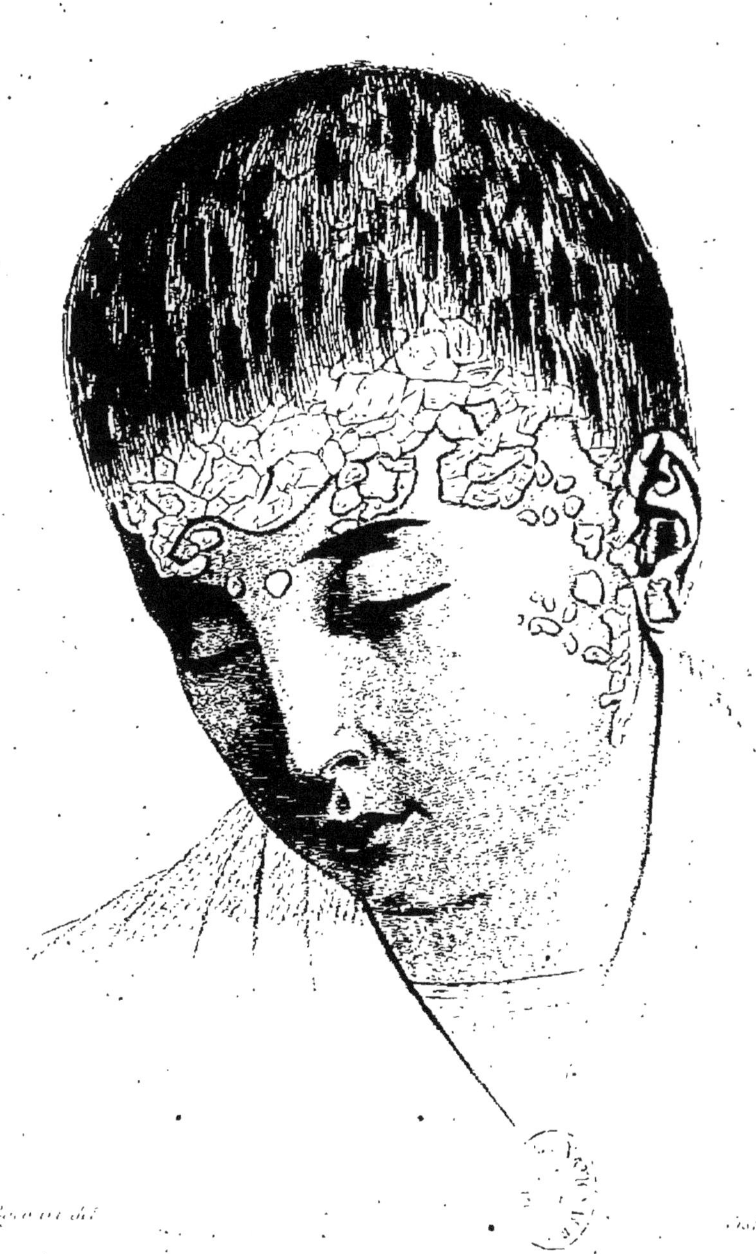

PSORIASIS.

chevelu s'était sensiblement améliorée; mais la maladie résistait opiniâtrément, fixée aux oreilles, sous la forme d'un eczéma impétigineux. Elle y était entretenue par des poussées qui nécessitaient souvent l'application de cataplasmes. L'état général était d'ailleurs excellent et une guérison complète était prochaine, quand, en 1849, le choléra força la malade effrayée à quitter mon service.

Elle y est rentrée en octobre 1849, avec une augmentation légère de son éruption ; mais celle-ci existe à un état évidemment moins aigu ; les croûtes sont plus minces, plus sèches : le suintement est presque nul.

Je conseillai d'abord des émollients, et, au bout de quelques jours, je mis G.... à l'usage de l'huile de foie de morue qui fut portée de la dose de deux cuillerées par jour à celle de dix, que je n'ai pas dépassée. Sous l'influence de ce médicament, qui, employé pendant la période aiguë, n'aurait produit que de mauvais résultats, la sécrétion a tout à fait cessé, les croûtes ont complétement disparu.

Je garderai la malade pendant quelque temps encore pour continuer l'usage de l'huile de foie de morue, et assurer une guérison que je regarde comme définitive.

L'état général est aussi bon que possible; la menstruation est devenue plus régulière.

Psoriasis.

Porrigo des anciens. — *Tinea lupinosa* de Guy de Chauliac. — *Tinea squamosa* de Paré. — *Herpès furfureux, herpès furfureux circinné*, Alibert. — *Psoriasis*, *lèpre vulgaire* de Willan. Biett.

§ 1. De toutes les maladies du cuir chevelu, celles qui affectent la forme squameuse sont peut-être les plus enveloppées d'obscurité, et l'on a peine à se rendre compte de cette circonstance, car elles semblent, par leur nature, par leur aspect caractérisque, avoir dû, dans tous les temps, fixer l'attention des observateurs. On ne trouve cependant, ni dans les anciens, ni dans les modernes, rien qui constitue une éruption du cuir chevelu, correspondant au type psoriasique. Sous le terme de ψώρα, dont on a fait *psoriasis*, les Grecs désignaient une affection furfurante et prurigineuse qui peut présenter, comme forme, quelques points d'analogie avec la maladie squameuse dont nous nous occupons ici, mais qui, à raison des démangeaisons constantes et quelquefois féroces (αγριας, de Gorris) qui l'accompagnaient, était au moins confondue avec le *lichen*. C'est bien évidemment dans les genres *porrigo* et *pityriasis* qu'il faut aller chercher les quelques traits, peu définis d'ailleurs, qui appartiennent au psoriasis du cuir chevelu. Les Latins et les Grecs, regardant tous les états pathologiques squameux comme une seule et même maladie, les avaient nécessairement confondus sous ces dénominations uniques, absolues de *porrigo*, de *pityriasis*.

Plus tard, Guy de Chauliac, tout en élargissant le cadre des maladies du cuir chevelu, réunit cependant sous un type commun, *tinea lupinosa*, tous les états morbides à forme sèche, écailleuse ; seulement, et comme s'il eût pressenti tout ce que sa classification laissait à désirer sur ce point si important, il admit une variété de cette teigne, qu'il appela *tinea furfurosa*, quand elle était caractérisée par un flux farineux, composé de molécules poudreuses, ou bien quand elle était constituée par une desquamation en forme d'écailles : il y a comme le pressentiment de la division des affections squameuses en ces deux types que nous admettons aujourd'hui, le *psoriasis* et le *pityriasis*.

Ambroise Paré, en admettant une *tinea squamosa*, prend soin de nous dire qu'elle est appelée ainsi, parce que le malade, en se grattant, fait tomber de « petites escailles blancheastres, semblables à du son. » Il ne s'agit évidemment que du pityriasis.

Depuis et jusqu'à nos jours, on ne trouve dans les auteurs rien qui ait, je le répète, trait à une maladie squameuse du cuir chevelu qui ne fût ni un état secondaire à une éruption suintante, ni la maladie décrite vaguement sous le titre de *crasse*, de *furfures*. On signale bien çà et là quelques traits qui font pressentir une sorte d'appréciation d'un type méconnu. Alibert dans sa *porrigine furfuracée*, M. Mahon dans sa *teigne furfuracée*, parlent bien de produits d'une lésion de sécrétion de la matière épidermique, mais c'est à propos d'une éruption de forme humide, et dès lors cette énonciation perd toute la valeur qu'elle pourrait avoir. Bateman n'a nulle part décrit le *psoriasis capitis*, ni à propos du psoriasis en général, ni même dans son genre *porrigo*. Ainsi, comme affection essentielle au cuir chevelu, le psoriasis est une maladie, sinon nouvelle, au moins complétement inédite.

Quoi qu'il en soit, nous avons à étudier le cuir chevelu comme siége d'éruptions d'une tout autre nature que celles dont nous nous sommes occupés jusqu'à présent. Nous sommes en présence de maladies caractérisées par des squames analogues, jusqu'à un certain point, et au premier aspect peut-être, à celles que nous avons déjà eu occasion de décrire : mais, si nous les soumettons à une analyse sévère, nous verrons quelle différence existe entre les produits squameux de l'eczéma, par exemple, et les *écailles* qui appartiennent en propre, soit au psoriasis, soit au pityriasis. Ici la squame n'est plus seulement le résultat d'une sécrétion plus ou moins abondante, le produit secondaire d'un liquide exhalé et desséché à la surface de la peau : c'est un phénomène primitif, une lésion élémentaire; c'est une sécrétion épidermique anormale, qui constitue, pour ainsi dire à elle seule, le caractère unique, essentiel de la maladie.

La première de ces affections, le psoriasis, n'a jamais été décrite à part, du moins quant à la physionomie particulière qu'elle emprunte de son siége au cuir chevelu: cette circonstance de délimitation ne lui imprime pas, il faut le dire, comme au pityriasis, des caractères spéciaux qui la mettent en relief. Cependant, et ne fût-ce qu'au point de vue du diagnostic, le psoriasis, borné à la région dont nous avons surtout à nous préoccuper, doit être l'objet d'une étude spéciale; et, s'il faut s'étonner d'une chose, c'est que les historiographes des *teignes* ne lui aient pas assigné le rang qu'il mérite d'occuper dans la pathologie du cuir chevelu.

Le *psoriasis capitis* est caractérisé par des plaques squameuses, légèrement élevées au-dessus du niveau de la peau, sèches, d'un blanc chatoyant, irrégulières, plus ou moins étendues, le plus ordinairement confluentes et disposées de manière à former des surfaces continues : elles sont, si je puis dire ainsi, cassées en une multitude de petits îlots séparés par des intervalles d'où s'échappe, en grande abondance, une poudre menue, blanchâtre, sèche, chatoyante aussi.

§ 2. Limité au cuir chevelu, le psoriasis n'affecte guère les formes variées sous lesquelles on a pu l'étudier sur le reste du corps. Il se présente constamment avec l'aspect du *psoriasis diffusa*. Toutefois on a pu remarquer que, dans certains cas, l'éruption squameuse se manifestait sous la forme de disques régulièrement arrondis, avec un centre sain, des bords papuleux, recouverts à leur circonférence de squames tout à fait analogues à celles que nous venons de spécifier, c'est-à-dire avec les caractères qui constituent la lèpre vulgaire (*lepra vulgaris* de Willan). Mais, comme dans l'espèce, l'éruption ne diffère bien évidemment du psoriasis que par la manière d'être extérieure, j'ai cru devoir me borner à signaler cette variété d'aspect, en confondant sous un même type, le *psoriasis capitis*, deux formes dont les caractères de siége et de nature sont complétement identiques.

Il faut reconnaître d'abord que les faits de psoriasis borné au cuir chevelu sont assez rares comparativement aux cas d'affections squameuses en général. Le plus souvent on l'observe en même temps sur des points multipliés de la surface du corps, et notamment à certaines régions qu'il affecte de préférence : ainsi aux membres, au voisinage des articulations, aux coudes, aux genoux. Cependant, et ce point posé, j'ai vu souvent le psoriasis occupant exclusivement le cuir chevelu, à la condition toutefois de dépasser toujours les limites qui paraissent lui être alors assignées, de s'étendre, par exemple, de quelques millimètres sur le front, sur les joues, à la nuque, sur les oreilles.

§ 3. Il est, en général, très difficile de suivre les premiers développements de la maladie. Il est hors de doute cependant qu'elle débute par des élevures papuleuses, petites d'abord, qui vont en s'élargissant et se recouvrent d'emblée de lamelles épidermiques. Séparées d'abord, ces élévations s'étendent, se confondent et forment enfin des plaques larges, irrégulières, d'où se détachent continuellement des débris squameux, qui eux-mêmes se renouvellent incessamment. Si l'on abandonne la maladie à elle-même, si surtout on ne lui oppose aucun soin, les squames se surajoutent les unes aux autres, aidées d'ailleurs par les cheveux qui les retiennent : elles peuvent s'agglomérer au point de présenter, surtout au sommet de la tête, des caractères qui, comme nous le verrons plus tard, peuvent en imposer pour ceux qui appartiennent à un certain état du favus. C'est quand elle est parvenue à ce point, que l'éruption se traduit, outre les symptômes ordinaires, par une poussière inégale, composée de débris de toutes les grandeurs et tombant sans cesse : cette desquamation peut être si abondante, que si le malade découvre sa tête, il en fait pleuvoir, si l'on peut dire ainsi, une telle quantité de molécules furfuracées, qu'elles couvrent et blanchissent non seulement ses vêtements, mais encore son lit ou le sol autour de lui.

Le psoriasis à forme arrondie (*lepra vulgaris*) se présente avec cet aspect de blancheur remarquable, comme argentée, qui lui a valu le nom d'*alphoïdes;* mais il offre cela de particulier, qu'on n'y retrouve jamais cette abondance du flux squameux qui distingue la variété à forme disséminée. Les disques sont rarement confluents : les élevures papuleuses affectent, à mesure qu'elles se développent, une disposition bien nettement circulaire. Les squames qui recouvrent ces disques offrent tous les caractères de ténuité et de sécheresse qui distinguent le type psoriasique en général : seulement, et par une raison qui semble tenir exclusivement au siége, les anneaux papuleux ne dépassent que très rarement, dans leur développement orbiculaire, un diamètre de 2 centimètres.

Le *psoriasis capitis* apparaît toujours sans symptômes précurseurs, si ce n'est peut-être dans quelques cas rares, où la maladie se développe sous une influence accidentelle, où elle semble produite ou plutôt fixée à la tête par une céphalalgie opiniâtre, par exemple. Le plus souvent l'éruption est déjà complète, quand le malade a l'occasion de l'apprécier par les squames qu'il détache et fait tomber, soit en se grattant, soit en se livrant aux manœuvres de la toilette. Dès ce moment seulement, il ressent un peu de chaleur au cuir chevelu, un léger fourmillement, surtout quand les plaques, un instant dégarnies de leurs squames, tendent à se recouvrir de nouvelles écailles. Dans quelques cas cependant, le *psoriasis capitis* est accompagné de démangeaisons vives, qui sollicitent le malade à se gratter, quelquefois d'une façon cruelle. Les plaques sont alors plus proéminentes, plus épaisses, et il est arrivé même, surtout quand il se formait à la longue une espèce de calotte enveloppant la tête, que cette masse squameuse était sillonnée de fissures véritablement douloureuses.

La desquamation n'existe pas toujours à l'état d'intensité que je viens de décrire, et il n'est pas rare que, sous l'influence d'un traitement rationnel, quelquefois même de soins de propreté bien entendus, elle soit restreinte dans de telles limites, qu'à moins d'un examen attentif, on ne peut facilement découvrir, au milieu des cheveux, que les élevures irrégulières du psoriasis ou les papules en anneaux de la lèpre. En effet, il est très remarquable que les cheveux souffrent à peine de la présence d'une éruption d'ordinaire si tenace. Si, dans les cas d'éruption squameuse confluente, quand la maladie est ancienne et invétérée; si, dis-je, les cheveux sont cassés, arrachés, s'ils sont même légèrement altérés, grêles, comme lanugineux, le plus souvent, et surtout quand l'affection se présente sous la forme orbiculaire, la chevelure n'est ni moins belle, ni moins épaisse qu'à l'état normal; elle ne perd même rien ni de son éclat, ni de sa couleur. Ajoutons que si, dans quelques exceptions rares, il survient de l'alopécie, celle-ci n'est jamais que passagère : les cheveux repoussent toujours.

§ 4. L'étiologie du psoriasis donne carrière à des considérations d'un tout autre ordre que celles que nous a suggérées l'histoire des éruptions dont nous avons eu à nous occuper jusqu'à présent. Ici on ne retrouve aucune trace de ce travail dépuratoire qui est, jusqu'à un certain point, le cachet des maladies de l'enfance ; ici on chercherait en vain un lien médiat ou immédiat, un rapport prochain ou éloigné entre la forme squameuse du cuir chevelu et les *gourmes* : il ne s'agit plus, pour nous, de divers états pathologiques, constituant, pour ainsi dire, une seule et même maladie qui se continue, en se modifiant dans sa forme, suivant l'âge et le tempérament actuel de l'individu.

Le type psoriasique présente à étudier une nature

complétement en dehors des notions qui ont dû nous guider jusqu'à présent : aucun de ses phénomènes ne peut être regardé comme le résultat d'un effort de dépuration salutaire, opéré par la nature ; le psoriasis est toujours une maladie idiopathique, si l'on peut dire, de l'enveloppe cutanée ; et, comme j'ai déjà eu occasion de le dire autre part, s'il était, en raison de certaines circonstances encore inexpliquées, permis d'admettre un principe *dartreux*, ce serait évidemment à propos des affections squameuses.

L'observation m'a permis, en effet, de constater que presque toujours le psoriasis se développait sous l'influence d'une disposition héréditaire. La filiation est si manifeste, si réelle, qu'il est, dans la plupart des cas, permis de la saisir dans les ascendants immédiats. A ce propos, il est important de faire remarquer que, à défaut de cette filiation prochaine, on peut retrouver la transmission héréditaire en remontant à une ou plusieurs générations : ce phénomène curieux a une grande importance, au point de vue étiologique en général, et en particulier, par rapport à la pathologie cutanée.

Quoi qu'il en soit, et une fois l'état constitutionnel admis, une fois la prédisposition héréditaire posée en principe, le psoriasis n'attaque presque jamais la première enfance : il se développe plus ordinairement pendant la jeunesse ; il affecte à peu près indistinctement les hommes et les femmes. Soit qu'il apparaisse pour la première fois, soit que, disparu momentanément, il se manifeste de nouveau, on a remarqué que son développement semble favorisé par les changements de saison : ainsi, c'est surtout au printemps et en automne qu'il apparaît, ou qu'il augmente, s'il existe déjà.

Souvent le psoriasis se développe sans cause déterminante bien appréciable; cependant, et surtout au cuir chevelu, son apparition peut être singulièrement influencée par des causes occasionnelles extérieures : ainsi, le défaut de soins, l'application de topiques irritants, peuvent déterminer au cuir chevelu une éruption squameuse qui appartienne au type psoriasique, bien que, comme nous le verrons, elle rentre le plus souvent dans le genre pityriasis.

Les céphalalgies anciennes, les écarts de régime, les affections morales vives, sont autant de causes déterminantes qu'il faut, à propos du psoriasis, mettre en première ligne.

Enfin, bien qu'on rencontre cette maladie au milieu de toutes les conditions et même là où abondent tous les soins que permet l'aisance, il faut bien reconnaître qu'elle est singulièrement favorisée par tout ce qui tend à affaiblir, à détériorer la constitution : ainsi la malpropreté, la misère, le séjour dans des lieux malsains, une alimentation insuffisante ou mauvaise, les excès.

Peu fréquent, comparativement aux faits généraux du genre, le *psoriasis capitis* n'est jamais contagieux.

Il constitue une inflammation chronique du cuir chevelu, avec une lésion de l'appareil sécréteur de la matière blennogène.

§ 5. Si nous nous rappelons que nulle part les auteurs n'ont fait une mention expresse, particulière du *psoriasis capitis*, nous comprendrons comment la présence, au milieu des cheveux, de squames répandues sur des surfaces irrégulières, ou recouvrant des anneaux bien arrondis, a dû en imposer plus d'une fois pour une affection *teigneuse*, à une époque surtout où l'on se préoccupait très peu de séparer les maladies les plus distinctes, et où l'on se contentait, quand cette séparation avait lieu, de les caractériser par une superficialité d'aspect souvent peu concluante.

Par les squames, le psoriasis pourrait tout d'abord être confondu avec l'affection furfurante dont nous nous occuperons plus loin, sous le titre de *Pityriasis* : mais pour éviter des redites inutiles, je crois devoir renvoyer à la description de cette dernière maladie l'étude des caractères particuliers qui différencient les deux types squameux.

Le psoriasis peut-il en imposer pour un *eczéma squameux?* Mais, pour éviter toute erreur, il suffit de comparer, dans la pensée, les écailles sèches, dures, d'un blanc chatoyant de l'un, avec les squames molles, le plus souvent jaunâtres de l'autre, et qui, si sèches, si *amiantacées* qu'elles soient, reposent toujours sur une surface rouge, le plus souvent même suintante.

Quand le psoriasis est confluent, quand ses squames superposées forment, au sommet de la tête, une espèce de calotte, d'où s'échappe une poussière incessante, il pourrait, un instant peut-être et à première vue, en imposer pour certaines formes de l'*impétigo chronique*, ou même du favus. Mais, sans attendre la définition des caractères si distinctifs qui appartiennent à cette dernière maladie, nous pouvons, dès à présent, établir qu'à l'aide d'un examen approfondi, il est au moins très difficile de confondre la poudre blanche, farineuse, inodore, semblable à une agglomération de débris d'amiante, avec cette poussière grise, granuleuse, souvent fétide, toujours analogue à des détritus de mortier desséché et pulvérulent, qui appartient à l'impétigo et qui caractérise un certain état de favus. Je ne parle pas, bien entendu, des antécédents de ces diverses maladies, ni de l'étude des autres lésions actuelles, toutes choses qui ne sauraient permettre une confusion, dont les conséquences pourraient bien n'être pas sans gravité.

Mais c'est surtout quand le psoriasis se présente sous la forme en anneaux bien arrondis, que l'on pourrait le confondre avec certaines affections plus essentiellement propres au cuir chevelu, c'est-à-dire avec ces deux formes que des pathologistes anglais avaient décrites sous deux dénominations qui nous ont semblé longtemps synonymes l'une de l'autre, *ring-worm, porrigo scutulata*, et dont nous avons à faire l'histoire sous les titres d'*herpès tonsurant* et de *favus en cercles*.

Mais, si l'herpès tonsurant affecte une forme orbiculaire, les disques qu'il présente n'ont pas, comme ceux de la lèpre vulgaire, le centre sain, des bords papuleux : ils constituent des plaques malades dans toute leur étendue. D'ailleurs, et sans parler du diamètre plus étendu dans l'herpès, les squames de ce dernier sont plus légères, comme farineuses, grisâtres ; elles traduisent parfaitement la ténuité des vésicules qui leur ont donné naissance; et ces caractères diffèrent trop de ceux qui appartiennent aux écailles du psoriasis pour qu'il soit utile d'insister plus longtemps sur ce point.

Le favus peut aussi se présenter en forme de cercles réguliers : mais, s'il existe à l'état pustuleux ou avec ses croûtes, il n'y a pas d'erreur ni de doute possibles ; si, au contraire, on l'observe à cette époque où tout a disparu, pustules et croûtes, et où il ne reste plus qu'un disque arrondi où siége une desquamation plus ou moins abondante, on reconnaîtra tout d'abord que la plaque est composée le plus souvent d'un certain nombre de disques qui se sont confondus en s'étendant; que, plus élevée même que celle de l'herpès, elle l'est aussi dans toute son étendue; qu'elle ne présente ni centre sain et déprimé, ni saillies annulaires; on ajoutera à cela la différence remarquable de la desquamation, différence que nous avons signalée déjà, la coïncidence des phénomènes propres à l'éruption faveuse, et qui peuvent toujours être appréciés, l'odeur, la couleur, etc.

Je crois devoir ici, et tout en renvoyant, pour compléter le diagnostic, à l'histoire et de l'herpès et du favus; je crois devoir, dis-je, insister sur un caractère qui appartient à ces deux formes, et qui, seul, les séparerait complétement du psoriasis: je veux dire l'alopécie, qui, nulle ou presque nulle dans l'affection squameuse, est quelquefois si générale, si absolue dans le favus, et qui, dans l'herpès, se présente avec un caractère particulier qu'il est impossible de méconnaître, c'est-à-dire l'alopécie par *tonsure*.

§ 6. Envisagé au point de vue de sa nature, le psoriasis ne peut jamais constituer une affection grave, en tant qu'elle pourrait compromettre la vie du malade ou même altérer sa santé générale. Mais, si l'on se rappelle ce que je disais tout à l'heure en l'étudiant au point de vue de l'étiologie, il faut bien reconnaître que la maladie squameuse présente un caractère vraiment sérieux, sur lequel il n'est pas indifférent d'insister : cette gravité, toute relative qu'elle est d'ailleurs, résulte et de la difficulté de guérir, et de la résistance souvent opiniâtre qu'offre la maladie, et surtout de la facilité des récidives.

Comme affection locale, le *psoriasis capitis* perd encore beaucoup de la gravité relative que peut avoir le psoriasis en général. Je l'ai vu persister pendant un temps très long, sans qu'il résultât de ce séjour prolongé aucune atteinte, même passagère, portée soit à la beauté, soit à l'abondance de la chevelure : j'ajouterai même que, chose remarquable et presque exceptionnelle, le psoriasis est réellement moins opiniâtre au cuir chevelu que sur tout autre point. Or l'expérience a démontré, d'une manière fâcheusement péremptoire, que toutes les affections cutanées opposent d'autant plus de résistance aux moyens employés pour les combattre, qu'elles siégent sur des points couverts de poils.

§ 7. On a vanté, contre le psoriasis en général, et contre les affections squameuses du cuir chevelu en particulier, une foule de traitements. S'il était vrai, comme je le disais plus haut, que le psoriasis méritât d'être considéré comme l'unique expression de ce principe dartreux que l'on a invoqué tant de fois, et à propos de tant de maladies diverses, il ne le serait pas moins que, jusqu'à présent, la science n'a pas trouvé de moyen spécial à opposer à une affection si spéciale pourtant dans sa nature et dans ses effets. Le seul point acquis à l'observation, c'est que, en raison de l'opiniâtreté bien éprouvée de la maladie, on a épuisé contre elle tout l'arsenal de la thérapeutique, surtout dans ce qu'elle comporte de plus actif, de plus énergique. Je me contenterai de rapporter ici les modes de traitement qui m'ont le mieux et le plus constamment réussi.

Sans parler des *purgatifs* toujours inutiles, je citerai d'abord les *sulfureux*, qui réussissent quelquefois, quand l'éruption est récente, peu intense; quand elle affecte des individus jeunes, blonds, d'un tempérament lymphatique : on administre à l'intérieur les eaux sulfureuses, celles d'Enghien, les Eaux-Bonnes.

Viennent ensuite les *amers*, les sirops de gentiane, de fumeterre, qui, aidés d'une bonne alimentation, sont très utiles chez les sujets grêles, dont la constitution a subi de notables atteintes, sous l'influence de la misère, de la privation de soins hygiéniques, d'une nourriture insuffisante et malsaine.

Il faut faire une large place aux *sudorifiques* qui constituent toujours un très bon traitement. On s'adresse de préférence aux décoctions de salsepareille, de gaïac. C'est à titre de sudorifique que, dans ces derniers temps, j'ai employé, avec des avantages réels, le sous-carbonate d'ammoniaque.

Mais de tous les moyens internes conseillés et éprouvés contre le psoriasis, le meilleur, celui dont l'expérience a le mieux sanctionné l'efficacité et les succès, c'est le traitement par les *préparations arsenicales.*

Le temps a aujourd'hui fait justice des accusations que les timidités de la routine avaient accumulées contre ce remède, si puissant malgré tout ce qu'on en a pu dire : je n'insisterai pas sur ce point complétement résolu.

Il est assez rare que, dans le cas où le psoriasis est exclusivement borné au cuir chevelu, il soit nécessaire de recourir à ce moyen. Cependant, il existe des exemples qui prouvent que, même pour ces faits exceptionnels, on n'a dû la guérison qu'à l'influence des préparations arsenicales. Il est d'ailleurs assez commun de voir, sur d'autres points de la surface du corps, des plaques squameuses, plus ou moins étendues, nécessiter l'intervention d'un remède, héroïque quand il est sagement manié.

J'administre de préférence la *solution de Pearson* que je conseille à la dose de 4 à 8 grammes dans 150 grammes d'un sirop amer : j'en fais prendre une, puis deux, puis trois cuillerées par jour, dans une petite tasse d'une décoction de salsepareille. Je fais insister pendant un mois, et je fais reposer le malade pendant une quinzaine, pour reprendre ensuite, en recommençant par les doses les plus faibles. L'expérience m'a démontré que ce temps d'arrêt, dans l'administration du remède, était très utile pour favoriser les bons effets qu'on en doit attendre.

Dans quelques cas, et surtout si la solution de Pearson semble inefficace, je conseille la *solution de Fowler* que je fais prendre à la dose de trois gouttes d'abord dans un véhicule inerte, le matin à jeun; j'augmente tous les cinq ou six jours de trois gouttes seulement, de manière à atteindre, selon l'efficacité du traitement, la dose de quinze gouttes que je ne dépasse jamais. Je fais continuer pendant un mois, puis interrompre pour reprendre ensuite après une semaine ou deux.

Enfin, dans les cas où ces *solutions* seraient inefficaces ou bien cesseraient d'agir utilement, on peut recourir aux *pilules Asiatiques* que l'on donne à la dose d'une par jour, le matin à jeun; dose que l'on peut porter à deux, jamais au delà, mais qu'il est, en général, prudent de ne pas dépasser.

Quel que soit le traitement interne qui ait été indiqué, il est nécessaire, surtout dans le psoriasis du cuir chevelu, de l'aider par l'emploi de topiques et surtout de topiques gras.

Ceux qui m'ont le mieux réussi sont la pommade de Biett.

Pr. Iodure de soufre. . .	De 2 à 4 grammes.
Axonge	30 grammes.

F. s. a.

Et mieux encore la pommade de goudron.

Pr. Goudron.	De 4 à 8 grammes.
Axonge	30 grammes.

F. s. a.

Je fais faire le soir, sur le cuir chevelu, des onctions avec l'une de ces pommades, et, le matin, je prescris des lotions sur les mêmes points, avec une solution alcaline, avec de l'eau de savon tiède.

Enfin, c'est dans les cas d'affections squameuses surtout, que les bains semblent parfaitement indiqués. Si l'on a choisi le traitement par le soufre à l'intérieur, on donnera la préférence aux bains sulfureux : le plus souvent on conseillera des bains alcalins, rendus tels par l'addition d'une solution de 100 à 150 grammes de sous-carbonate de potasse. On aura soin de recommander au malade de se laver à plusieurs reprises la tête avec l'eau du bain. Mais parmi tous ces derniers moyens, les meilleurs, sans contredit, sont les bains de vapeur aqueuse, à l'étuve.

Enfin, on conseillera un régime doux, mais substantiel, nécessaire surtout pour maintenir et assurer la guérison. Le malade devra éviter tout excès, principalement l'abus des boissons alcooliques.

OBSERVATION V. — Psoriasis du cuir chevelu, guéri par les frictions avec la pommade de goudron et les bains de vapeur.

M... Michel, âgé de trente-deux ans, célibataire, exerçant la profession de cocher, est entré à l'hôpital Saint-Louis, le 8 juillet 1849, où il a été admis, salle Napoléon, nº 56, pour être traité d'un psoriasis, disséminé sur quelques points de la surface du corps, mais fixé surtout au cuir chevelu qu'il occupait tout entier.

Déjà, dès l'année 1848, M... était entré dans le même hôpital pour se faire traiter de la même maladie, mais siégeant principalement aux membres. Il en était sorti, après cinq mois de séjour, incomplétement guéri. Aussi, la maladie ne tarda-t-elle pas à reparaître plus intense qu'auparavant, mais affectant surtout, et pour siége de prédilection, le cuir chevelu.

A son entrée dans la salle Napoléon, M... se présente dans l'état suivant :

Sur les membres, et notamment aux environs des coudes, on observe quelques plaques peu étendues, irrégulières, légèrement saillantes au-dessus du niveau de la peau, recouvertes d'écailles larges, sèches, d'un blanc chatoyant. Ces plaques, je le répète, sont en petit nombre.

A la face, et notamment au front, au-devant des oreilles, aux points où finit le cuir chevelu, existent des plaques continues, irrégulièrement limitées, papuleuses aussi, mais recouvertes de squames plus minces, plus petites que sur le reste du corps.

Le cuir chevelu semble avoir disparu tout entier sous une calotte épaisse, composée de squames larges, moins friables que partout ailleurs, minces, superposées les unes sur les autres, blanches, comme nacrées, et se détachant assez facilement. Cette calotte est comme cassée çà et là, et, par les fissures qui la séparent en compartiments inégaux, tombe ou pleut, pour mieux dire, une poussière fine, très sèche, d'un blanc argenté, si abondante, qu'au moment où M... ôte son bonnet pour se livrer à notre examen, il fait voler un véritable nuage de poudre qui blanchit non seulement les vêtements, mais le sol même autour de lui.

Au cuir chevelu, M... ne ressent aucune démangeaison. Malgré l'intensité de l'éruption, les cheveux salis et mal tenus ne paraissent nullement avoir souffert : il n'y a, sur aucun point, de traces d'alopécie.

Au visage, le malade ressent un peu de cuisson, et surtout un sentiment de tension gênante.

Cette maladie parut pour la première fois en 1840 : elle resta longtemps stationnaire et bornée d'ailleurs à des points très limités, puisqu'elle était constituée seulement par quelques plaques peu étendues, autour des coudes. Plus tard, c'est-à-dire deux ans après, sans cause appréciable, ou du moins appréciée par le malade, l'éruption s'étendit et gagna la tête, où elle parut se fixer définitivement.

M... est d'ailleurs d'une bonne santé en général : il présente tous les attributs d'une constitution solide : il ne se rappelle pas avoir entendu dire que des exemples de son affection aient existé dans sa famille. Il n'hésite pas à l'attribuer aux fatigues de sa profession ; car, bien que jeune, il exerçait déjà le métier de cocher en 1840, dès la première apparition de sa maladie. On comprend fort bien d'ailleurs, en admettant, bien entendu, la préexistence de cet état constitutionnel dont j'ai parlé plus haut, que des fatigues excessives, l'exposition à toutes les vicissitudes atmosphériques, et les nombreux écarts de régime auxquels sa profession de cocher entraînait M..., aient pu devenir la cause déterminante de l'éruption : on le comprend d'autant mieux, dans l'espèce, que le mal siége à la face, au cuir chevelu, c'est-à-dire sur les points qui étaient surtout exposés aux influences de l'air. Or, il n'est pas inutile de rappeler ici que les conditions locales jouent aussi un rôle manifeste dans le développement des affections squameuses.

Ce qui semblerait venir à l'appui de ces considérations, c'est le peu d'intensité que la maladie a acquise, même au cuir chevelu, et en raison de son ancienneté ; c'est surtout le petit nombre de plaques répandues sur le reste du corps.

L'étude des faits qui précèdent et l'appréciation de la cause m'ont conduit à ne voir dans l'éruption que présente M... qu'un phénomène qui, sans exiger de traitement énergique, devait disparaître sous l'influence de quelques moyens locaux surtout.

J'ai prescrit quelques amers, une décoction de salsepareille pour activer les fonctions sécrétantes de la peau ; puis j'ai fait faire des frictions avec la pommade suivante :

Pr. Protonitrate de mercure. . .	8 grammes.
Axonge.	30

F. s. a.

Ces moyens, aidés de quelques bains de vapeur, ont amené une amélioration manifeste. Je me suis décidé alors à prescrire des onctions avec la pommade au goudron (voir la formule plus haut), et, sous l'influence de ce moyen, la guérison a marché avec une rapidité vraiment remarquable. Le cuir chevelu, débarrassé de ses squames, avait repris en peu de temps sa consistance et sa souplesse normales : les plaques, complétement affaissées, n'avaient laissé après elles que des rougeurs à peine perceptibles. Les cheveux, qui n'étaient jamais tombés d'ailleurs, étaient restés forts, brillants et fournis.

On pouvait considérer déjà la guérison comme définitive, quand M.... demanda sa sortie. Il sortit le 19 novembre, emportant la recommandation expresse d'insister, pendant quelque temps encore, sur le traitement, pour prévenir une rechute.

Pityriasis.

Porrigo et *furfures* des Latins. Πιτυριασις des Grecs. *Tinea furfurosa,* Guy de Chauliac. *Tinea squamosa,* A. Paré. *Teigne furfuracée, porrigine furfuracée,* Alibert. *Pityriasis,* Willan et Biett.

§ 1. Bien que de toutes les maladies du cuir chevelu le pityriasis soit une des moins graves peut-être, il en est une des plus intéressantes, sans nul doute, et par sa fréquence, et par les ennuis qu'il cause, et par les difficultés que peut présenter son traitement.

Au point de vue historique, il constitue un des faits les plus curieux de la pathologie cutanée. Quoi qu'il fût devenu la source d'importantes erreurs, le pityriasis était et avait dû être parfaitement connu des anciens.

Les Latins l'ont signalé sous le nom de *porrigo* (1), et Celse avait même décrit un porrigo humide, qui n'était évidemment qu'un de ces eczémas squameux que j'ai eu occasion de décrire, et qui, comme nous l'avons vu, prennent au cuir chevelu des caractères qui rendent l'erreur possible. Le pityriasis a été signalé à toutes les époques de la science sous le nom vague de *furfures*: c'est sous cette dénomination qu'on le trouve décrit dans Avicennes, dans la plupart des Arabistes; c'est aux Grecs que revient le mérite d'avoir défini nettement les caractères vrais de cette affection, et de les avoir résumés dans un seul mot : Πιτυρίασις, qui vient de πιτυρον, son, et qui peint si bien la nature et l'aspect de la maladie. Cette affection, si facilement appréciable d'ailleurs, devait nécessairement trouver sa place dans la classification des teignes : elle fit partie de la *tinea furfurosa* de Guy de Chauliac, de la *tinea squamosa* d'Ambroise Paré ; elle fut la *porrigine furfuracée*, la *teigne furfuracée volante* d'Alibert, jusqu'à ce que Willan et Biett lui rendissent avec son nom propre, et sa valeur et sa signification.

§ 2. Le *pityriasis capitis* est une véritable inflammation chronique du cuir chevelu, caractérisée par une desquamation ordinairement très abondante, sans rougeur, sans suintement, sans la moindre humidité, compliquée, dans la plupart des cas, d'une alopécie plus ou moins complète, produite par l'arrachement, pour ainsi dire mécanique, des cheveux.

(1) Comme le prouve ce vers du poëte Serenus :

« Cum caput immensâ pexum porrigine ningit. »

Le pityriasis présente, suivant l'âge de l'individu affecté, des différences qu'il n'est pas sans intérêt de signaler et d'étudier. Ainsi chez les tout jeunes enfants, la maladie n'est, à son début, qu'une sorte de crasse sèche, peu adhérente, et ce n'est que plus tard qu'elle est constituée par de très petites squames, légèrement imbriquées, grisâtres, qui tombent ou sont arrachées en laissant après elles une rougeur ordinairement peu marquée.

Chez les adultes, au contraire, l'éruption débute avec les caractères que nous venons de lui assigner, c'est-à-dire avec cette desquamation sèche qui ne varie qu'en raison de son abondance et pour ainsi dire de sa spontanéité.

Dans la plupart des cas, il est, sinon impossible, au moins très difficile d'apprécier et le point de départ et les premiers pas de la maladie. Il n'y a, en effet, ni symptômes généraux précurseurs, ni même de symptômes locaux capables d'attirer l'attention du malade. Point de gonflement, de tension, de douleur, mais seulement, et tout d'abord, un état squameux qui n'est guère appréciable que quand les lamelles détachées par l'action des ongles tombent en quantité d'ailleurs assez restreinte au début. Les démangeaisons plus ou moins vives qui sollicitent le malade à se gratter deviennent ainsi, et très probablement, une cause de progrès pour le pityriasis. Bientôt, en effet, la desquamation augmente, excitée dans la plupart des cas, et par les soins que l'on apporte à la faire disparaître, et par les moyens qu'on emploie pour y porter remède. Chez les femmes, chez celles surtout qui ont la chevelure la plus abondante, la plus épaisse, l'effet des influences extérieures est très manifeste et très facilement appréciable. Dans ce cas, le pityriasis consiste tout d'abord dans la présence de quelques squamules qui ne nuisent même pas aux petites manœuvres de la toilette : ce ne sont que quelques atômes à peine perceptibles, à la racine des cheveux; cependant cet état augmente et nécessite des soins de plus en plus minutieux pour le dissimuler; l'usage persévérant des peignes fins, des brosses dures, devient une cause incessante d'exacerbations, sous l'influence desquelles la desquamation s'accroît sans cesse et peut arriver à un point où les soins les plus soutenus ne suffisent plus pour la combattre. Elle est alors constituée par des pellicules blanches, sèches, très minces, dépassant rarement la grandeur, en superficie, d'une lentille. J'ai vu des cas où, lorsqu'à force d'attention, de patience et de peine, on était parvenu à nettoyer la tête et à obtenir une coiffure en apparence irréprochable, une heure à peine après, tout le cuir chevelu se recouvrait de squames qui, détachées sans cesse, couvraient, pour ainsi dire, les cheveux. Si, dans ce cas, le malade cédait au prurit quelquefois des plus vifs, les ongles faisaient alors pleuvoir les squames en telle abondance, que les habits en étaient couverts et comme blanchis. J'ai pu observer aussi, et dans le même cas, un phénomène des plus remarquables, c'est que la desquamation est, pour ainsi dire, si soudaine, sa cause est si active, si continue, que la production et la chute des pellicules se continuent là où agit l'action des ongles, tant que cette action dure, et quelque limité que soit le point où elle a lieu.

Parvenu à ce que j'appellerai son *summum* d'intensité, à son état complet, le pityriasis consiste dans une sorte de flux farineux, si je puis dire ainsi, qui, s'il n'offre jamais de danger, peut et doit, dans quelques circonstances, constituer un inconvénient réel et même sérieux. On comprend, en effet, combien une femme, si préoccupée, si fière souvent de sa chevelure, si soigneuse de ce qu'elle regarde comme un de ses plus beaux ornements, on comprend, dis-je, combien elle doit souffrir de la voir déshonorée par ces *farines* qu'elle est impuissante à combattre et à faire disparaître. J'en ai connu, surtout de celles que la nature avait douées de cheveux magnifiques, qui poussaient, dans ce cas, l'affliction jusqu'à un véritable désespoir.

Cette desquamation incessante n'a pas seulement pour effet de porter atteinte à la propreté, à la beauté de la chevelure ; elle peut produire un résultat, sinon plus grave, au moins plus désagréable et plus pénible, je veux dire l'alopécie.

En effet, soit que l'inflammation, si chronique qu'elle puisse être d'ailleurs, ait altéré la sécrétion du cheveu ; soit que celui-ci trouve dans la présence des squames qui l'entourent à sa base, un obstacle pour ainsi dire mécanique à sa sortie et à son libre développement, toujours est-il que le poil devient sec, grêle, cassant, qu'il se décolore pour ainsi dire et que bientôt il tombe avec une grande facilité. Il n'est pas rare, quand le pityriasis dure depuis un certain temps, de voir les cheveux tomber par poignées, comme on dit, sous l'action du peigne ; cette dépilation est quelquefois si complète, que la chevelure, autrefois la plus belle, la plus abondante, ne suffit plus aux exigences de la coiffure même la plus mesquine. La dénudation est surtout très remarquable aux points de séparation, à ce qu'on appelle les raies de la chevelure. Heureusement que cette alopécie, si rapide, si étendue qu'elle puisse être, n'est ni absolue, ni définitive; mais on comprend toutefois combien elle peut causer d'ennuis et même de véritable chagrin à une jeune femme qui était accoutumée à se faire gloire de sa chevelure, et qui ne peut se consoler du déshonneur de sa calvitie actuelle, même par l'idée que ses cheveux repousseront nécessairement.

Le pityriasis peut ainsi durer pendant un temps indéfini, avec des intervalles de rémission momentanée et des recrudescences plus ou moins marquées. Cette affection suit toujours une marche chronique : elle n'est, à aucune époque, accompagnée de chaleur; elle ne donne lieu à aucun des produits secondaires de l'inflammation. Quand elle touche à la guérison, les squames sont de moins en moins abondantes; le prurit diminue et cesse; les cheveux reprennent leur éclat, leur souplesse, leur habitude extérieure; enfin toute desquamation disparaît; la chevelure reprend son ampleur normale, et il ne reste rien de cette maladie, source de tant d'amers déplaisirs.

§ 3. Si le pityriasis, en général, appartient à cette classe de maladies dont le point de départ est, comme nous l'avons dit en parlant du psoriasis, entouré d'une obscurité profonde, il n'est pas moins vrai que, dans beaucoup de cas, il se développe sous l'influence de causes accidentelles, bien appréciables, surtout au cuir chevelu.

Ainsi, en dehors des causes ordinaires de l'inflammation, si je puis dire ainsi, en oubliant un instant l'action de l'air, ou des rayons du soleil, chez les vieillards ou les enfants, par exemple, on voit tous les jours chez les adultes, chez les femmes surtout qui sont si préoccupées des soins de leur chevelure, ces soins mêmes, et l'irritation produite par l'abus des peignes fins, des brosses dures, et plus encore des cosmétiques employés pour brillanter ou nettoyer les cheveux, devenir autant de causes du pityriasis. Il faut même remarquer que cette affection se développe de préférence chez les femmes, chez celles qui ont la plus belle chevelure; soit que le fait de ces cheveux épais et fournis devienne une cause prédisposante en entretenant une vitalité plus active; soit que les soins, comme je le disais plus haut, que ces cheveux exigent finissent par fatiguer la peau du crâne; soit qu'il y ait, comme c'est probable, influence de ces deux circonstances réunies. Mais de toutes les causes locales, la plus fréquemment appréciable est évidemment l'emploi des cosmétiques, sous forme d'eaux ou de pommades, réputés précieux pour faire pousser les cheveux, qu'on les emploie d'ailleurs, ou pour en prévenir la chute, ou pour remédier à une alopécie légère et momentanée. L'habitude de se teindre les cheveux est très souvent le point de départ du pityriasis. Une étude attentive des faits observés ne m'a pas permis de trouver un rapport, je ne dis pas exact, mais probable, entre cet état furfuracé du cuir chevelu et quelque trouble apparent de l'économie. Si l'on interroge la constitution du malade, on trouve, dans la plupart des cas, que l'éruption coïncide avec une santé générale parfaite. Je l'ai vue très souvent apparaître chez des personnes atteintes depuis longtemps de douleurs névralgiques qui le plus souvent disparaissaient devant l'éruption. Quelle était la valeur de ces névralgies, comme cause? Agissaient-elles comme élément nerveux? ou plutôt leur fréquence, en déterminant une fluxion répétée à la peau, ne finissait-elle pas par développer une éruption, aidée souvent encore par l'emploi des moyens avec lesquels on combattait la névralgie.

En résumé, il est évident, bien que rien ne puisse faire admettre en principe l'hérédité du pityriasis, qu'il trouve tout d'abord, et comme cause essentielle, une prédisposition, que j'appellerai spéciale, de la peau. Ce point posé, il est constant que cette prédisposition étant mise en jeu par une influence accidentelle, extérieure et directe, plus rarement générale et médiate comme une affection morale vive, le pityriasis se développe avec toute la série des phénomènes que nous avons décrits. On a pensé que l'apparition de cette maladie coïncidait manifestement avec l'époque de la puberté. Cette coïncidence pourrait être vraie, sans qu'il y eût de rapport tant soit peu positif entre la cause prétendue et l'effet supposé.

Le pityriasis n'est jamais contagieux.

§ 4. S'il est vrai qu'à toutes les époques cette maladie ait été à peu près parfaitement appréciée, il semble que l'on en puisse conclure que le pityriasis doit toujours être facilement reconnu. Sans doute la desquamation qui le caractérise se présente avec une physionomie toute particulière et telle, que l'erreur est le plus souvent difficile, sinon impossible; mais s'il est permis à tous les instants d'apprécier l'état de sécheresse qui l'accompagne, il n'est pas toujours possible d'assister à la reproduction incessante et rapide des squames, circonstance qui est le caractère essentiel et distinctif de cette maladie. Au surplus, si le pityriasis pouvait être confondu surtout avec certaines formes squameuses, comme le psoriasis et la lèpre, qui, au cuir chevelu, se présentent aussi avec une absence complète d'humidité, avec des lamelles sèches, blanches, parsemant çà et là les cheveux, on se rappellerait que, dans ces deux dernières affections, les squames sont plus larges, d'un blanc plus chatoyant ; qu'elles reposent sur des surfaces papuleuses, soit irrégulières, comme dans le psoriasis, soit arrondies en cercles, comme dans la lèpre, qu'elles se détachent et tombent moins facilement, et, chose remarquable, qu'elles produisent moins largement, moins aisément l'alopécie. Cette circonstance nous conduit à signaler une différence importante entre ces formes diverses, bien qu'appartenant au même type. Dans le pityriasis, les pellicules furfuracées siégent tout à fait à la base du poil; elles l'entourent d'une sorte d'étui, et, comme elles se détachent et tombent sans cesse, il semble que par suite, et de leur reproduction multipliée et de leur chute incessante, elles déracinent et entraînent le poil par une suite infinie de tiraillements successifs. Dans le psoriasis, ou la lèpre, les squames ont, si je puis dire ainsi, une existence moins individuellement liée à celle des cheveux; plus larges, elles se soulèvent lentement, se brisent, tombent et ne se reforment qu'au bout d'un certain temps : aussi n'est-ce qu'après une durée, souvent des plus longues, que l'alopécie survient par suite d'une sorte d'affaiblissement gradué du poil. Dans le pityriasis ancien, l'alopécie est largement répandue; dans le psoriasis invétéré, les cheveux sont surtout grêles, décolorés, comme flétris.

Certaines affections exanthémateuses ayant siégé au cuir chevelu peuvent laisser après elles une desquamation, qu'à la rigueur et à première vue on pourrait prendre pour un pityriasis léger. Mais, si le doute était possible, il suffirait d'étudier ce symptôme équivoque; on verrait que, dans cette desquamation essentiellement secondaire, l'épiderme, comme soulevé et éliminé à la suite d'un travail inflammatoire plus ou moins prolongé, se détache par places, tout d'une pièce, et ne devant plus se reproduire; que ces places laissent entre elles des intervalles de peau saine marqués à leur extrême limite par un liséré blanchâtre annonçant les points où commence l'exfoliation épidermique. Y a-t-il dans ce tableau quelque chose qui ressemble réellement aux pellicules du pityriasis, sèches, parsemant la chevelure de parcelles semblables à des molécules de son, n'affectant aucune délimitation appréciable, tombant et se reproduisant sans cesse sous l'influence du moindre frottement?

Le pityriasis ne saurait être confondu avec le favus. Il n'y a aucun rapprochement possible entre les pustules, les croûtes saillantes de cette affection grave, et la desquamation farineuse, légère, de l'éruption squameuse : si l'erreur était possible, ce ne pourrait être jamais qu'alors qu'on aurait affaire à un certain état du favus en cercles (*porrigo scutulata*), état dans lequel les croûtes jaunes faveuses ont disparu, souvent depuis longtemps, et où il ne reste plus qu'une plaque plus ou moins large, squameuse. Je reviendrai plus tard, en détail, à propos de l'histoire du favus, sur ce point important et quelquefois difficile de diagnostic : disons cependant tout de suite que cet état squameux du favus en cercles n'est que temporaire; que les plaques, si étendues qu'elles soient, affectent une forme arrondie, et que les squames sont alors aussi adhérentes qu'elles sont légères et faciles à détacher dans le pityriasis.

Mais il existe deux maladies importantes du cuir chevelu qui ont, avec le *pityriasis capitis*, des points de ressemblance tels que la confusion, d'ailleurs assez facile sur ce point, est commise tous les jours : ce sont l'*eczéma squameux* et l'*herpès tonsurant*.

Nous avons déjà étudié l'eczéma squameux : nous connaissons ses lamelles qui, le plus souvent un peu molles, jaunâtres, surtout dans certaines régions, sont quelquefois, il est vrai, très sèches, très blanches, et peuvent alors présenter, en apparence, quelque analogie avec celles de l'affection squameuse. Mais les squames de l'eczéma sont toujours plus larges que celles du pityriasis; elles ne siégent pas, comme ces dernières, spécialement à la base du poil; elles ne se renouvellent pas incessamment, sous l'action des ongles, ainsi que cela a lieu dans le pityriasis, où cette desquamation inépuisable existe, sans que l'ongle finisse par mettre à découvert, comme dans l'eczéma, une surface rouge, légèrement humide, quelquefois même un peu suintante.

Enfin, dans l'eczéma squameux, on peut toujours, à différents intervalles, et surtout dans certains points, aux oreilles, aux tempes, etc., retrouver des traces évidentes de l'affection vésiculeuse : ce sont, ou des vésicules encore intactes, ou, ce qui est le plus ordinaire, des surfaces excoriées qui suintent un liquide particulier que nous connaissons, ou que recouvrent des produits squamoso-lamelleux plus récents, et alors mous, jaunâtres, reposant sur des surfaces humides.

Quant à l'herpès tonsurant, on pourrait être d'autant plus disposé à le confondre avec le pityriasis, que récemment on a prétendu établir qu'il fallait le rapporter à cette affection squameuse plutôt qu'au genre herpès. En faisant tout à l'heure l'histoire de cette maladie curieuse du cuir chevelu, je discuterai cette opinion, et il me sera facile d'en faire justice en établissant, pour l'herpès tonsurant, des points de diagnostic qui le séparent autant du pityriasis que celui-ci est distinct du favus en cercles.

§ 5. De l'histoire du pityriasis, il résulte bien évidemment que ce n'est jamais une maladie grave. Le plus souvent affection locale, il coïncide avec une santé générale parfaite ; cependant il présente souvent aussi une certaine ténacité. Je l'ai vu, dans bien des cas, résister longtemps à l'emploi persévérant des moyens les plus rationnels ; mais ce qui donne surtout au pityriasis un certain caractère de gravité locale et relative, c'est que l'alopécie est le résultat presque inévitable du flux farineux qui le caractérise ; c'est que précisément il se développe avec les plus belles chevelures ; qu'il les dégarnit souvent avec une promptitude remarquable et avec une intensité telle, que j'ai vu, au bout de quelques semaines, des femmes ne plus trouver de quoi fournir à la coiffure la plus simple, la plus modeste, quand auparavant elles pouvaient étaler avec luxe la richesse des plus beaux cheveux ; c'est qu'enfin, avant d'arriver à une guérison complète, à plusieurs reprises les cheveux repoussent avec la même facilité qu'ils étaient tombés, puis retombent de nouveau, si bien que les récidives finissent par persuader aux malades qu'à la fin ils ne repousseront plus. Et cependant cette crainte n'est jamais justifiée. Les cheveux repoussent toujours, et souvent aussi beaux qu'auparavant. On comprend toutefois que cette dénudation, si largement répandue, comporte avec elle une certaine gravité, par le chagrin dont elle devient la cause, surtout chez les femmes à bon droit si fières et si heureuses d'une chevelure qui fait un de leurs plus beaux ornements.

§ 6. Un des écueils les plus grands, et contre lequel viennent souvent échouer même les plus sages, dans le traitement du pityriasis, c'est l'alopécie. Frappé tout d'abord, et avant tout, par ce symptôme, on ne se demande pas le plus souvent quelle en est la cause ; on ne voit que la chute des cheveux, et, croyant courir au plus pressé, on se hâte de s'adresser aux moyens plus ou moins réputés pour les faire pousser. C'est ainsi, en effet, que tous les jours un pityriasis, au début très léger encore, est augmenté, aggravé nécessairement par l'emploi de topiques de toute espèce, mais employés tous au même titre, au titre de toniques, d'excitants, et qu'il devient une maladie, sinon fâcheuse, au moins très pénible, et quelquefois d'une opiniâtreté désolante.

Un régime rafraîchissant, quelques bains de pieds, quelques bains entiers d'eau de son, de légers laxatifs, le soin de s'abstenir de tout cosmétique, de changer les raies de la coiffure, de ne pas serrer les cheveux, d'éviter de les tourmenter, de les tirailler; cet ensemble de soins suffit, dans beaucoup de cas, pour guérir un pityriasis au début, quand il ne se traduit encore que par quelques squames, aux points de séparation de la coiffure, et par la chute de quelques cheveux qu'emporte le peigne à démêler.

Mais souvent aussi ces soins si simples sont insuffisants, et il faut recourir à des moyens plus actifs. Ceux-ci appartiennent d'ailleurs à deux ordres distincts : des moyens généraux, des moyens locaux.

Le traitement général est très variable. Quelquefois il consiste à combattre une aménorrhée, et à diminuer la tendance que semble affecter le sang à se porter à la tête. Ainsi, la saignée du pied, quelques sangsues aux cuisses, des purgatifs aloétiques, des bains de siége peuvent arrêter, au début, le développement du pityriasis.

D'autres fois, et j'ai rencontré beaucoup de cas de ce genre, il faut combattre une céphalalgie rebelle, de véritables accès névralgiques, par le sulfate de quinine, les pilules de Méglin, l'administration de la morphine par la méthode endermique, etc., et alors le pityriasis se dissipe sous l'influence des simples soins dont j'ai parlé plus haut.

Dans certains cas enfin, et c'est le plus souvent, soit qu'il y ait ailleurs des traces d'une éruption analogue, soit que le traitement se trouve indiqué par la constitution du malade, c'est encore aux amers, aux dépuratifs, aux sulfureux à l'intérieur qu'il faut avoir recours.

Quoi qu'il en soit du traitement interne et des indications qui en sont devenues la règle, le pityriasis réclame aussi un traitement local.

Un moyen simple et qui m'a très souvent réussi, surtout dans les cas peu intenses, consiste à faire faire des lotions, matin et soir, avec un peu de la solution suivante :

Pr.	S.-borate de soude. .	De 3 à 4 grammes.
	Eau distillée	500 grammes.

F. s. a.

Mais quand l'éruption est trop généralisée, quand la desquamation est excessive, il n'est plus permis d'espérer une modification complète par de simples lavages: il faut alors avoir recours à un corps gras, soit à des onctions avec un peu d'huile d'amandes douces, soit à l'emploi de pommades. J'en ai essayé un assez grand nombre, et j'ai obtenu de très bons résultats, surtout de quelques unes. Ainsi, je me sers avec succès de la suivante :

Pr.	Sous-carbonate de potasse . .	2 grammes.
	Cérat de Galien	30 grammes.

F. s. a.

Je fais faire des onctions légères le soir, et j'ai soin, le matin, de faire nettoyer la tête avec une lotion douce, émolliente, de l'eau de son, par exemple, ou une infusion de fleurs de sureau.

J'ai conseillé quelquefois avec avantage une pommade au calomélas d'après la formule suivante :

Pr.	Calomélas	2 grammes.
	Camphre.	20 centigr.
	Axonge	30 grammes.

F. s. a.

Ou encore une pommade au soufre :

Pr.	Soufre sublimé.	4 grammes.
	Cérat de Galien	30 grammes.

F. s. a.

Les onctions sont toujours faites le soir, et chaque matin on fait laver avec une eau légèrement savonneuse, quelquefois tout simplement avec une eau de son tiède.

Pour l'application de ces différents topiques, il est rarement nécessaire de couper les cheveux. Il est facile de les écarter, de manière à ce que l'onction atteigne complétement et seulement le cuir chevelu. Dans tous les cas, si l'on aimait mieux se décider à cette opération, ou si elle était nécessairement indiquée, il faudrait bien se garder de raser la tête, car l'action du rasoir ne ferait qu'augmenter l'inflammation et favoriserait les progrès de la maladie.

Les bains jouent un rôle important dans le traitement externe du pityriasis. Ainsi, on conseillera avec avantage des bains d'eau de son tiède, et de temps à autre un bain alcalin, en recommandant alors au malade de se laver, à plusieurs reprises, la tête avec l'eau du bain.

On peut obtenir encore de très bons résultats de l'emploi des bains de vapeur aqueuse à l'étuve : ils favorisent singulièrement la chute des pellicules. Mais, quand le pityriasis est rebelle, je me suis surtout bien trouvé de l'emploi des douches en arrosoir capillaire, dirigées, pendant dix minutes ou un quart d'heure, sur la tête, et dont on doit d'ailleurs varier la composition suivant l'état plus ou moins enflammé de la peau.

Observation VI. — Pityriasis du cuir chevelu, précédé de vives céphalalgies, guéri par les onctions sulfureuses et les lotions alcalines.

L... Simon, âgé de dix-huit ans, garçon marchand de vin, fut admis dans mon service, le 8 octobre 1849, et couché au n° 36 de la salle Napoléon.

Ce jeune homme, blond, assez fort, d'une bonne santé, s'aperçut pour la première fois, au mois d'avril dernier, qu'il lui tombait de la tête une grande quantité de pellicules blanches, et que ses cheveux s'arrachaient avec facilité. Il se rappelle qu'il existait en même temps quelques démangeaisons sur plusieurs points de la tête: mais il ne sait à quelle cause attribuer cet état, qu'il garda jusqu'à ce jour, sans le considérer comme une maladie.

A son entrée à l'hôpital, il présentait les symptômes suivants :

Ses cheveux blonds étaient clair-semés, surtout à la partie supérieure et sur les côtés de la tête ; en arrière, ils étaient restés plus fournis. Sur les points où les cheveux étaient devenus plus rares, ils étaient aussi plus secs, moins brillants. En les écartant, on voyait une foule de petites pellicules blanches, sèches, semblables à des molécules de son , dont les unes étaient détachées et libres, au milieu de la chevelure, dont les autres étaient encore adhérentes, mais se laissaient détacher facilement.

Nulle part on ne remarquait de rougeur, de suintement ou même d'humidité. L..., interrogé avec soin, déclare positivement qu'il n'a jamais apprécié de phénomène de ce genre. Les oreilles et le front ne présentaient aucune trace d'éruption vésiculeuse. Le malade n'accusait même pas de sentiment de chaleur tant soit peu vif; il se plaignait seulement de quelques démangeaisons.

La santé générale de L... est bonne d'ailleurs. Il n'a jamais éprouvé de maladie grave; il n'a pas eu de gourmes dans son enfance. Mais, depuis plusieurs mois, il était sujet à des maux de tête, assez violents pour lui donner quelquefois un peu de fièvre. Cette circonstance avait, dans l'espèce, une certaine valeur, puisque, comme je l'ai dit à propos de l'étiologie du pityriasis, ces douleurs, constituant par instants de véritables accès névralgiques, pouvaient être considérées comme influençant l'éruption.

Je prescrivis une tisane de houblon, des onctions le soir avec une pommade sulfureuse; le matin des lotions alcalines avec le sous-carbonate de potasse.

Dès le 15 octobre, il y avait une assez grande amélioration dans la maladie de la peau. Mais, les maux de tête, qui avaient un peu diminué d'abord, augmentaient d'intensité, peut-être sous l'influence des lotions. Si nous nous rappelons que ce malade avait été garçon marchand de vin, et, par suite de son état, exposé à une foule de causes de refroidissement, il était permis de supposer à ces douleurs une nature rhumatismale.

Dans tous les cas, je fis cesser le traitement. Au bout de quelques jours, le pityriasis avait repris un peu d'intensité; les douleurs de tête persistaient. Je m'attachai dès lors à combattre la céphalalgie. J'employai le sulfate de quinine, les antispasmodiques, les sangsues derrière les oreilles. Les douleurs cédèrent à ce dernier moyen et disparurent complétement.

Le cuir chevelu continuait à être le siége d'une desquamation, qui d'ailleurs diminuait de plus en plus d'intensité. Je fis recommencer le traitement local; mais je me bornai aux onctions sulfureuses et à quelques bains d'eau de son. L'éruption disparaissait avec une rapidité extrême, remarquable surtout depuis la cessation complète de la céphalalgie.

Le traitement fut continué jusqu'au 26 novembre, jour où le malade sortit guéri complétement.

Je lui conseillai toutefois de continuer pendant quelque temps l'usage de la pommade.

CHAPITRE II.

ÉRUPTIONS CONTAGIEUSES.

Les éruptions contagieuses constituent évidemment la partie la plus curieuse, la plus importante des maladies du cuir chevelu. C'est à elles qu'il semblerait tout d'abord que devrait appartenir la dénomination de *teignes*, si l'on voulait absolument la conserver, en faveur de l'idée d'affections spéciales et graves qu'elle comporte avec elle.

Cependant, même à ce point de vue, ce serait encore une erreur, et une erreur capitale, qu'il importe de détruire; car, si ces maladies peuvent être rapprochées par un caractère important, la contagion, elles diffèrent essentiellement, non pas seulement par leur forme, mais par leur siége anatomique, par leur nature, et, si je puis dire ainsi, par la manière dont elles tendent à altérer et à faire disparaître les cheveux, à produire l'alopécie.

Après les avoir réunies par leur degré d'importance, il importe donc de les séparer, avec d'autant plus de soin que, par le fait même de la contagion, par une ressemblance d'aspect, au moins pour deux formes particulières, par l'obscurité que jette encore aujourd'hui sur leur histoire l'emploi des mêmes dénominations, ces maladies sont confondues tous les jours, au grand détriment et de la science, et de la pratique.

Les maladies contagieuses du cuir chevelu sont représentées par deux types, l'un vésiculeux, c'est l'*herpès tonsurant;* l'autre pustuleux (il importe de noter que les pustules ont un caractère tout spécial), c'est le *favus.*

Entre ces deux types, pris dans toute leur pureté, si l'on peut dire ainsi, il n'y a assurément aucun point de ressemblance, aucun rapprochement possible, même d'aspect. Mais il existe une variété du favus peu connue ou plutôt mal appréciée, dans laquelle les pustules faveuses, absentes pendant un temps souvent fort long, sont remplacées par une éruption pityriasique : cette forme particulière a été décrite par les pathologistes anglais et appelée tour à tour par eux, *ring-worm, porrigo scutulata :* or c'est aussi sous ces noms de *porrigo scutulata* et de *ring-worm,* qu'ils ont décrit le type vésiculeux dont j'ai parlé plus haut, qui n'est qu'une variété de l'herpès circiné, et qui, lui aussi, se présente avec une apparence comme pityriasique, qu'une observation superficielle peut faire considérer comme lui donnant, à première vue, une certaine analogie d'aspect avec la variété du favus qui peut rester très longtemps sans présenter de pustules.

En décrivant ces deux formes si distinctes, les pathologistes anglais leur ont appliqué tour à tour et indifféremment les termes de *contagieux*, de *pustuleux*, mais sans jamais songer à les séparer complétement, comme il convenait à leur nature si différente : se bornant à les décrire, ici comme un porrigo pityriasique, si je puis dire ainsi, là comme un porrigo pustuleux, suivant l'état actuel de l'éruption, quand ils l'observaient, ils se reprochaient mutuellement, par une contradiction étrange, et plus tard ils nous reprochaient à nous-mêmes, d'avoir fait de ces types méconnus, tantôt une affection sèche, tantôt une maladie pustuleuse, selon le point de vue où l'observateur pouvait se trouver accidentellement placé ; enfin, ils ont pris le plus souvent deux maladies différentes pour deux états différents d'une même affection, et *vice versâ*. C'est ainsi que Willan lui-même dit que le *pityriasis capitis* peut dégénérer en porrigo par l'apparition de pustules. Samuel Plumbe qui a, sans contredit, le mieux étudié et le plus complétement élucidé cette question, avait fort bien remarqué que le *porrigo scutulata* est furfuracé d'abord, pustuleux ensuite : mais, se bornant à cette observation aussi juste que pratique, il n'a pas été jusqu'à reconnaître et établir nettement qu'à côté de cette variété du favus, de ce *porrigo scutulata*, comme il l'appelle, et qui, en effet, est alternativement furfuracé et pustuleux, il y a une forme semblable en apparence et sous un certain aspect, mais bien distincte en ce qu'elle n'est jamais pustuleuse, et que, même à l'état furfuracé, elle ne présente aucun des caractères de la période pityriasique du *porrigo scutulata*, qui diffère complétement de cette dernière maladie par son siége, ses éléments anatomiques, sa nature, sa marche, ses résultats : je veux parler du *ring-worm* vésiculeux, de cet herpès circiné du cuir chevelu que j'ai appelé *herpès tonsurant*.

En expliquant comment des hommes éminents dans la science ont pu ne pas s'affranchir d'incertitudes ou même d'erreurs qui n'étaient pas sans inconvénients, ces considérations démontrent combien il nous importe, à nous, de tracer entre ces formes trop longtemps confondues une ligne de démarcation désormais infranchissable.

En France, les choses se sont comportées autrement qu'en Angleterre; le *ring-worm* vésiculeux est resté longtemps ignoré, méconnu, et jusque dans ces derniers temps, les auteurs qui se sont occupés de ces intéressantes affections n'ont pas su se rendre un compte exact de la véritable nature du *porrigo scutulata*, qu'ils regardaient et qu'ils ont décrit comme une variété du favus, ne différant du type principal que par la forme annulaire de ses plaques.

Si l'on veut se rendre compte de cette différence dans l'étude et l'appréciation de ces maladies, il faut ajouter ici que, si le favus (*porrigo lupinosa* de Willan) est beaucoup plus commun en France qu'en Angleterre, au contraire, le favus en cercles (*porrigo scutulata*, *ring-worm* pustuleux) est bien autrement fréquent à Londres qu'à Paris; que, d'une autre part, le *ring-worm* vésiculeux, l'herpès tonsurant, maladie très commune en Angleterre dans les écoles, dans les colléges, était avant ces dernières années presque ignoré chez nous, et qu'importé dans nos lycées par des enfants anglais, il s'y est montré en assez grand nombre seulement depuis quelque temps.

Je borne là ces aperçus préliminaires, indispensables à l'histoire des éruptions contagieuses du cuir chevelu, me réservant, dans la description de chacune d'elles, d'établir des traits distinctifs qui les séparent sans plus permettre l'erreur. Il importait tout d'abord d'établir bien nettement la valeur relative de ces affections que leur caractère contagieux devait tendre à recommander très vivement, trop vivement peut-être à l'esprit des lecteurs : j'ai voulu qu'il fût, avant toute chose, bien entendu qu'entre les maladies qui se rapportent à cet ordre, l'identité par la contagion ne constituait aucun rapport analogique, soit de forme, soit de nature et surtout de gravité; j'ai voulu, enfin, pour en finir avec l'inconvénient des dénominations générales, établir que sous ce titre d'ÉRUPTIONS CONTAGIEUSES venaient se ranger deux maladies bien distinctes, quoique placées à côté l'une de l'autre :

L'HERPÈS TONSURANT, maladie vésiculeuse qui correspond au *ring-worm* vésiculeux, au *porrigo scutulata* furfuracé des Anglais.

Le FAVUS, affection pustuleuse (à pustules spéciales, *favi*) qui répond au *porrigo lupinosa* de Willan, au *porrigo favosa* des auteurs français.

Sous ce dernier type, et lui appartenant d'ailleurs à titre de variété, vient se ranger le *porrigo scutulata* pustuleux des Anglais, espèce fort remarquable, en ce sens que les pustules faveuses se développent sur des plaques pityriasiques. Cette circonstance trouvera plus tard son explication anatomique ; mais, pour le moment, je ne puis que répéter ce que j'ai déjà dit : c'est qu'elle n'implique aucun rapport, même d'aspect, avec l'herpès tonsurant, ou *porrigo scutulata* furfuracé.

Herpès tonsurant.

Area et Οφίασις des anciens, — *Ring-worm vésiculeux, Porrigo scutulata furfuracé* des Anglais. — *Teigne tondante,* M. Mahon. — *Porrigine tonsurante,* Alibert.

§ 1. Dans les considérations générales qui m'ont servi d'introduction à l'histoire des maladies du cuir chevelu, j'ai fait remarquer que les Latins avaient probablement décrit sous le nom d'*area* une forme alopécique qui correspondrait à notre herpès tonsurant ; j'en ai dit autant de l'οφίασις des Grecs, et nous avons vu que cette double hypothèse recevait une sorte de sanction des travaux de quelques auteurs modernes, et entre autres, de Sennert et de Lorry. Il est certainement très difficile de démêler la vérité à travers les textes si diffus que nous a laissés la tradition; cette difficulté est d'autant plus grande que les anciens ont complétement omis de parler de la contagion de ces maladies du cuir chevelu ; aussi n'est-ce qu'avec une extrême réserve que je hasarde cette hypothèse, toute probable qu'elle soit d'ailleurs. Elle est fondée surtout sur le caractère superficiel, la forme arrondie, la sécheresse constante que les auteurs signalaient, et dans l'*area* , et dans l'οφίασις.

Malgré cette analogie, on peut dire que l'*herpès tonsurant* est pour nous une maladie nouvelle, en ce sens que, pressentie et indiquée depuis longtemps déjà, elle aurait, seulement depuis peu, revêtu les caractères qui lui appartiennent en propre. En effet, Biett avait, dans sa longue pratique, observé un certain nombre de faits qui l'avaient conduit à croire que l'herpès pouvait, dans certains cas, être contagieux. Cette opinion, dé-

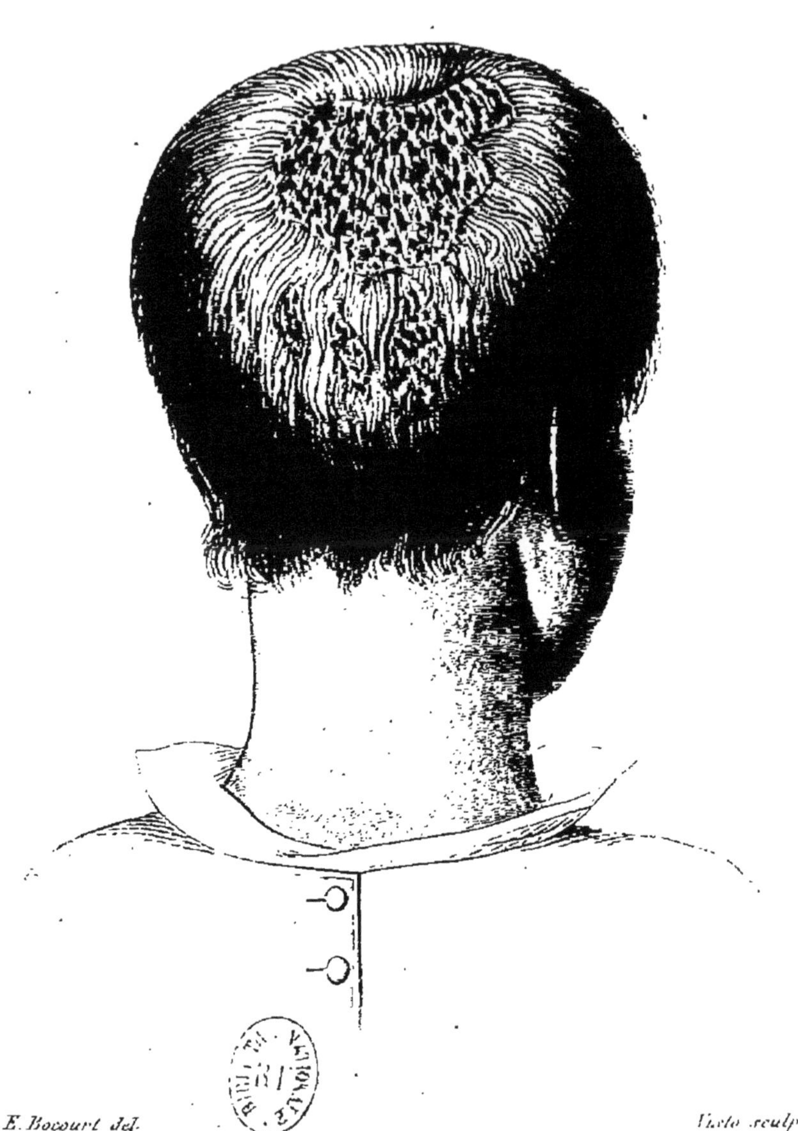

E. Bocourt del.

Vielo sculp

HERPES TONSURANT.

duite d'une observation encore incomplète, n'était, pour ainsi dire, qu'un pressentiment; mais je lui ai entendu bien des fois exprimer ce doute qui le tourmentait, et qui devait, quelques années après lui, devenir une vérité. D'un autre côté, les Anglais avaient depuis longtemps décrit sous le nom de *ring-worm*, de *porrigo scutulata* une éruption dont le type n'était pas pour nous bien défini. Pour ma part j'étais frappé de cette confusion évidente, mais sans pouvoir trouver à ces faits litigieux une appréciation plus précise et plus vraie. Enfin, il était évident que M. Mahon avait, dans sa classification des teignes, décrit une forme qui n'avait pas d'équivalent dans la doctrine de Willan et de Biett : c'était la *teigne tondante*, forme mal définie sans doute, mais qui, au point de vue graphique, rappelait assez bien certains caractères du *ring-worm* des Anglais, c'est-à-dire de cette forme inconnue qui nous préoccupait. Me fondant sur ces données importantes, j'étais donc par avance amené à reconnaître l'existence d'une maladie rebelle à nos investigations, quand le hasard vint enfin m'offrir l'occasion de combler la lacune qui existait sur ce point dans la pathologie cutanée.

Au mois d'août 1840, je fus appelé dans un collége de Paris pour donner des soins à un assez grand nombre de jeunes gens atteints d'une éruption du cuir chevelu, éruption identique chez tous et évidemment transmise par contagion. J'avais, quelque temps auparavant, donné en ville des soins à deux petits malades atteints de la même affection, et dont le plus jeune, appartenant à ce collége, était considéré comme le point de départ de la maladie. En observant l'éruption de près et avec attention, je fus frappé de sa forme ronde, de sa marche excentrique, de sa superficialité, et je restai aussitôt convaincu que j'avais affaire à une variété de l'herpès, à cette forme que j'ai appelée l'herpès squameux, et dans laquelle l'état vésiculeux est si fugace, si éphémère, qu'il est presque toujours très difficile de l'apprécier. J'avais l'avantage de pouvoir étudier la maladie à ses diverses phases, et je pus en constater sur place, pour ainsi dire, le développement et l'évolution. Au premier aspect, l'éruption était caractérisée par des plaques très petites pour la plupart, mais régulièrement arrondies, sèches, d'un aspect grisâtre, recouvertes de squames, ou plutôt de farines, d'une sorte de poussière se détachant avec facilité. En étudiant de plus près ces plaques, je pus, avec la loupe, reconnaître quelques points encore évidemment vésiculeux, et, ce qui ne permettait plus le moindre doute, je retrouvai dans la plupart des cas, sur le front ou sur le cou des petits malades, des disques d'herpès circiné : le diagnostic donnait ainsi raison aux pressentiments de Biett. Enfin, si les plaques, même les plus petites, étaient évidemment dégarnies de cheveux, l'alopécie était plutôt apparente que réelle, puisque les cheveux étaient seulement coupés court, comme rasés à 1 ou 2 millimètres du cuir chevelu. Cette circonstance, en me donnant le secret de la teigne tondante de M. Mahon, achevait de m'éclairer sur toutes nos hésitations ou nos erreurs : je compris qu'une partie au moins du *ring-worm* des Anglais, que cet herpès mystérieux pressenti par Biett, que la teigne tondante, étaient une seule et même maladie, n'ayant rien de commun avec le porrigo, et je n'hésitai pas à lui donner le nom d'*herpès tonsurant*, qui exprimait à la fois, et la nature vraie, et l'aspect caractéristique de cette éruption.

Depuis lors, j'ai pu observer un grand nombre de fois cette maladie qui semble avoir, dans ces derniers temps, fait de grands progrès et être aujourd'hui très commune en France : j'ai recueilli des documents complets qui me permettent de donner de cette éruption une histoire exacte et précise.

§ 2. Il existe donc une forme de l'herpès circinné particulière au cuir chevelu, caractérisée par des plaques d'inégale grandeur, mais exactement arrondies, sèches, d'un aspect grisâtreet remarquables par une alopécie particulière, dans laquelle, le plus souvent, les cheveux sont seulement coupés court en forme de tonsure, mais si près de la peau que la dénudation paraît complète à première vue.

L'herpès tonsurant débute à la manière de l'herpès circinné, par un point d'ordinaire très petit, mais qui tend à s'élargir sans cesse, jusqu'à atteindre, par exemple, les dimensions d'une pièce de 5 francs, et quelquefois plus. A leur début ces points sont rouges, animés, recouverts de vésicules très ténues et aussi très éphémères, qui se terminent toujours par résolution, et deviennent le point de départ d'une desquamation qui persiste à toutes les phases de l'éruption, mais dont on ne s'aperçoit que quand la brisure du cheveu est déjà manifeste. La plaque s'élargit en suivant une marche excentrique; et si l'on observe attentivement l'évolution de la maladie, il semble que la brisure du poil précède l'état squameux; au moins dans les premiers temps et surtout quand la plaque est unique, la tonsure en est le caractère saillant. C'est à peine si l'on aperçoit sur la partie correspondante du cuir chevelu autre chose qu'une teinte sale, farineuse; est-ce le fait du développement habituel de la maladie, qui voudrait que la brisure du cheveu fût complète avant l'apparition de l'état squameux, ou cela tient-il à ce que l'éruption n'a encore fait que peu de progrès? Je ne saurais le décider. Je dois dire cependant que plus tard, surtout quand les plaques sont très larges, l'alopécie perd son caractère de tonsure et les cheveux qui restent sont irrégulièrement épars sur une surface sèche, inégale.

Quant à l'état squameux, il existe dans toute l'étendue de la plaque, si large qu'elle soit d'ailleurs et dont le centre n'est jamais sain, bien qu'il soit sans rougeur et sans humidité. Il n'y a presque jamais de chaleur; quelquefois les malades accusent de la démangeaison.

Les plaques présentent des diamètres qui peuvent varier depuis celui d'une pièce de 2 francs jusqu'à celui d'un ancien écu de 6 livres.

Quand la plaque est unique, ce qui arrive assez fréquemment, elle dépasse rarement le diamètre de 2 à 3 centimètres; elle simule exactement une tonsure assez bien arrondie : les cheveux y sont coupés net à 2 ou 3 millimètres de leur point de sortie; ils sont un peu dégarnis d'ailleurs et laissent voir une foule de petites squames blanches, très minces, répandues sur une surface grisâtre, comme un peu décolorée; les cheveux qui servent de limites immédiates à cette tonsure, sont fournis et épais comme dans tout le reste de la tête, et même ceux qui sont coupés ras sur la plaque malade, conservent longtemps leur intégrité sous tous les autres rapports. Quelquefois, il y a autour de cette plaque principale, deux ou trois petites tonsures inégales, dont le développement reste incomplet.

La tonsure peut aussi être multiple : il arrive même parfois que, par suite du développement excentrique et progressif des diverses plaques, celles-ci se joignant et se confondant, la tête soit en grande partie tondue, et que l'on ne retrouve plus qu'aux extrémités de l'éruption, des moitiés ou des quarts de cercle qui permettent encore de reconstruire les plaques qui ont primitivement existé. La maladie alors a beaucoup perdu de son aspect caractéristique. C'est surtout dans ce cas, qu'au lieu d'une ou de plusieurs tonsures bien nettes, une plus ou moins grande partie du cuir chevelu présente de larges surfaces inégales, farineuses, grisâtres, sans turgescence aucune, couvertes de cheveux plus rares et disséminés. J'ai vu plusieurs fois, quand la maladie existait déjà depuis longtemps, se développer de nouveau, au centre de ces surfaces, de petits disques d'herpès circinné, qui ne tardaient pas à se confondre avec la plaque farineuse ancienne.

J'ai trouvé dans un grand nombre de cas, c'est-à-dire quatre fois sur cinq, des disques d'herpès circinné, développés en même temps sur des points plus ou moins éloignés du cuir chevelu ; j'en ai vu sur les membres, au-devant de la poitrine, mais c'est surtout au cou et au front que je les ai rencontrés le plus fréquemment. Ce fait est très important, ne fût-ce qu'au point de vue du diagnostic, et surtout pour établir, sinon la nature, au moins la forme positive de cette maladie si curieuse : il acquerra plus de valeur encore quand je dirai que j'ai vu plusieurs fois ces mêmes plaques se communiquer du cuir chevelu aux autres régions et même de ces régions au cuir chevelu.

Quand la maladie se modifie sous l'influence d'un traitement rationnel, on observe encore quelque chose d'analogue à ce que je signalais plus haut, pour le début, c'est que, si l'on voit la peau perdre son aspect farineux, devenir plus douce et plus unie, on voit en même temps et surtout les cheveux devenir plus longs, plus fournis, et l'on est surtout frappé de la promptitude avec laquelle la plaque malade se regarnit de nouveau, au point qu'il serait impossible, au bout de peu de temps, de reconnaître la place qui a été atteinte et de faire la différence des cheveux qui ont repoussé avec ceux qui n'ont point été malades.

L'herpès tonsurant semble n'attaquer que la première et la seconde enfance ; pour ma part, je ne l'ai pas encore rencontré à l'âge adulte. Je ne connais pas non plus d'exemple de récidive. Il peut se développer sur tous les points du cuir chevelu, mais il affecte de préférence et bien évidemment la partie postérieure et la face pariétale. Il a d'ailleurs une marche essentiellement chronique ; il dure ordinairement plusieurs mois ; je l'ai vu persister au delà d'une année.

§ 3. La cause première, intime de l'herpès tonsurant nous échappe, et cette circonstance lui est commune avec toute les affections qui, comme lui, reconnaissent un principe éminemment contagieux : de quelle essence enfin est ce principe lui-même ? C'est un problème que, pour ma part, je ne saurais résoudre. Mais M. Gruby l'a essayé : car, bien que ses recherches aient été faites en vue du *porrigo decalvans*, la description de la rhizophyto-alopécie de M. Gruby ne permet pas de douter qu'il ait voulu parler de l'herpès tonsurant. L'honorable micrographe a prétendu que la tonsure des cheveux était due, dans cette maladie, à la présence d'un champignon, dont le développement dans l'intérieur du poil faisait perdre à ce dernier son élasticité et sa cohésion, et devenait ainsi la cause de la brisure. M. Gruby a décrit ce cryptogame avec ses spores, ses filaments articulés (1); mais, sans prétendre entrer ici dans la discussion approfondie d'une hypothèse qui ne repose, après tout, que sur des données très incomplètes, hypothèse sur laquelle je reviendrai tout à l'heure en détail à propos de l'histoire du favus, je n'insisterai que sur un point, c'est sur le peu de cas qu'il faut faire de ce qu'on a appelé les illusions du microscope, quand elles ne sont pas appuyées sur l'étude physiologique et pathologique des faits. Pour ma part je n'hésite pas à repousser la doctrine de M. Gruby, doctrine déjà ancienne d'ailleurs (1844), et qui n'a été depuis corroborée d'aucune autre recherche, d'aucun autre raisonnement. Ce qui est hors de doute, bien qu'inexpliqué, c'est le principe contagieux de l'herpès tonsurant. J'ai eu jusqu'à présent occasion d'observer un grand nombre de faits et j'en ai cité (2) déjà plusieurs qui ne permettent pas le moindre doute à cet égard : ainsi, entre autres, avec mon ami le docteur

(1) Robin. *Des végétaux qui croissent sur l'homme et sur les animaux vivants*. Paris, 1847, p. 19.

(2) *Annales des maladies de la peau et de la syphilis*, t. I, p. 37 et suiv.

Blache, j'ai donné des soins à un jeune enfant atteint d'un herpès tonsurant, sans que l'on pût alléguer d'autre cause au développement de la maladie que l'imprudence du petit malade qui avait mis la casquette d'un de ses camarades affecté du même mal; puis ce même enfant, frappé de la rougeole, obligé de demeurer dans sa famille, où, pendant sa convalescence, il communique son affection du cuir chevelu à sa sœur, plus jeune que lui. J'ai vu depuis, le 7 octobre 1848, à la consultation de l'hôpital Saint-Louis, une femme, la nommée L..., âgée de trente ans, demeurant rue de la Rochefoucault, qui venait demander des conseils pour une plaque d'herpès tonsurant que son enfant, âgé de huit ans, portait au côté gauche de la tête depuis deux mois, et qui nous fit voir en même temps une plaque d'herpès circinné qui s'était développée depuis huit jours à son bras droit, et dont l'apparition coïncidait évidemment avec le contact prolongé de la tête de son enfant qu'elle avait fait dormir sur ce bras. J'ai vu enfin tout récemment à Passy, deux frères, l'un âgé de douze ans, l'autre de quinze, qui eurent tous deux successivement une plaque d'herpès circinné au col, et dont le plus jeune finit par contracter une plaque d'herpès tonsurant au cuir chevelu. Je pourrais multiplier les citations ayant pour but d'établir et la contagion de l'herpès tonsurant et de légitimer la place que j'ai cru devoir lui assigner parmi les variétés de l'herpès.

L'herpès ne paraît pas être influencé par les saisons; cependant je l'ai observé beaucoup plus fréquemment à l'automne; il n'atteint pas, du moins que je sache, un sexe plutôt que l'autre.

§ 4. Toutes les fois qu'il s'agit d'une affection contagieuse, le diagnostic tire de cette circonstance même une importance particulière, et exige de la part du praticien un redoublement d'attention. Il est donc d'un très haut intérêt d'apprendre à séparer l'herpès tonsurant de toutes les éruptions qui siégent au cuir chevelu, d'autant mieux qu'il a été confondu avec plusieurs d'entre celles qui peuvent, en effet, présenter avec lui quelque analogie d'aspect.

Par sa disposition, par sa sécheresse et par ses squames, le psoriasis ou la lèpre vulgaire pourrait quelquefois être confondu avec l'herpès tonsurant. Mais dans le psoriasis et la lèpre, si arrondis que soient d'ailleurs les disques de cette dernière, nous savons déjà que les squames sont larges, très sèches, dures, blanches, comme chatoyantes ; nous savons aussi que les cheveux sont arrachés çà et là, comme entraînés par la chute des squames elles-mêmes ; que ceux qui restent sont clairsemés, grêles, ternes, cassants. Dans l'herpès, au contraire, il n'existe, à proprement parler, qu'une desquamation farineuse, mais continue ; il n'y a pas arrachement du poil, mais seulement tonsure ; on peut toujours constater la présence des cheveux, si près coupés qu'ils soient, et d'ailleurs les disques de la lèpre vulgaire, rares au cuir chevelu, et qui seuls pourraient inspirer un instant quelque doute à cause de leur forme arrondie, sont sains au centre, où la peau présente sa couleur bleuâtre, etc.

L'eczéma squameux siégeant au cuir chevelu pourrait aussi en imposer pour l'herpès tonsurant ; mais si sec, si squameux qu'il soit, l'eczéma conserve toujours quelque chose du suintement qui lui est particulier :

or l'herpès n'offre jamais de trace d'humidité : l'eczéma est disposé par plaques irrégulières ; l'herpès se présente sous la forme de disques bien arrondis ; enfin, les produits squamoso-lamelleux de l'eczéma, toujours un peu mous, jaunâtres, ne sauraient offrir aucune analogie réelle avec la desquamation farineuse de l'herpès tonsurant.

Pour certains auteurs, le *porrigo decalvans*, ou vitiligo, étant la même maladie que l'herpès tonsurant, il n'est pas étonnant que la confusion se soit étendue des mots aux choses elles-mêmes. Cependant nous verrons, en écrivant l'histoire du vitiligo, qu'il est impossible de confondre la plaque farineuse, d'un bleu grisâtre, tondue de l'herpès avec les plaques lisses, décolorées, d'un blanc de lait, chauves, du *porrigo decalvans*.

On pourrait confondre, comme je l'ai dit déjà, l'herpès tonsurant avec le pityriasis, et même l'espèce d'analogie qui existe, au premier aspect, entre ces deux éruptions, les a fait méconnaître des anciens, et tout récemment a fait penser que la maladie que j'ai appelée *herpès* pouvait bien n'être qu'un pityriasis. Il est facile, en analysant avec soin les symptômes de chacune de ces deux éruptions, de faire voir que ce serait une erreur de les confondre.

L'herpès tonsurant se présente toujours sous la forme de disques qui n'occupent, surtout au début, qu'un point toujours limité du cuir chevelu. Le pityriasis est toujours une éruption irrégulièrement disséminée sur toute la tête à la fois. Le pityriasis est essentiellement squameux ; l'herpès tonsurant est vésiculeux. On peut s'en convaincre par l'observation directe, quand on examine à la loupe une plaque au début, ou bien quand une influence accidentelle a fait passer des vésicules à l'état impétigineux; on voit alors la circonférence des disques garnie d'une foule de petits points séro-purulents, qui, bien entendu, n'ont aucune espèce de rapport prochain ou éloigné avec l'affection squameuse; enfin, à défaut de cette observation directe qui n'est pas toujours facile, les cas si nombreux dont j'ai parlé, dans lesquels l'éruption existe à la fois et au cuir chevelu, et au cou, et au front, par exemple, ne sauraient laisser le plus léger doute. Or, d'une part, il n'est pas possible de nier que ce soit exactement la même maladie, et de l'autre, personne ne pourrait méconnaître les caractères si tranchés d'ailleurs de l'herpès circinné. Faut-il ajouter que j'ai vu plusieurs fois, et j'en citerai tout à l'heure une observation, des disques qui existaient exactement aux limites du cuir chevelu, et dont une moitié, développée sur la peau, laissait voir manifestement le caractère vésiculeux, que l'on ne retrouvait plus que difficilement dans l'autre moitié, perdue dans les cheveux. Enfin, même à l'état squameux, les différences sont très grandes, et sans revenir sur la forme de l'éruption dont j'ai déjà parlé, je rappellerai que dans l'herpès, c'est une desquamation peu abondante, formée de petites squamules assez adhérentes à la peau et répandues indistinctement dans l'intervalle des cheveux; que, dans le pityriasis, c'est un flux très abondant qui se reproduit incessamment sous l'action du doigt et formé par des squamules qui semblent se développer surtout à la base du cheveu. Enfin, dans le pityriasis, l'alopécie ne ressemble en rien à celle de l'herpès; c'est une chevelure qui se dégarnit généralement et non point une ou plusieurs tonsures développées à côté de points souvent plus nombreux dans lesquels les cheveux sont restés très beaux et très fournis.

Mais de toutes les maladies du cuir chevelu, celle dont il peut être le plus difficile de distinguer l'herpès tonsurant, c'est cette variété du favus que je décrirai tout à l'heure sous le nom de *favus en cercles.* La confusion serait d'autant plus facile que les deux maladies si différentes, ainsi que je l'ai dit plus haut, sont aujourd'hui encore décrites sous la même dénomination en Angleterre, par les auteurs qui, les premiers, les ont signalées à l'attention des médecins ; et d'ailleurs, plusieurs caractères importants, disposition en anneaux, état squameux, contagion, concourent à favoriser la confusion. Tout à l'heure, en étudiant le favus, en cherchant à pénétrer sa nature, je pourrai établir la différence immense qui sépare ces maladies. Me bornant, pour le moment, à l'étude des caractères extérieurs, je dirai que les plaques du favus en cercles ne sont jamais limitées aussi nettement que celles de l'herpès tonsurant; que l'alopécie du favus ne ressemble en rien à la tonsure de la maladie vésiculeuse; que les plaques squameuses elles-mêmes, quand on les examine avec soin, n'ont pas beaucoup de ressemblance. Blanches ou d'un bleu grisâtre, lisses, farineuses, toujours légères, dans l'herpès, elles sont épaisses dans le favus en cercles où elles conservent mieux la couleur du cuir chevelu, où elles sont plus inégales, plus raboteuses, semblables à une peau de chagrin ; où les squames plus dures, plus sèches, plus éclatantes, sont comme attachées autour du cheveu, toutes dispositions qui n'appartiennent pas à l'herpès, bien qu'on les retrouve dans la description qu'en donnent les auteurs qui ont évidemment confondu les deux maladies, et notamment dans celle que l'on trouve de la *teigne tondante* dans l'ouvrage de M. Mahon (1). Enfin, et ce dernier caractère lèverait au besoin tous les doutes, au bout d'un certain temps les plaques squameuses du favus finissent par se recouvrir de pustules faveuses caractéristiques.

§ 5: Le pronostic de l'herpès tonsurant n'est jamais grave : l'éruption, si étendue, si longue qu'elle soit, guérit toujours, et ne produit jamais d'alopécie permanente. Mais il faut se garder de promettre une guérison trop facile ou trop prompte ; car la maladie peut résister à tous les moyens pendant un temps infini, et persister souvent au delà d'une année entière.

§ 6. L'expérience n'a pas encore pu régler d'une manière positive la thérapeutique de l'herpès du cuir chevelu. Cependant j'ai déjà observé assez de faits pour pouvoir établir en principe que le traitement de cette maladie consiste surtout dans l'emploi des topiques, et principalement des topiques assez doux. Je dois dire que j'en ai expérimenté de toutes sortes, et ce que je puis dès à présent établir comme un point hors de conteste, c'est que les topiques trop actifs doivent être rejetés d'une manière absolue. Ainsi les pommades irritantes, les caustiques même les plus légers, les vésicatoires volants m'ont toujours paru produire de fâcheux effets. Sous leur influence, on voit infailliblement se manifester une phlegmasie quelquefois assez intense pour dégénérer en un véritable *impetigo ;* et cela sans aucun

(1) *Recherches sur la teigne.* Paris, 1829, in-8.

bénéfice pour l'éruption spécifique, qui au contraire, et quand le symptôme accidentel a cessé, reparaît plus intense, plus largement développée.

En dehors de ces moyens, j'ai employé avec des succès plus ou moins marqués les onctions avec des pommades au sous-carbonate de potasse, au sous-borate de soude, au calomel, à l'oxyde rouge de mercure, à la dose de 2 à 4 grammes pour 30 grammes d'axonge; des lotions avec une infusion de roses rouges, avec une décoction de racine d'aunée, avec l'eau de savon, avec des solutions, soit de sous-carbonate de potasse, soit de sous-borate de soude, dans la proportion de 2 à 4 grammes pour 500 d'eau distillée.

Les topiques qui, en définitive, m'ont le mieux réussi, sont : 1° une pommade faite avec l'onguent citrin, 20 grammes, et le goudron, 10 grammes ; 2° surtout une pommade au tannin dans la proportion de 1 à 2 grammes pour 30 grammes d'axonge. J'ai employé dans ces derniers temps avec succès la pommade au sulfure de chaux que nous verrons plus loin conseillée très utilement dans le traitement du favus en cercles.

Je fais faire en même temps, et le matin, des lotions, soit avec une des solutions alcalines indiquées ci-dessus, soit avec une eau savonneuse; je fais enfin prendre au malade, toutes les semaines, un bain dans lequel je fais ajouter 125 grammes de sous-carbonate de potasse, en lui recommandant de se laver la tête avec l'eau du bain. Quelquefois, mais rarement, je remplace le bain par une douche de vapeur aqueuse à 32° R., pendant dix minutes au plus.

Le traitement interne ne reçoit d'autre indication que celles que comporte la constitution actuelle et générale du malade. Le plus souvent je conseille quelques amers, quelques médicaments dits antiscorbutiques.

Il faut nécessairement, sinon isoler les malades pour éviter la propagation de la maladie, au moins éviter que les enfants mettent les mêmes bonnets, se servent des mêmes peignes, et même empêcher autant que possible tout contact avec la partie malade; il importe enfin de mettre dans le traitement autant de persévérance que la maladie paraît montrer d'opiniâtreté.

Parmi les nombreuses observations que j'aurai à citer, j'ai choisi et je donne ici la suivante, recueillie et rédigée par M. Ch. Delacour, interne de mon service : je l'ai choisie surtout à cause de l'intérêt qu'elle présente, et pour le nombre des plaques et pour le siége qu'elles occupaient.

Observation VII. — Herpès tonsurant; trente-deux plaques sur le cuir chevelu; traitement par les lotions émollientes et la pommade au sulfure de chaux.

Julien G..., âgé de sept ans et demi, demeurant à Paris, rue de Montreuil, 83, est entré le 10 octobre 1849 à l'hôpital Saint-Louis, pour se faire traiter d'une éruption siégeant au cuir chevelu. Il a été admis, salle Napoléon, n° 9.

L'enfant est blond, il a les yeux d'un bleu gris; il jouit d'une très bonne santé. L'affection aurait, au dire des parents, commencé seulement depuis quinze jours.

On observe à la tête sept plaques au niveau desquelles le cuir chevelu est à nu ou presque à nu; elles sont circulaires ou légèrement elliptiques, de la largeur d'une pièce de 2 francs environ, à l'exception d'une qui, située sur le pariétal gauche, la première dans l'ordre d'apparition, est large d'environ 7 centimètres. Il y a un passage brusque des parties malades aux parties saines : les cheveux sont aussi fournis à la limite même qui les sépare qu'à 2 centimètres plus loin. Sur quelques unes de ces plaques on ne voit plus de cheveux mais seulement des follicules pileux, saillants comme les papilles nerveuses dans la chair de poule. Dans la plupart des points, on voit sortir de ces follicules des cheveux longs au plus de 1 millimètre ; il y a quelques follicules dont les cheveux ne sont pas tombés. Dans cette large plaque dont j'ai parlé, il y a une très légère rougeur par petites places, mais en général le derme est pâle. On observe çà et là autour de certains disques, quelques lamelles ou squames très fines, semblables à celles du pityriasis. En général, les cheveux sont bien évidemment tondus, ils ne sont pas tombés.

Toutes les autres parties du cuir chevelu sont parfaitement saines. Les glandes postérieures du cou sont un peu indurées et tuméfiées. Il n'y a cependant aucune douleur, il n'y a pas de démangeaison.

A la région mastoïdienne, de chaque côté, sont deux plaques elliptiques dont une partie s'est développée sur la peau recouverte de cheveux. Le segment inférieur offre tous les caractères de l'herpès circinné, un bord saillant, légèrement squameux, avec une coloration brunâtre ; dans le segment supérieur le bord s'affaisse et disparaît complétement ; les cheveux sont tombés, le derme est pâle au lieu d'être brunâtre ; il est recouvert de squames très minces.

M. Cazenave a déjà observé et dit que cette affection éminemment contagieuse, pouvait ne présenter chez un enfant que les caractères particuliers de l'herpès tonsurant et communiquer cependant au frère du petit malade, par exemple, un herpès circinné. La disposition des plaques chez G..., démontre d'une manière évidente que l'herpès tonsurant n'est que l'herpès circinné du cuir chevelu, modifié par l'état anatomique.

La mère de l'enfant, interrogée sur les antécédents de l'affection, raconte qu'elle a débuté il y a six semaines : son fils va à l'école, mais elle ignore s'il a été en contact avec d'autres enfants atteints de la même maladie : elle a un autre garçon de quatorze ans et une fille de quinze qui en sont tous deux exempts.

15 octobre. — Deux nouveaux disques d'herpès circinné ont paru à la partie postérieure du cuir chevelu. A la visite du matin, ils sont parfaitement visibles, reconnaissables à leur circonférence rouge, saillante, à leur centre sain. Le soir la circonférence s'est affaissée, a pâli, repris sa coloration normale. La chute des cheveux n'a pas paru accompagner le début de l'éruption. La plus grande plaque s'est élargie, en faisant tomber les cheveux, et son bord inférieur rectiligne est maintenant formé par deux demi-circonférences qui s'entrecoupent. Parmi les autres disques plusieurs semblent s'élargir par ce mouvement excentrique que l'on remarque dans les cercles produits par un corps tombant dans l'eau.

Une observation minutieuse ne m'a pas permis d'établir si la chute des cheveux précède l'apparition de l'herpès : ce qui est bien évident, c'est qu'au moins ces deux phénomènes se suivent de très près. Lorsqu'on découvre une plaque nouvelle, si elle est recouverte encore de quelques poils, ceux-ci tombent avec une grande facilité quand on exerce une légère traction.

19 octobre. — Les disques d'herpès circinné se sont multipliés : on en observe deux sur la figure, un sur la poitrine, quatre sur le cou.

20. — Les plaques postérieures du cuir chevelu sont rouges, plus animés que ne l'avaient été les premières ; il est même survenu sur l'une d'elles, située dans la région mastoïdienne droite, quelques vésicules pustuleuses; il y a un grand nombre de petites plaques, larges de 1 centimètre au moins, tant sur la peau du cou que sur le cuir chevelu ; sur la première, le nombre des disques est de huit ; sur le second on en compte trente-deux. Parmi ces derniers on en remarque quelques uns où l'affection vésiculeuse s'est déclarée depuis la veille et où les cheveux ne paraissent pas avoir subi de modification appréciable. Mais dans tous les cas l'alopécie succède si vite à l'éruption, que M. Cazenave a pu penser qu'elle précédait le développement des vésicules.

25. — La maladie est stationnaire ; il ne se produit plus de nouveaux disques. Sur chacun de ceux qui existent, on voit les follicules saillants laisser sortir de petits cheveux longs de 1 millimètre à peine.

27. — On fait raser les cheveux sur toute la tête, excepté sur les points malades. J'ai dit plus haut que l'alopécie n'était pas complète et qu'il y avait au milieu des plaques des cheveux conservés; ceux-ci sont adhérents comme à l'état normal. On peut reconnaître mieux qu'on avait pu le faire jusqu'alors, que toutes les plaques sont légèrement élevées au-dessus du derme environnant; que presque toutes sont recouvertes de

très petites lamelles ou croûtes, suite de vésicules plus ou moins enflammées.

On n'a prescrit jusqu'alors que des lotions boratées.

31. — Il n'y a aucun changement appréciable : M. Cazenave ordonne des onctions avec la pommade au sulfure de chaux, d'après la formule qui suit :

Pr. Sulfure de chaux.	4 grammes.
Axonge	30 grammes.
F. s. a.	

5, 9 octobre. — La maladie n'est plus reconnaissable. Il est survenu dans beaucoup de points des vésicules pustuleuses d'herpès.

20. — Dans la grande plaque qui avait marqué le début de la maladie, une partie des cheveux avait repoussé. Il y a encore un certain nombre de disques où il ne s'est manifesté aucun commencement de guérison. Jusqu'alors le traitement a consisté dans une onction, le soir, avec la pommade ci-dessus, et une lotion le matin : dans les premiers jours on faisait cette lotion avec une solution alcaline, mais on l'a bientôt remplacée par une eau de guimauve, à cause de l'inflammation que déterminait le traitement.

Pendant la fin de novembre et le mois de décembre, il n'a pas paru de nouvelles plaques d'herpès. L'amélioration s'est soutenue et étendue graduellement. Les follicules se sont affaissés; la peau a perdu sa blancheur rosée pour reprendre sa teinte normale ; un grand nombre de cheveux ont repoussé, mais ils paraissent plus faibles et moins brillants que les anciens. Il y en a beaucoup qui sont à peine longs de 1 millimètre, mais parmi ceux-là même la plus grande partie est en voie d'accroissement. Le traitement a été composé exclusivement des onctions avec la pommade au sulfure de chaux et les lotions aqueuses.

Au centre de la grande plaque est un cercle de 2 centimètres de diamètre, qui a conservé la teinte morbide de l'éruption au cuir chevelu, et dans lequel les cheveux n'ont pas repoussé.

L'enfant sort le 25 décembre, en voie de guérison, et devant continuer au dehors le même traitement.

Favus.

Porrigo; Tinea lupinosa; Tinea ficosa, Guy de Chauliac, A. Paré. — *Tinea vera*, Lorry. — *Porrigo lupinosa*, Willan et Bateman. — *Porrigo favosa*, Biett. — *Teigne faveuse*, Alibert et Mahon.

§ 1. — De toutes les éruptions du cuir chevelu, le favus est bien certainement la plus importante, au point de vue et de sa gravité et des questions qui se rattachent ou à sa nature ou à son histoire. Pour l'observateur attentif qui a étudié consciencieusement les caractères spéciaux qui constituent la physionomie du favus, qui a été frappé du cachet si distinct et si particulier dont ils sont revêtus, il peut paraître étrange qu'une maladie aussi nettement tranchée dans ses développements, dans sa forme, n'ait pas, à toutes les époques de l'histoire, assez saisi les yeux et l'esprit des praticiens, pour être décrite à part avec un nom qui lui fût propre, avec une symptomatologie qui n'appartînt qu'à elle. C'est ce qui est arrivé pourtant : on ne trouve, dans les anciens auteurs, dans les pères de la médecine, rien qui ressemble, comme type individuel et distinct, à cette affection contagieuse, si tristement intéressante par sa ténacité, par les résultats qu'elle entraîne après elle, qui fut si longtemps la *vraie teigne* d'un certain nombre d'observateurs, qui est pour nous le favus.

Celse (1) qui eut le mérite de ranger sous autant de titres à part toutes les affections du cuir chevelu qu'il connaissait, n'a rien dit qui mît en relief une maladie *sui generis*, identique ou même analogue à celle dont nous avons à écrire l'histoire. S'il parle de *favi* (2), c'est pour en faire, par voie de comparaison et de ressemblance, un des caractères de l'éruption qu'il appelle *meliceria* et qui n'était évidemment qu'un *impetigo* : en effet il parle d'une humeur visqueuse, blanchâtre, ayant la consistance du miel ou de l'huile. Or nous savons déjà que ce symptôme appartient essentiellement aux affections impétigineuses et nous verrons qu'on ne le rencontre pas dans le favus. Pour trouver dans l'auteur latin quelque chose qui laisse pressentir une forme quelque peu analogue à cette dernière maladie, il faut chercher au chapitre du *Sycosis* (3). En effet nous trouvons signalée là une variété du genre, siégeant exclusivement au cuir chevelu, caractérisée par une certaine humidité, et très tenace. Cette opinion appartient surtout à de Gorris (4), ce savant commentateur des textes anciens qui n'hésite pas à dire que, par cela seul que cette variété du sycosis siégeait au cuir chevelu, les Arabes en avaient fait une espèce de teigne.

(1) A. C. Celsi *De arte medica* lib. VIII.

(2) *Ibid.*, lib. V, p. 455.

(3) *Ibid.*, lib. VI, p. 461.

(4) Io. Gorræi *Definit. medicarum* lib. XIII.

Galien (1) fut moins explicite encore que Celse; il parle bien d'achores (Χήριον) tellement rebelles qu'ils exigeaient le traitement le plus énergique : mais c'est évidemment dans les formes alopéciques qu'il faut chercher les traces, si légères qu'elles soient d'ailleurs, de la maladie faveuse. En effet, Galien, qui s'est beaucoup occupé de la perte des cheveux, a parfaitement signalé l'alopécie pathologique, produite totalement par une viciation des humeurs et succédant à certains phénomènes de suintement et d'exulcération : s'il était permis, pour trouver une analogie plus complète, de remonter du traitement à la nature de ces symptômes mal définis, nous ajouterions que Galien préconisait contre ces affections opiniâtres des emplâtres dans lesquelles entraient et la poix, et la chaux vive et les cantharides. On voit que l'origine de la calotte se perd dans la nuit des temps.

Archigenès (2) reconnaissait des alopécies bulleuses, pustuleuses, sanguinolentes : il les séparait en alopécies ou légères et cédant à un traitement simple, ou invétérées, et alors il conseillait (3) des topiques avec la chaux vive et la poix, ajoutant qu'il empruntait ce remède à la pratique des empiriques du temps. Asclépiades (4) a signalé aussi des éruptions alopéciques rebelles et ulcéreuses qui nécessitaient l'emploi de moyens énergiques jusqu'à la barbarie. Apollonius (5), à propos de la perte des cheveux, parle d'achores malins

(1) *Opera omnia*, 5e, 121 et seqq.

(2) Περὶ ἀλοπεκίας (Fabricius).

(3) *Pharmacopœa*, lib. I.

(4) *Ad alopecias commoda medicam.* (Galien, 5e, p. 123.)

(5) *Primus de parabilibus liber.*

et rongeants, qui s'étendaient quelquefois à tout le cuir chevelu. Autant que peuvent avoir de valeur ces procédés hypothétiques à l'aide desquels on reconstruit la science par la tradition, il me semble démontré, et que les anciens connaissaient parfaitement le favus, et qu'ils en ont, sinon précisé, au moins signalé les traits les plus remarquables sous des types diffus dont le principal caractère était pour eux la perte des cheveux. Il est difficile de comprendre autrement l'importance particulière qu'ils attachaient à l'alopécie, l'idée même de honte et de déshonneur que comportait pour eux cette dénudation. S'ils ont omis de réunir ces traits pour en faire une forme distincte, cela tient à ce que, d'une part et au point de vue graphique, ils se préoccupaient seulement de la sécheresse et de l'humidité, laissant de côté les lésions élémentaires de l'éruption ou l'étude des produits secondaires; que de l'autre et sous le rapport de l'observation théorique et pratique, ils n'avaient pas saisi et mis en lumière le caractère essentiel du favus, c'est-à-dire la contagion. Ils ne voyaient dans les phénomènes de cette maladie que des ulcères ou des croûtes, un suintement ou un état sec et squameux, c'est-à-dire rien qui les distinguât des autres affections du cuir chevelu : mais ce qui les frappait par-dessus tout, c'était la perte des cheveux, succédant d'une manière fatale, irrémédiable à certaines formes particulièrement rebelles, et ils ont décrit surtout ce résultat avec une sorte d'horreur et un luxe d'indications thérapeutiques qui accusaient et la gravité du mal et l'intérêt qu'il leur inspirait. Sans faire comprendre tout ce que ces observations présentent de probable, il me suffira d'ajouter qu'aujourd'hui de tout es les éruptions du cuir chevelu, sans en excepter même les syphilides, il n'y a que le favus qui produise irrémédiablement l'alopécie.

La diffusion des traits qui appartiennent au favus se continua jusqu'à l'ère des Arabistes. On a cru voir dans le *sahafati* d'Avicennes (1) la première désignation un peu précise de la teigne moderne ; mais le prince de la médecine arabe a pris soin lui même de réfuter cette opinion : ainsi il définit le *sahafati* un ulcère mélancolique qui apparaît à la cuisse et devient la cause des varices : il y a loin de cette définition à la symptomatologie du favus. Ce qu'il est plus exact de dire, c'est qu'Avicennes avait, comme les Latins et les Grecs, ses prédécesseurs, signalé sous le type alopécique (2) tous les caractères plus ou moins certains qui se rattachent à la maladie faveuse ; ainsi, en s'occupant de la chute des cheveux, il la considérait dans certains cas, comme une maladie caractérisée tout d'abord par des ulcères corrosifs, par une *matière* particulière séjournant dans le cuir chevelu ; enfin il la combattait par ces topiques énergiques que la tradition nous a depuis longtemps fait connaître. Quoi qu'il en soit, c'est vers le XIIe siècle, qu'Estienne d'Antioche, traducteur des œuvres d'Haly-Abbas (3), mit en relief le terme barbare de *tinea* ou *teigne* qui devait servir plus tard à spécifier toutes les éruptions du cuir chevelu. Quelques étymologistes ont prétendu que le mot nouveau était un dérivé d'*Alvathim*, dont on aurait fait *thym*, puis *tima*, puis *ti-*

(1) *Op.*, t. II, 247.
(2) *Ibid.*, t. II, lib. IV, tract. I, cap. 5.
(3) Haly-Abbas. Lib. IV, *Practica*, cap. 13.

nea. Cette opinion, si improbable qu'elle paraisse, a été admise par un grand nombre d'auteurs, précisément peut-être à cause de son étrangeté; mais il est impossible de la regarder comme sérieuse à côté des opinions beaucoup plus simples, qui font provenir ce mot, ou de *tinea*, sorte d'insecte qui rongeait les étoffes, ou de *tenere*, tenir, à cause de l'opiniâtreté habituelle de la maladie qu'il servait à définir; toujours est-il qu'à partir de ce moment la dénomination de *tinea* fut admise par les auteurs qui s'occupaient des affections du cuir chevelu; on la retrouve dans Gordon (1), dans Roger de Parme (2), dans Arnaud de Villeneuve (3), mais surtout dans Guy de Chauliac (4), qui admit cinq espèces de teignes, au milieu desquelles il est assez difficile de reconnaître et surtout de préciser les traits qui appartiennent au favus. Dans cette classification dont j'ai déjà parlé (5), quelques auteurs ont cru que la *tinea lupinosa* devait être considérée comme l'équivalent de la teigne faveuse des modernes; ils se sont fondés surtout sur la dépression centrale des feuilles de lupin, dépression qui rappellerait celle des pustules faveuses; mais malgré cette probabilité, malgré l'autorité de Lorry (6), ne faudrait-il pas plutôt voir dans cette espèce toujours sèche le porrigo des anciens, c'est-à-dire, des éruptions essentiellement squameuses. J'ai pensé que c'était

(1) Gordonis *Chirurgia*.

(2) Rogerii *De chirurgia liber*. 1546.

(3) Arnoldi de Villanova *Opera omnia*. 1585. Édition de Nicolas Taurellus.

(4) Guidonis de Cauliaco *Chirurgia*, tract. VI.

(5) Voyez p. 66.

(6) *De morbis cutaneis*, p. 464.

surtout dans le *tinea ficosa* qu'on devait chercher des traits se rapportant au favus, et je me suis fondé, en cela, sur ce que de Gorris nous a appris à connaître de certaines variétés du sycosis ancien, surtout sur ce qu'Ambroise Paré (1), simplifiant plus tard la classification de Guy de Chauliac, avait fait de cette espèce la vraie teigne, celle qui fait le désespoir des médecins. Il faut bien reconnaître, du reste, que ces auteurs et presque tous ceux qui les ont suivis ne faisaient pas de l'alopécie ou quelquefois même de l'incurabilité le caractère distinctif de cette forme plutôt que de telle autre; mais qu'ils attribuaient volontiers ce triste privilége à toute espèce de teigne, pourvu qu'elle fût ancienne et invétérée; c'est ce qui avait fait dire à Roland (2) qu'il divisait le type *tinea* en deux genres, la teigne curable et la teigne incurable. Cette division si commode se retrouve dans la plupart des auteurs du moyen âge; elle a été admise avec quelques variantes, par Hafenreffer (3), par Guyon (4), par Liébaut (5), et, si peu précise qu'elle fût, elle accusait cependant, pour la pratique, l'appréciation d'une *vraie teigne* qu'il fallait distinguer de toutes les autres formes. Cette distinction n'était pas nouvelle d'ailleurs, puisqu'Avenzoar (6) l'avait discutée à propos du diagnostic entre la *sahafati* et la *tinea*: on le retrouve

(1) *OEuvres*, nouvelle édition de M. Malgaigne, Paris, 1840, t. II, p. 406.

(2) Rolandi *De chirurgia liber.*

(3) *Loc. cit.*

(4) *Miroir de beauté*, p. 16.

(5) *Loc. cit.*

(6) *Practica*, tract. IV, p. 4.

à chaque pas dans Lorry (1), dans Vincenzio Chiarugi (2), fondée surtout sur le résultat alopécique qui, à défaut d'autres caractères, servait à indiquer le favus.

Cette confusion dura jusqu'à Alibert (3) qui organisant le désordre, tout en acceptant les principes de ses devanciers, fit de la teigne faveuse la vraie teigne, mais qui, complétant son histoire, mit en relief les caractères vrais et surtout la contagion de cette maladie jusque-là si obscure, si diffuse.

A partir de ce moment, la symptomatologie du favus fut parfaitement individualisée, malgré la confusion que tendait à jeter sur ce point de la pathologie la classification de Bateman (4), qui fit probablement du *porrigo lupinosa* la *vraie* teigne, sans d'ailleurs signaler le phénomène qui la caractérise le mieux, c'est-à-dire l'alopécie. Les travaux des imitateurs d'Alibert n'ajoutent rien aux progrès que l'illustre professeur avait fait faire à cette partie de la science : un seul pas restait à faire, et Biett, rompant enfin avec la routine, rejeta toutes les fausses teignes et n'admit plus qu'un seul type, le *porrigo*, qu'il divisa en deux variétés, que l'expérience et l'observation ont fait maintenir, quoique sous des titres différents : c'étaient le *porrigo favosa* et le *porrigo scutulata*.

Quant à la nature du favus, ce point est peut-être plus obscur encore que son histoire. Les anciens con-

(1) *Loc. cit.*

(2) *Della malattie cutanea*, etc. 1807.

(3) *Loco citato.*

(4) *Loc. cit.*

sidéraient cette maladie comme le résultat d'une humeur ou mélancolique ou aduste qui, par sa persistance, finissait par altérer et détruire le cheveu lui-même. Cette théorie s'est perpétuée jusqu'à nous, et au commencement de ce siècle on regardait généralement le favus comme une éruption purulente, siégeant dans le bulbe : c'était l'opinion de Duncan, d'Underwood et aussi d'Alibert, qui avait, sur ce point, accepté les idées courantes en leur ajoutant seulement le pittoresque de ses descriptions. Ce système était fondé surtout sur l'alopécie qu'il n'était pas possible d'expliquer autrement que par une lésion de l'organe chargé de la sécrétion même du poil. Cependant Murray, s'appuyant sur l'autorité de Sauvages, avait, mieux éclairé par l'anatomie, placé le siége du favus dans les follicules sébacés (1) : d'un autre côté, M. Mahon, adoptant cette hypothèse, lui donnait la sanction de sa pratique étendue, et jetait les bases d'une véritable histoire du favus en repoussant l'antique doctrine de la teigne pustuleuse.

En 1831 (2) M. Baudelocque reprenant les données admises et présentées par M. Mahon, les précisait plus nettement encore, bien qu'il n'ait fait que continuer l'erreur de ses devanciers, en plaçant le développement de la matière faveuse dans le follicule même. Mais il y avait désormais deux points très importants acquis à l'observation : d'une part la connaissance d'une matière

(1) *De medendæ tineæ capititatione poralipo mena.* Gœttingue, 1783.

(2) *Recherches anatomiques et médicales sur la teigne faveuse.* (*Revue médicale*), 1831.

particulière, sécrétée dans l'appareil pilifère, et de l'autre, la négation d'une *pustule* proprement dite, comme préexistant au favus.

Pour nier la pustule, M. Mahon s'était fondé surtout sur ce que le *tubercule faveux*, comme il l'appelait, n'était jamais liquide : M. Baudelocque me paraît avoir été mieux inspiré dans son système de la formation du favus : « Je suppose, dit-il, un follicule pilifère *atteint de cette modification vitale;* la *matière qu'il sécrétera* s'appellera faveuse; elle remplira sa cavité, s'y concrétera, formera un *tubercule.* La sécrétion continuant à se faire, le liquide se desséchera autour du petit tubercule déjà formé, augmentera son volume, et bientôt la cavité folliculeuse se trouvera remplie, puis distendue, etc. »

Plus loin il dit qu'il a vu souvent les *pustules* admises par Lorry, Bateman, Biett et M. Rayer, mais que *dans aucun cas*, il n'a observé de favus, consécutif à leur rupture.

Comme nous le voyons, on avait substitué au terme de *pustule* celui de *tubercule :* ce choix était-il heureux et exprimait-il bien le changement fait dans les idées? le doute est au moins permis à cet égard. Quoi qu'il en soit, de nouvelles recherches furent faites par M. Letenneur, interne de Biett à l'hôpital Saint-Louis, et devinrent le sujet de sa thèse inaugurale (1). M. Letenneur entreprit de démontrer que l'on s'était trompé jusqu'alors, en plaçant le siége du favus dans la cavité du follicule, tandis qu'il était évidemment à l'extrémité du canal pilifère. Non seulement M. Le-

(1) *Quelques recherches sur le favus.* Thèse. Paris, 1839.

tenneur réussit victorieusement à établir cette vérité; mais il a complété l'histoire anatomique du favus, et son travail peut être considéré comme une des plus intéressantes études de cette bizarre et mystérieuse maladie.

Il se trouvait conduit naturellement par le fait même de ses recherches au dernier mot de cette affection. C'est au moins ce qui semble résulter du passage suivant : « Quelle est donc la source *de ce liquide faveux* sécrété précisément là où devrait être versée la matière grasse qui, dans l'état normal, forme un enduit aux cheveux? Ne serait-on pas porté à penser que, dans la teigne, sous l'influence d'une cause spéciale, il y a altération de ce produit de sécrétion et transformation de ce produit en une substance nuisible, douée de propriétés contagieuses, qu'en un mot, les parties malades dans la teigne seraient les petits cryptes, disposés régulièrement autour du goulot des follicules pileux. *J'ai entendu plusieurs fois M. Biett* professer cette opinion qui me paraît très vraisemblable, et à laquelle on est conduit par l'observation et le raisonnement : elle a du reste beaucoup de rapport avec les idées émises par Sauvages, Murray, M. Mahon... »

La théorie de ce dernier sur la formation du favus, les recherches anatomiques de M. Baudelocque avaient fait faire un grand pas à la science d'observation : M. Letenneur, en déterminant la véritable source de la sécrétion faveuse, complétait une démonstration si heureusement commencée déjà : comment s'est-il fait cependant qu'en touchant de si près à la vérité, il ait admis de nouveau des *pustules?* Il est bien vrai que cet auteur séparait certaines pustules qui ne deviennent jamais faveuses, et qui n'ont aucune connexion immédiate avec la base des cheveux, d'autres pustules qui prennent constamment et en peu de temps l'aspect faveux; mais il ajoute : « Toutes les croûtes sont-elles précédées par une pustule? l'analogie et le raisonnement me portent à répondre par l'affirmative... » (Page 10.) Plus loin, et à la même page, décrivant la pustule faveuse, il dit qu'elle est exactement arrondie, formée par l'accumulation, sous l'épiderme, d'une petite quantité de *pus d'un blanc jaunâtre*, ne différant pas sensiblement du pus *phlegmoneux*. Cette hypothèse était un démenti donné à la doctrine de MM. Mahon et Baudelocque; mais elle constituait tout simplement une erreur. Le godet faveux n'est pas une pustule : S'il y a, au début, sécrétion d'une matière grasse, *liquide*, il n'y a jamais de pus. Ce n'est que dans certains cas, tout exceptionnels et qui appartiennent à une variété du favus, *variété bâtarde*, si je puis m'exprimer ainsi, qu'on rencontre en effet, mais très rarement, un peu de pus surmontant le godet faveux. Mais ces faits constituent, je le répète, une exception qui a échappé jusqu'à présent aux observateurs, et le favus, dans toute sa pureté, ne présente aucun caractère que l'on puisse appeler pustuleux. Je reviendrai tout à l'heure sur ce point, mais je ne puis quitter l'important travail de M. Letenneur sans reconnaître et sans dire qu'il prouve surtout une chose qu'ont vainement niée des esprits superficiels, c'est que, si la connaissance du siége anatomique des maladies de la peau n'est pas la seule raison de leur nature, elle est presque toujours le guide le plus sûr pour arriver à la vérité sur ce point souvent si obscur, si difficile. Après tant d'hésitations, tant d'erreurs aussi, nous devons à cette connaissance le secret de ces *favi* restés si longtemps impénétrables.

Mais le même progrès qui jetait une si vive lumière sur l'histoire de la *teigne* allait devenir une arme contre toutes les vérités acquises à l'observation. La négation de la *pustule faveuse* a servi et sert encore de principal argument aux partisans d'une opinion importante, qu'il me reste à examiner, et qui consiste à regarder le favus comme un parasite végétal.

Tout le monde connaît aujourd'hui ce système qui, appuyé surtout sur le microscope, tend à substituer, pour toutes le maladies de la peau, le *morbidisme végétal*, si je puis dire ainsi, aux phénomènes pathologiques que l'expérience nous a appris à voir dans ces affections. Cette doctrine, florissante surtout en Allemagne, ne doit nous occuper, en ce moment, qu'au point de vue du favus, qui est d'ailleurs, il faut bien le reconnaître, l'objet de toutes ses prédilections.

La théorie du végétal de la teigne a été émise en France par M. le docteur Gruby (1) dans un mémoire présenté à l'Académie des sciences en 1841 ; étayée des travaux de quelques savants célèbres, de Muller (2), de Vogel (3), elle a été surtout défendue à Berlin par M. Remack (4), à Paris par M. Lebert (5) ; enfin nous

(1) *Compte rendu des séances de l'Académie des sciences*, p. 72. 1841.

(2) *Archives de physiologie*, Berlin, 1842, p. 201.

(3) *Anatomie pathologique générale*, trad. par A.-J.-L. Jourdan. Paris, 1847, p. 391.

(4) *Diagnost. und pathologische, untersuchungen*, p. 193.

(5) *Physiol. pathologique*, Paris, 1845, t. II, p. 477.

en devons une connaissance exacte et complète à M. Ch. Robin qui nous en a donné une monographie aussi complète qu'intéressante (1).

Si nous en croyons M. Robin, le favus, *mycoderme de la teigne* (Gruby), *achorion Schonleinii* (Remack), *oidium Schonleinii* (Lebert), renferme les trois éléments essentiels à la formation de tout champignon. 1° « Le *mycelium* formé de tubes cylindriques, flexueux, courbés, simples, ramifiés en fourches, deux ou plusieurs fois, non cloisonnés ni articulés, ayant 4 millimètres environ de diamètre, lequel est uniforme dans toute la longueur des tubes... dont les bords sont simples, nets, foncés en couleur, et la cavité transparente, sans granulation à l'intérieur... » 2° les *réceptacles* et *sporidies* ou *sporanges*, organes supposés de reproduction, « tubes à spores des auteurs, semblables aux précédents, moins flexueux, vides dans une partie de leur étendue et contenant, dans le reste, de petites granules ayant de 1 à 2 millimètres... » 3° les *spores*, ayant, en général, une forme ronde ou ovale, à bords nets, très marqués. « Les plus petites ont de 3 à 4 millimètres; les plus larges de 5 à 6 millimètres; leur longueur peut, pour les plus grosses, aller de 7 à 10 millimètres. Il en est de sphériques qui ont jusqu'à 7 millimètres. L'eau et l'acide acétique ne font éprouver aucun changement à ces tubes. Leur intérieur est homogène, réfracte assez fortement la lumière. En examinant alternativement le centre des spores, on y aperçoit comme une très fine poussière de granules moléculaires, douées d'un mouvement brownien très vif, qui n'a

(1) *Des végétaux qui croissent sur l'homme et sur les animaux vivants.* Paris, 1847, p. 5.

lieu, qu'autant qu'on a ajouté de l'eau entre les verres du microscope... »

L'appréciation de ces éléments du favus végétal nécessite, dit M. Robin, l'emploi du microscope : mais, ajoute-t-il, « ces faits sont si faciles à constater, quand on a réellement des favus entre les mains, qu'il est inutile de chercher à réfuter longuement ceux qui s'appuient, pour les rejeter, sur les illusions causées par le microscope. C'est en effet le seul argument qu'ils apportent, mais sans aucune description de cette illusion et de ce qui la cause; en sorte que l'illusion paraît être tout entière de leur côté, et elle est due à ce que plusieurs ont observé les croûtes de la teigne et non les favus, ou peut-être n'ont pas mis à ces recherches tout le soin qu'elles exigent. »

Assurément, quand on lit avec toute l'attention qu'ils méritent, les résultats de travaux aussi importants que ceux auxquels se sont livrés les partisans du favus végétal; quand on médite sur la monographie si consciencieuse de M. Robin, sur les recherches que M. Lebert a consignées une fois déjà en 1845 (*Phys. path.*), qu'il a de nouveau développées avec tant de netteté et de précision, dans son remarquable ouvrage sur les scrofules (1), on doit éprouver quelque étonnement, sinon quelque peine, à se trouver en désaccord, sur un point important, avec des esprits aussi distingués. Telle est cependant la position où je me trouve, et que de puissantes convictions m'obligent à accepter et à défendre.

(1) *Traité pratique des maladies scrofuleuses et tuberculeuses.* Paris, 1849.

C'est à peine si j'ose parler de mes essais d'analyse microscopique; car je dois reconnaître en toute humilité que, sous le rapport de la précision et de la certitude, ils ne peuvent entrer en parallèle avec ceux des spécialistes, mes honorables confrères. Cependant à l'aide du microscope d'Audouin lui-même, j'ai vu ce que les micrologues appellent les spores; je les ai vues plusieurs fois, surtout avec M. Ad. Brongniart, de l'Institut; mais je les ai cherchées vainement un plus grand nombre de fois, et je me crois autorisé à conclure de mes recherches que la constatation de ces spores n'est pas toujours aussi facile qu'on le laisse supposer. Je n'attache, bien entendu, aucune importance à cette remarque, comme je ne veux tirer aucune induction de la différence des résultats obtenus par les micrographes, et par suite, de leurs opinions même. Je tiens les faits signalés par MM. Gruby et Ch. Robin comme des résultats positifs, acquis à la science; mais, si l'on rejette le mot *illusion*, auquel on est si sensible, je puis bien dire qu'il n'y a jusqu'ici rien autre chose que les données écloses dans le champ du microscope.

Or là est le point capital du litige; car, sans rappeler ici les tentatives d'inoculation qui devaient tout prouver et qui sont restées stériles; sans exposer que la chimie n'a pas dit encore le dernier mot qu'on lui demande sur la nature végétale de ce champignon; que l'on attend encore cette sanction que l'Académie ne donne pas, je me crois fondé à déclarer, prenant ces résultats pour ce qu'ils sont, c'est-à-dire pour des faits d'analyse microscopique, qu'ils sont impuissants à lutter contre la série de phénomènes tout vitaux que j'ai à leur opposer, contre les faits de physiologie animale, si je puis dire ainsi, que l'observation nous apporte chaque jour, et que je ne puis accepter, contre une conviction toujours debout, la théorie de la nature végétale du favus.

Mais, avant d'exposer ici ces phénomènes, dont je viens de parler, il importe d'examiner quelques arguments à l'aide desquels on a cru devoir appuyer cette doctrine d'un végétal parasite.

M. Lebert, argumentant de l'opinion qui considérait le favus comme une affection pustuleuse, se fonde, pour soutenir sa théorie, sur la différence qu'il y a entre ce qu'il appelle le champignon favique et une véritable pustule (1)..... « On peut, dit-il, énucléer le champignon, sans qu'aucune adhérence directe le lie au creux du derme, dans lequel il est comme enclavé...; jamais, au contraire, on n'énucléerait intacte une pustule : on en peut vider l'intérieur, mais la base fait partie intégrante de la peau... »

Cette proposition est d'une exactitude rigoureuse; nous reconnaissons avec MM. Mahon et Baudelocque que les *favi* ne sont pas, à proprement parler, des pustules, qu'il n'y a pas de collection de pus. Mais que prouve cette proposition en faveur de l'hypothèse d'un végétal parasite, sinon qu'on s'était trompé sur la nature de la lésion élémentaire du favus, et qu'au lieu d'une collection purulente, d'un résultat de l'inflammation, il y a hypersécrétion d'une matière *particulière*, épaisse, *liquide* au début. Mais, si nous poussons plus loin la comparaison commencée par les micrologues, nous verrons que l'argument invoqué par eux n'est rien moins que favorable à leur système. En effet, la matière sécrétée dans le

(1) *Physiologie pathologique*, Paris, 1845, t. II, p. 477.

favus peut s'accumuler au point de distendre l'extrémité du conduit pilifère, de manière que le *caillot* soit limité et contenu, à la circonférence, par l'épiderme : aussi ne sont-ce pas seulement quelques feuillets épidermiques ou parfois des croûtes minces et exactement accolées au rebord du petit champignon qui réunissent le bord du favus à la peau : il y adhère fortement par la continuation de l'épiderme qu'il faut détruire pour énucléer le favus. Cela est si vrai, que M. Lebert lui-même, observateur exact et judicieux, a dit, à propos de cette circonstance très importante, que : *dans le principe les favi sont recouverts par l'épiderme, dont on détache des lamelles en les enlevant.* Comment, je le demande, expliquer cet enchâssement du favus dans l'épiderme, si l'on ne doit le considérer que comme un parasite *déposé* sur la peau? Il est vrai de dire que cette enveloppe externe, qui trouvera son explication toute naturelle, quand nous examinerons la véritable nature et la formation du favus, est au moins très gênante pour les micrologues. Pour s'en convaincre, il suffit de lire la manière embarrassée dont en parle M. Ch. Robin (1)... « Je n'ai rien trouvé, dit-il, dans les descriptions du champignon, qui pût correspondre à cette couche externe, lisse, du favus, et qui doit être traversée par les matériaux qui arrivent au *mycelium* afin de fournir au développement de la plante; peut-être doit-on la considérer comme une partie accessoire du *mycelium*, et se formant à mesure que celui-ci se développe. » Au lieu de cette accumulation d'hypothèses, n'était-il pas plus facile de reconnaître que cette enveloppe était tout simplement de l'épi-

(1) *Loc. cit.*, p. 8.

derme? Mais alors que devenait la doctrine du champignon?

L'absence de tout caractère pustuleux est donc pour cette doctrine un argument au moins inutile. Est-elle plus heureuse avec celui qu'elle prétend tirer du siége de la maladie? On dit que si le favus se développe plus particulièrement sur le cuir chevelu, il peut se manifester sur toutes les parties du corps, la face, les épaules, le conduit auditif, et même sur le prépuce et le gland : et de cette exception on a conclu que le favus n'est pas une lésion de la sécrétion nécessaire au poil. Je n'ai jamais vu de favus sur le gland; mais je ne veux pas me servir de ce moyen de négation dilatoire, car en admettant le fait vrai, il resterait à établir si le favus ne trouve pas, même dans cette région, les conditions nécessaires à son développement. Mais l'état de nos connaissances anatomiques permet de dire que tous les autres siéges exceptionnels énoncés sont évidemment aussi le siége du poil, et que par conséquent ils ne prouvent rien pour la supposition d'un végétal parasite, comme ils n'infirment nullement notre théorie sur la nature et la formation du favus.

Pour en finir avec ce point, qu'il me soit permis d'opposer, aux déductions de la micrographie, deux faits d'observation toute pratique. Ce qui prouve que le favus ne se développe pas indifféremment là où il n'y a pas de poil, c'est d'abord, qu'une fois le cheveu détruit, ou le conduit pilifère oblitéré par une cicatrice, *il ne se forme plus jamais de favus sur le point cicatrisé,* bien que quelquefois ce point soit entouré de toutes parts par des croûtes faveuses : ensuite il est bien remarquable qu'à son début, et si peu perceptible qu'il soit, le favus est traversé à son centre par un cheveu. Cette dernière circonstance est si indispensable à son existence ; il est si sûr que le favus se développe nécessairement, non pas où tombent les spores, mais là où est le poil, que les autres points de la peau présentant des poils moins forts qu'au cuir chevelu sont aussi le siége de phénomènes faviques moins graves. Si d'ailleurs le favus pouvait se manifester là où n'existent pas de poils, comment expliquer alors la dépression centrale, caractère pathognomonique du godet faveux, et qui trouvera bientôt son explication toute naturelle? Enfin, en admettant que les phénomènes tout vitaux de l'inflammation puissent être considérés comme symptomatiques de la présence prolongée d'un corps étranger, comment expliquer avec cette hypothèse la terminaison fatale du favus, cette alopécie avec cicatrices à la peau et oblitération du conduit pilifère?

En définitive, les micrographes qui se vantent qu'on n'ait à leur opposer aucun argument sérieux n'ont, en réalité, pour étayer leur système, que les résultats de l'observation microscopique. Voyons maintenant ce que leur opposent les recherches anatomiques, l'observation clinique, et, si je puis dire ainsi, la physiologie de la maladie faveuse.

« A l'orifice externe du canal pilifère existe une série de petits cryptes (1), disposés en rayons autour du poil. Ces cryptes, dont il est difficile de constater l'existence chez l'homme, sont très évidents autour des gros poils de quelques animaux. Ils sécrètent un liquide gras qui a beaucoup de rapport avec la ma-

(1) Je les ai signalés en parlant de l'anatomie du poil, p. 42.

tière fournie par les follicules sébacés, et qui forment aux poils un enduit auquel ceux-ci doivent leur lustre et leur souplesse. Ces cryptes, par leur siége et leur disposition régulière, diffèrent des follicules sébacés ordinaires; cependant, sous le rapport des fonctions, on trouve entre eux la plus grande analogie, car les premiers sont pour les poils ce que les seconds sont pour l'épiderme. »(Letenneur, *loco citato*, p. 8 et 9.)

Ce point posé, c'est à l'endroit même occupé par ces cryptes, à l'extrémité du conduit pilifère, que se développe le favus, débutant par un petit point jaune, *liquide*, gras, enchâssé dans la peau et traversé au centre par un cheveu. Ce liquide augmente rapidement de consistance : en vingt-quatre heures, quelquefois en moins de temps, surtout quand la maladie est déjà ancienne, il se concrète; les couches excentriques se sèchent de plus en plus ; le point central en contact avec le cheveu reste, sinon toujours, au moins plus longtemps liquide, plus humide, plus jaune. Au fur et à mesure de l'accumulation incessante de cette matière faveuse, l'épiderme se distend, se prête, s'élargit tout en continuant à la contenir, si bien qu'à la circonférence il forme une véritable membrane qu'il faut détruire pour enlever le *caillot*. En même temps, il se forme une dépression centrale produite par la résistance qu'oppose le cheveu. Et sous l'influence de cette triple action, l'augmentation excentrique de la matière faveuse, l'élargissement de l'épiderme à la circonférence, et la dépression centrale produite par le cheveu entraînant la partie d'épiderme qui recouvre la partie supérieure, le godet s'établit, et la matière grasse, en se concrétant, prend et conserve la forme arrondie, aplatie et ombiliquée à la partie supérieure externe, et convexe avec un épaississement des bords à la partie interne.

Si au bout de quelques jours on veut énucléer le favus, il faut, pour cela, arracher le cheveu et détruire l'épiderme très adhérent à la circonférence; on enlève une espèce de petit *gâteau*, toujours très humide et gras à la face interne, qui est convexe, et présente une ouverture que l'on voit se perdre en un petit prolongement qui s'enfonce encore un peu dans l'extrémité du conduit pilifère. Au-dessous, la peau recouverte par le godet est rouge, grasse aussi, et offre une dépression qui ne tarde pas à disparaître; la peau reprenant pour ainsi dire son niveau, ce que l'on comprend très bien en réfléchissant que cette dépression n'était que le refoulement produit par cette espèce d'ampoule que forme la distension exagérée de l'orifice externe du canal pilifère, ampoule fermée au centre par le cheveu.

Si le godet faveux poursuit sa marche sans entrave, il arrive un moment où le cheveu, ayant perdu ses moyens de protection et de conservation, est arraché facilement : l'épiderme distendu outre mesure se brise, surtout à la partie supérieure et même aussi dans quelques points de la circonférence, principalement quand plusieurs godets se sont rejoints et confondus dans leur développement excentrique. Dans la plupart des autres points, au contraire, l'épiderme reste très adhérent, et la matière faveuse, de plus en plus desséchée, se brise elle-même et se répand sur le cuir chevelu en débris semblables à des parcelles de mortier pulvérisé.

Le cheveu, qui a perdu, comme je le disais tout à l'heure, ses conditions de conservation, devient sec, lanugineux, grêle ; il tombe, et c'est surtout alors que le godet faveux devient plus libre, se brise, etc.

Cette évolution du godet faveux ne s'accomplit pas d'ailleurs sans une série de phénomènes tout vitaux, sans inflammation. Le point faveux, au début, bien enchâssé dans l'épaisseur de la peau, est entouré d'une aréole rouge, souvent très vive et même douloureuse. Quand l'éruption est confluente, il y a douleur dans tout le cuir chevelu, souvent de la sensibilité dans le col, des engorgements ganglionnaires. Plus tard, il se développe des pustules impétigineuses autour des godets faveux ; quelquefois, quand la maladie est ancienne, on en observe à l'extrémité du conduit pilifère, où elles alternent avec la sécrétion favique. Il arrive même, dans une forme particulière du favus, qui semble être à la fois et une inflammation simple de l'extrémité du conduit, et une inflammation spéciale faveuse ; il arrive, dis-je, qu'on observe à la fois des phénomènes et d'inflammation pityriasique, et d'inflammation impétigineuse, et de sécrétion favique. Enfin, à la longue et au-dessous de la croûte faveuse, mais seulement là, il s'établit un travail hypérémique manifeste, puis une véritable phlegmasie qui, jointe à la destruction de l'épiderme et de l'extrémité du conduit pilifère, se termine en une inflammation adhésive, et par l'oblitération du conduit. C'est ainsi que se manifeste l'alopécie, dernier terme du favus.

Tels sont les phénomènes qui caractérisent le développement du favus, phénomènes appréciables à la loupe et aussi à l'œil nu.

Si maintenant nous ajoutons que ces phénomènes, bien que dans la plupart des cas amenés par la contagion, peuvent se développer spontanément ; que cette spontanéité est si puissante, qu'Alibert se croyait fondé à nier et rejetait complétement la contagion du favus ; qu'on a vu leur disparition brusque être suivie d'accidents graves ; que, dans ce moment même, j'ai sous les yeux, dans mon service à l'hôpital Saint-Louis, un enfant atteint du favus qui a été pris d'une variole assez discrète et chez lequel un grand nombre de croûtes faveuses ont disparu complétement là où se sont formées des pustules varioliques ; que cent fois j'ai vu des *caillots* énormes de favus se délayer complétement sous l'influence des cataplasmes et former un liquide épais au milieu duquel on ne retrouvait plus la moindre trace d'un corps solide ; que, longtemps après leur disparition, les croûtes faveuses laissent des empreintes rouges et profondes, nous aurons répondu suffisamment, je crois, aux objections des micrographes, et nous serons fondé à voir dans le favus, non pas un corps étranger, un végétal parasite, mais une série de phénomènes vitaux bien distincts, et de sécrétion, et d'inflammation.

Il nous reste à rechercher maintenant ce que peut être cette matière faveuse, qui présente en effet, et comme l'a dit M. Ch. Robin, des caractères tout particuliers.

Tout d'abord, et bien assurément, ce n'est pas là une sécrétion purulente, un produit ordinaire de l'inflammation : c'est évidemment le résultat d'une lésion de sécrétion qui n'est pas d'ailleurs sans analogue. Il existe, dans la pathologie cutanée, une maladie très curieuse, connue sous le nom d'*acne*: elle a son siége dans les follicules sébacés, chargés, au profit de l'épiderme, de fonctions analogues à celles que nous avons attribuées, à l'endroit des poils, aux cryptes placés à l'extrémité du conduit pilifère. Or il y a une variété de cette acné, décrite et connue sous le nom d'*acne sebacea*, dans laquelle il y a hypersécrétion de cette matière grasse, qui tantôt distend le follicule, tantôt se répand au dehors, quelquefois avec une abondance telle, qu'elle forme une croûte noirâtre, grasse, d'une apparence très particulière aussi, qui peut se durcir au point d'en avoir imposé à des observateurs expérimentés pour un symptôme ichthyosique. Eh bien, entre cette variété et le sujet qui nous occupe, l'analogie est complète.

Il y a, dans le favus, hypersécrétion de cette matière huileuse, inappréciable à l'état normal où elle est destinée à lubrifier le cheveu, à lui donner son éclat et sa souplesse, à le préserver de l'influence des agents physiques, et qui, dans l'état morbide, sous l'empire d'une cause qui nous échappe, est sécrétée en telle abondance, qu'elle distend l'extrémité du conduit pilifère, et finit par se répandre sur le cuir chevelu de la manière et sous la forme que j'ai dites. Survient-il dans la nature du liquide sécrété une modification plus ou moins importante? Quelle est cette modification? Ce sont là autant de questions que, dans l'état actuel de nos connaissances, il est impossible de résoudre. Mais de ce qui précède, de ce qui nous est acquis, nous pouvons conclure que là où il n'y a pas de poil, il n'y a pas, il n'y a plus de sécrétion; que dès lors il n'y a pas, il n'y a plus de favus.

Le résultat des recherches de M. Letenneur sur l'état du cheveu en dedans et en dehors du godet faveux confirmerait au besoin cette déduction rigoureuse :

« Lorsque, dit-il, au moyen de coupes faites sur le cuir chevelu, on vient à découvrir les cheveux dans tout leur trajet, on voit que, depuis leur origine dans le fond du follicule, jusqu'au point où ils sont embrassés par la croûte faveuse, ils sont aussi colorés, aussi gros que ceux qui n'ont pas été soumis à l'influence de la maladie : on ne remarque entre eux aucune différence à l'œil nu, ou à la loupe. Les bulbes eux-mêmes, examinés dans leurs points correspondants aux parties saines et aux parties malades, présentent absolument les mêmes caractères. Ce n'est qu'à l'extérieur, dans leur partie libre, et dans l'épaisseur des croûtes, que les cheveux sont ainsi flétris et subissent cette sorte d'atrophie. » (*Loc. cit.*, p. 15.)

En déduisant toutes les conséquences de l'analogie que j'établis en ce moment entre le favus et l'acné, on arrive même à se rendre compte des phénomènes qui constituent cette variété si remarquable du favus, décrite sous le nom de *porrigo scutulata*, le *favus en cercles*. En effet, dans cette forme, il se passe quelque chose d'analogue à ce que l'on observe dans l'*acne indurata*, ou mieux dans l'*acne rosacea*, c'est-à-dire que là l'hypersécrétion de la matière faveuse n'est pas toute la maladie. Il y a en même temps, quelquefois même à titre principal, une inflammation de l'extrémité du conduit pilifère, inflammation traduite par des pustules véritables, et par des écailles que l'on voit exister parmi les godets faveux, ou alterner avec eux. Je trouve ici d'ailleurs l'occasion de faire remarquer que cette variété du favus est toujours moins grave; qu'elle altère moins le cheveu, qu'elle est plus rarement suivie d'alopécie.

En résumé, et comme déduction logique des diverses propositions que je viens d'établir, le favus n'est point un champignon, un végétal parasite : c'est une maladie composée de phénomènes d'inflammation et de sécrétion anormale, et dans laquelle on retrouve, pour démontrer cette vérité, les conditions ordinaires de physiologie pathologique :

Le favus est une lésion de sécrétion (1).

Il a son siége à l'extrémité du conduit pilifère.

Il est constitué par une hypersécrétion du liquide contenu dans les cryptes destinés à lubrifier le poil.

Il est accompagné de phénomènes d'inflammation.

Enfin, là où il n'y a pas de poil, il n'y a pas de favus.

§ 2. Le favus est une inflammation spéciale, avec hypersécrétion, de l'orifice extérieur du conduit pilifère : c'est une maladie contagieuse, ayant pour siége principal le cuir chevelu, et caractérisée par un petit épanchement sous l'épiderme, et autour du cheveu, d'une matière jaune qui se concrète de bonne heure, et se convertit en un godet arrondi, déprimé au centre; enfin elle tend à produire une alopécie permanente.

L'éruption faveuse débute par un petit point jaune entourant le cheveu, qui le traverse à son centre,

(1) Dès l'année 1843, je définissais ainsi le favus dans mes Leçons sur les maladies de la peau, à l'École de médecine, ouvrage dont il paraît 5 livraisons in-fol., avec planches coloriées.

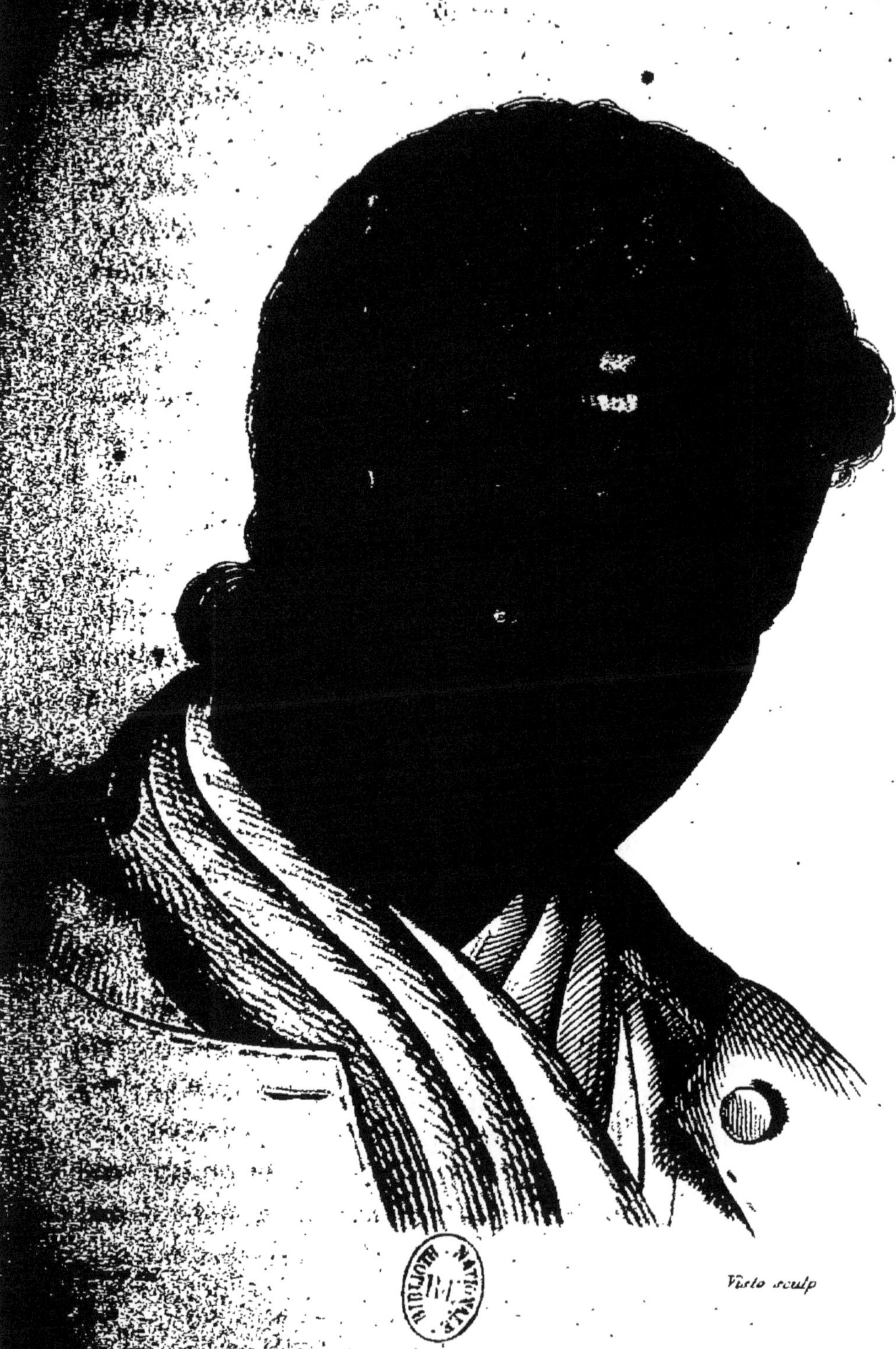

FAVUS DISSEMINÉ.

situé sous l'épiderme et enchâssé évidemment dans la peau. Si l'on détruit l'épiderme, il est facile de voir que ce point est constitué par une collection de matière grasse, liquide, assez fortement adhérente au cheveu. Autour de ce petit point, dont le diamètre est ordinairement celui d'une tête d'épingle, on remarque une aréole rouge, souvent très prononcée, surtout quand le cuir chevelu est depuis longtemps malade, et qu'il est fortement dégarni de cheveux. Cette aréole s'affaiblit ordinairement vers le troisième ou le quatrième jour de l'éruption.

Le lendemain, quelquefois au bout de quelques heures seulement, le liquide s'est épaissi, concrété, et, vers le quatrième jour à peu près, converti en une petite croûte qui offre une dépression centrale, manifeste dès le premier moment, mais qui prend de plus en plus la forme en godet.

Ces croûtes augmentent lentement de volume; elles sont plus ou moins nombreuses. Aussi la maladie se présente-t-elle sous des aspects bien différents. Si les croûtes sont isolées, elles offrent alors tous les caractères du favus, que l'on peut appeler le type du genre. Elles sont bien arrondies, creusées en forme de cupules avec un relèvement des bords toujours facilement appréciable. Leur diamètre dépasse rarement 1 centimètre en étendue; traversées à leur centre par un cheveu, elles ont une couleur d'un jaune que l'on pourrait appeler spécial, et qui a été souvent bien appréciée: Guyon (1) la comparait à celle de la terre de four; en général, cette coloration est d'un jaune comme safrané,

(1) *Le miroir de beauté*, p. 16.

d'autant plus blanchâtre que la croûte est plus ancienne. Ce qu'il y a de bien remarquable, c'est que le centre conserve surtout, et le plus longtemps, de l'humidité, et que les croûtes se sèchent de plus en plus à la circonférence, tout en conservant leur forme caractéristique.

A mesure qu'elles se forment et se développent, les croûtes faveuses s'élèvent au-dessus du niveau de la peau; elles la dépassent enfin de quelques millimètres et se présentent alors avec un rebord épais, plus blanc que le centre.

Si, au contraire, les croûtes sont confluentes, il arrive alors qu'elles se touchent par quelques points de leur circonférence, qu'elles se confondent dans certaines de leurs parties, tandis que le reste conserve et offre encore la forme arrondie et cupulaire du godet primitif. Tant que cette dernière circonstance existe bien manifeste, la maladie ne perd encore qu'incomplétement son caractère pathognomonique : il n'en est plus de même quand l'éruption, le plus souvent très ancienne, est constituée par une véritable masse croûteuse qui enveloppe quelquefois le cuir chevelu tout entier. Les croûtes, confondues par tous les points de leur circonférence, se brisent de manière à former de larges plaques irrégulières, sans forme arrêtée, sans autre caractère qu'un aspect de sécheresse, de pulvérulence très remarquable. Il peut arriver encore que l'on retrouve çà et là quelques points intacts que l'on reconnaît à quelque reste de croûte affectant encore la forme circulaire, à l'aspect lisse et jaune de la surface, accusant la persistance, dans ce point, de l'enveloppe épidermique; mais ce reste, exceptionnel d'ailleurs, touche à des débris confus, sans forme, j'allais dire presque sans couleur. Partout les croûtes sont changées en une sorte de poussière sale qui se répand de tous côtés, laissant çà et là des creux et des vides irrégulièrement semés au milieu de cette masse croûteuse, qui emprunte un caractère si distinct, si spécial pour ainsi dire, à la couleur, à l'aspect général de ces plaques que traversent encore quelques cheveux pâles, comme décolorés; à l'existence, au milieu de toutes ces ruines de la maladie première, de godets ou plutôt de fragments de godets apparaissant çà et là, et surtout à ces sillons largement creusés dans cette calotte informe et que remplissent des débris semblables à du plâtre desséché et tombé des vieux murs. C'est alors que la tête exhale une odeur repoussante, qui a quelque chose de caractéristique et que l'on a comparée à celle de l'urine de chat; c'est alors aussi que l'on voit des poux pulluler en grand nombre au milieu de ces croûtes défigurées.

Si la maladie est moins confluente et si l'on fait tomber une croûte, on trouve au-dessous la peau humide, rouge, comme saignante. Il y a, dans le premier moment, une dépression bien évidente, surtout au centre: elle a une forme cupulaire bien manifeste. Cette circonstance est due à la compression exercée sur le cuir chevelu par le caillot faveux: elle a été parfaitement signalée par M. Baudelocque (1), qui avait même remarqué que ce qu'il appelait le tubercule était entouré, à sa circonférence, d'une sorte de renflement formé par le refoulement de la peau, et qui contribuait à donner au tubercule sa forme en godet.

(1) *Loc. cit.*

Quoi qu'il en soit, la dépression disparaît en quelques jours, quelquefois assez rapidement, et le point déprimé se relève et redevient de niveau avec le reste de la peau.

Une croûte nouvelle ne tarde pas à se reformer, et ainsi de suite, tant que le cheveu est resté entier, ou qu'il n'a été qu'incomplétement arraché. Si, dans le cours des soins donnés à la maladie, on fait tomber la croûte à l'aide de cataplasmes, on trouve, à la place qu'elle occupait, la peau rouge, comme suintante.

Quant aux cheveux, ils ne tardent pas à s'altérer sous l'influence et en raison de l'opiniâtreté et de l'ancienneté de la maladie. Ils deviennent grêles, lanugineux: on dirait qu'ils se sont desséchés et racornis; leur épaisseur est visiblement diminuée ; ils ont perdu de leur consistance, de leur éclat ; ils sont comme pâlis et décolorés; enfin ils cèdent à la moindre traction et tombent avec une grande facilité. S'il repousse de nouveaux poils, c'est pour présenter plus encore que les premiers toutes les altérations que je viens de signaler.

Quand la maladie se prolonge, la peau qui entoure les *favi* participe aux phénomènes de désorganisation qui signalent le développement de la maladie : subissant l'influence du travail inflammatoire qui s'aggrave en se perpétuant, elle devient le siége d'une foule de produits secondaires étrangers à l'éruption principale. Le cuir chevelu, surtout aux points où il n'existe plus de poil, devient le siége de squames de pityriasis, de vésicules d'eczéma et même de pustules d'impétigo. Enfin, quand le favus est très ancien, il se complique d'engorgements ganglionnaires du cou, d'abcès sous-cutanés, sans que d'ailleurs on observe d'inflammation des organes intérieurs.

Parvenue à la période que l'on peut appeler invétérée, l'éruption se présente avec un aspect vraiment particulier. Le cuir chevelu offre encore çà et là des croûtes faveuses, disséminées parmi de larges cicatrices blanches, transparentes, au milieu desquelles flottent quelques cheveux rares, grêles, se frayant obliquement, à travers la peau, une ouverture comme oubliée par la maladie. J'ai vu, à l'hôpital Saint-Louis, un exemple des plus remarquables, j'allais dire des plus effrayants, du favus arrivé à cet état. L'éruption avait envahi tout le visage; des cicatrices difformes couturaient toute la peau du crâne et de la face; seulement sur ce dernier point, elles étaient rouges, comme enflammées : la triste impression produite par l'aspect de ces redoutables résultats s'augmentait encore à la vue des *favi* apparaissant çà et là sur cette tête cruellement labourée.

Le favus est accompagné rarement de symptômes généraux. Cependant, et surtout quand il affecte des enfants en bas âge, quand il se développe dans des conditions hygiéniques mauvaises, il se complique de phénomènes qui sont l'apanage habituel du tempérament scrofuleux; il y a des engorgements de ganglions lymphatiques; on voit survenir des ophthalmies, des inflammations chroniques de l'oreille; la lèvre supérieure se gonfle; la diarrhée apparaît et persiste : il semble enfin qu'il y ait dans la constitution générale du malade un arrêt de développement; l'habitude du corps est grêle et chétive : l'intelligence même est obtuse; les sujets ont un air hébété remarquable.

Quant aux symptômes locaux, ils consistent dans un prurit intense, une chaleur assez vive, quelquefois même une douleur marquée, pendant le cours de la maladie, et quand celle-ci a cessé ou tout à fait, ou partiellement, dans des empreintes rouges, persistantes, et qui semblent intéresser profondément le cuir chevelu.

§ 3. Telle est la marche ordinaire du favus type, de ce que j'ai cru devoir, à raison de sa forme, appeler le *favus disséminé.* Mais il existe une variété très remarquable dans laquelle les *favi* ne se présentent plus avec un caractère aussi complet : c'est celle que nous avons vue, pour les pathologistes anglais, devenir la cause de tant de contradictions, et qui se présente avec une sorte d'état mixte, tenant et des affections squameuses comme pityriasiques, et de la nature particulière, spéciale, qui distingue le favus; c'est la variété qui a été confondue sous la dénomination vague de *ring-worm*, que Biett appelait le *porrigo scutulata*, et que je vais décrire sous le titre de *favus en cercles.*

Cette variété débute par plaques assez régulièrement arrondies; elle est annoncée par des démangeaisons plus ou moins intenses. La maladie consiste tout d'abord dans une inflammation avec gonflement de l'extrémité des conduits pilifères; une observation attentive permet de percevoir un état grenu ressemblant à ce qu'on appelle la chair de poule; le cuir chevelu est comme chagriné, et il se recouvre bientôt de squames qui accuseraient jusqu'à un certain point l'existence d'un pityriasis localisé. Cet état furfuracé persiste pendant un temps très variable; puis on voit

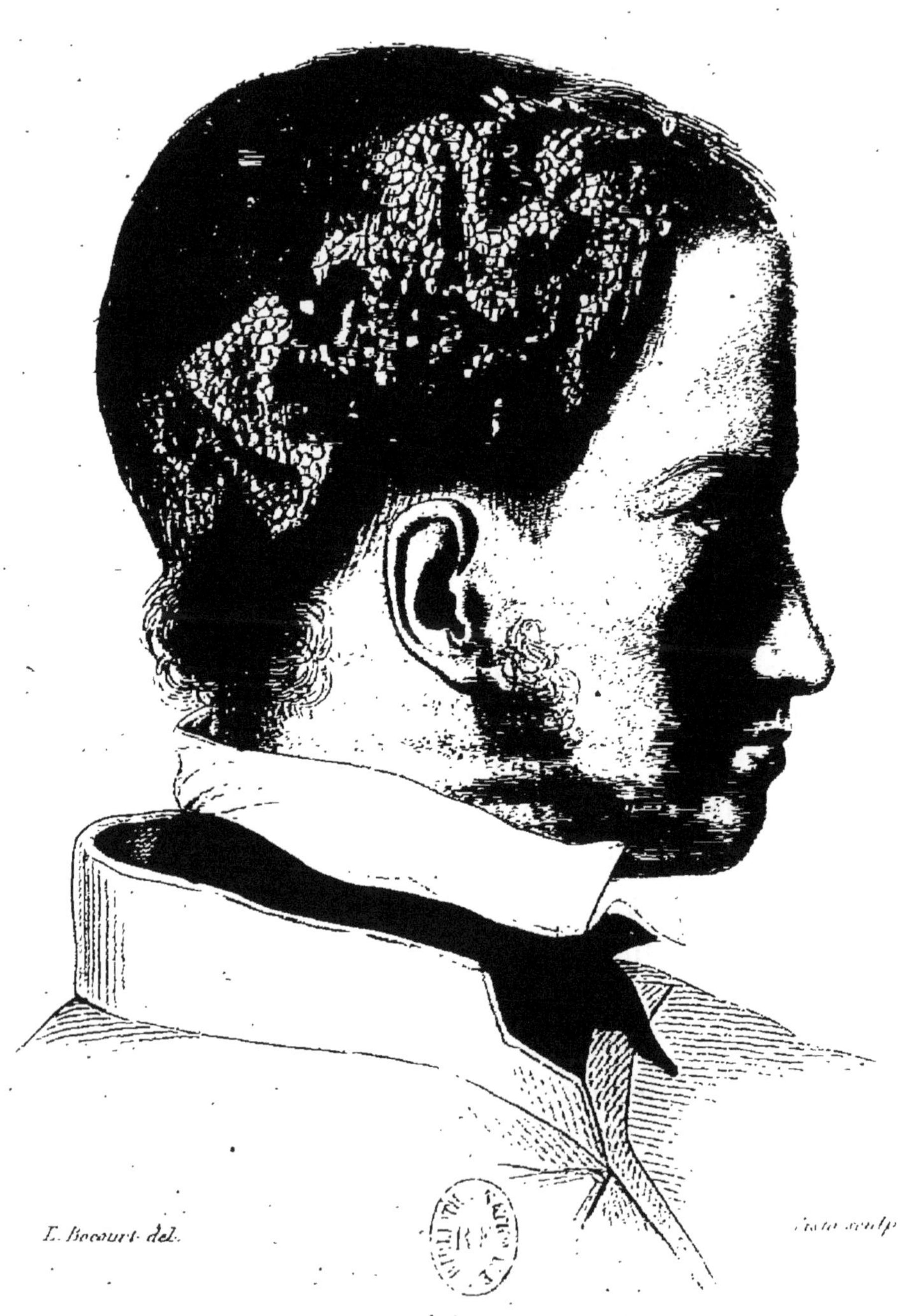

FAVUS EN CERCLES.

apparaître de petits points jaunes, formés par la collection d'une matière rarement tout à fait liquide, mais qui tout d'abord sont bien évidemment saillants au-dessus du niveau de la peau. Ces points s'affaissent en forme de petits godets; mais ils ne s'étendent pas de manière à prendre l'aspect de ces sortes de gâteaux qui constituent le favus type. D'un autre côté, comme ces petits godets faveux se forment à chaque extrémité des conduits pilifères, que dans cette variété, à côté d'une plaque principale, large au moins comme une pièce de 5 francs, il se forme un grand nombre de petits cercles qui ne tardent pas à se réunir et à se confondre, il en résulte une croûte unique, irrégulière, mais offrant ce caractère remarquable, qu'elle n'est pas aussi épaisse que celles du favus disséminé; qu'elle consiste plutôt dans des débris d'abord lamelleux que dans ces concrétions élevées qui appartiennent au favus type; qu'elle n'offre pas, d'ailleurs, les rebords saillants que j'ai déjà eu occasion de signaler.

On dirait que la matière faveuse est remplacée, pendant un certain temps, par une enveloppe sèche qui s'est divisée en une infinité de squamules donnant à la maladie un aspect comme pityriasique, aspect si remarquable, que les Anglais ont cru devoir en faire le caractère essentiel d'une forme à part, qu'ils appelaient le *ring-worm* furfuracé.

Au bout d'un temps variable, quelquefois de plusieurs semaines, on voit cesser l'état squameux; il semble que la maladie passe à un état inflammatoire plus marqué, et l'on voit apparaître çà et là les *favi* avec tous leurs caractères, la couleur d'un jaune safrané, la dépression en godets; mais on remarque aussi que ces collections faveuses sont plus petites, moins enchâssées dans la peau, que celles qui appartiennent au favus disséminé. Elles sont plus nombreuses vers la circonférence qu'au centre même des plaques; elles sont précédées et accompagnées de démangeaisons assez vives. La période faveuse continuant ses progrès, chaque plaque se recouvre plus ou moins complétement de croûtes toujours moins épaisses d'ailleurs que dans l'espèce type.

Les cheveux semblent aussi moins profondément altérés; ils restent longtemps fournis et épais; ils gardent jusqu'à un certain point leur éclat, leur consistance et leur couleur. Ce n'est qu'à une époque plus avancée de la maladie qu'ils commencent à tomber, et encore leur chute paraît-elle surtout due à l'absence de soins de propreté, au séjour trop prolongé des croûtes. Cependant il faut bien reconnaître que cette variété entraîne quelquefois une alopécie irremédiable aussi fatalement que le favus disséminé; seulement l'alopécie qu'elle détermine est toujours plus restreinte, moins générale; elle n'a lieu que par petites places, quelquefois arrondies comme les plaques même de l'éruption. Il importe aussi de remarquer que l'alopécie est pour ainsi dire intermittente: ainsi dans l'état furfuracé, les cheveux ne sont pas altérés; ils tombent au contraire quand se déclare et tant que dure la période faveuse.

C'est dans cette variété, surtout quand elle est ancienne, que l'on voit apparaître sur les plaques faveuses des pustules d'impétigo ou même d'ecthyma. Cette complication a pu dénaturer l'aspect de la maladie au point de faire croire à la forme pustuleuse du favus;

elle explique d'ailleurs la dénomination de *bâtarde* par laquelle j'ai cru devoir plus haut spécifier cette forme si intéressante d'ailleurs.

Le favus en cercles peut durer très longtemps en présentant tour à tour, et cet état pityriasique, et cet état faveux que je viens de décrire. Si l'on fait tomber les croûtes, on ne trouve pas, comme dans le favus type, des *boutons* disséminés çà et là, mais des surfaces plus ou moins larges, assez régulièrement arrondies et rouges. Ce n'est, en général, qu'au bout d'un certain temps que réapparaissent les *favi*.

§ 4. Nous savons que le favus est une maladie, sinon spéciale, au moins comme particulière au cuir chevelu. Cependant il peut se développer, même primitivement, sur un autre point du corps, comme j'en citerai un exemple plus loin ; il peut surtout, gagnant de proche en proche, envahir d'autres points du corps, quelquefois même toute l'enveloppe tégumentaire, ainsi que j'en ai vu plusieurs exemples remarquables, et entre autres, chez un maçon âgé de vingt ans, jeune homme d'une constitution profondément détériorée par la misère et surtout par l'insuffisance de l'alimentation. Ce malade, reçu dans le service de Biett, avait tout le corps couvert de plaques faveuses bien caractérisées et exhalant une odeur fétide. J'ai observé plusieurs fois depuis des cas analogues, et dans une longue pratique des maladies de la peau, je n'ai rien vu qui dépassât ce qu'offre de bizarrement hideux l'aspect de cette enveloppe épaisse, d'un jaune éclatant, chagrinée à la surface, sillonnée de fissures profondes, et d'une fétidité souvent insupportable. Les malades présentent alors quelque chose de repoussant qu'il faut avoir vu pour le bien comprendre.

§ 5. Quand le favus guérit, et il guérit souvent, c'est à la condition de laisser après lui une alopécie absolue et permanente. J'ai déjà dit que la perte des cheveux était produite par l'altération du conduit pilifère, et non par l'atrophie ou la destruction du bulbe, comme on l'a supposé à diverses reprises. Ainsi le cheveu, examiné dans sa partie libre, en rapport avec la croûte, et dans la partie située au-dessous du siége de la maladie, présente des caractères tout différents. Dans le dernier cas, le poil conserve, ainsi que le bulbe, la même intégrité que là où il n'y a pas de favus ; dans le premier cas, nous savons quelle altération le cheveu peut subir. J'ajouterai qu'alors qu'il y a guérison, on peut à travers la cicatrice apercevoir le cheveu qui continue à être sécrété, mais qui, trouvant à sa sortie un obstacle infranchissable, se replie sur lui-même. Il est donc évident qu'il se passe à l'orifice extérieur du follicule pileux, là où sont ces cryptes sébacés dont j'ai parlé plus haut, qu'il se passe, dis-je, des phénomènes d'exulcération et de cicatrisation qui ont pour résultat définitif d'oblitérer le conduit pilifère et de produire ainsi l'alopécie sans la destruction du cheveu, destruction qui n'arrive que secondairement, et par suite de l'atrophie du bulbe. Aussi est-il presque permis de reconnaître la date de la maladie disparue à l'inspection d'une cicatrice. Ici, on voit au-dessous de celle-ci des cheveux encore intacts, forts et repliés sur eux-mêmes ; là, ce ne sont plus que des cheveux altérés, grêles, à peine perceptibles ; plus loin enfin, il n'y a plus de cheveux, selon que le canal est depuis plus longtemps oblitéré, et qu'à la longue, la sécrétion, devenue inutile, a cessé par atrophie du bulbe.

§ 6. Le favus est bien certainement une des maladies les plus répandues dans les classes malheureuses : aussi faut-il conclure de cette circonstance que son développement est singulièrement favorisé par toutes les causes qui altèrent profondément l'économie, comme la misère, une mauvaise nourriture, le séjour dans des lieux malsains et humides. Mais faut-il accorder à ces influences toute la valeur que leur attribuait Alibert? Faut-il dire avec l'illustre professeur (1), que « c'est la mauvaise alimentation, c'est la disette, c'est la qualité pernicieuse de l'eau dont on fait usage qui engendrent le favus? » Une telle proposition, prise dans un sens absolu, est évidemment empreinte d'une inacceptable exagération.

Le développement du favus semble favorisé aussi par l'agglomération d'une grande quantité d'individus dans le même lieu : ainsi, on le remarque surtout dans les écoles, dans les maisons de correction. Il faut en dire autant des émotions morales vives, mais surtout de la malpropreté, de l'emploi habituel des corps gras. Il se présente d'ailleurs dans toutes les saisons, dans tous les climats. Rare dans le premier âge, où l'on rencontre surtout les achores, il affecte principalement la première enfance et la puberté; mais il est assez fréquent de le voir persister jusqu'à l'âge adulte, et même apparaître à cette époque de la vie. Il est commun aux

(1) *Monographie des dermatoses*, t. I, p. 501.

deux sexes, sans paraître affecter de préférence marquée pour l'un ou pour l'autre.

Le favus est-il héréditaire? Si l'on entend par là que certains enfants reçoivent de leurs auteurs une prédisposition plus ou moins facile à cette maladie, oui, sans nul doute; mais il faudrait se garder d'accepter le principe de l'hérédité comme l'entendait Alibert, par exemple, quand il dit (1) : « Les deux tiers des individus qu'on a occasion de rencontrer dans les hôpitaux sont venus au monde avec le *levain* teigneux. » Et d'abord la constatation de ce fait n'est pas toujours aussi facile que l'assertion d'Alibert paraît le faire supposer. Et, d'une autre part, l'observation et l'étude sérieuse des faits établissent que l'hérédité n'est pas dans la proportion admise par le célèbre dermatographe.

Si l'on a pu prétendre qu'il existe pour le favus une prédisposition héréditaire, il est plus exact encore de dire que cette maladie se développe surtout sous l'influence de la contagion. Ce mode de transmission a été admis par la plupart des auteurs : par Willan, Bateman, Biett, Gallot, Plumbe et Mahon. M. Gallot (2) a fait à ce sujet une série d'expériences qui ne sont pas sans importance, puisqu'elles ont eu pour résultat d'établir que le favus se transmet par inoculation. Il faut cependant nous hâter d'ajouter que ces expériences ont établi d'autre part une circonstance très importante, c'est que, pour réussir, l'inoculation doit rencontrer chez l'individu inoculé certaines conditions, soit générales et constitutionnelles, soit particulières et actuelles, conditions que l'on ne rencontre pas toujours, puisque

(1) *Loc. cit.*, p. 502.

(2) *Recherches sur la teigne*, Paris, an XI; in-8.

l'opération n'a donné de résultats affirmatifs qu'une fois sur huit.

Quoi qu'il en soit de ces tentatives, la contagion du favus est pour moi un fait acquis à la science. J'ai recueilli un grand nombre de faits qui ne me permettent pas le doute à cet égard. Tout le monde connaît d'ailleurs celui que nous avons recueilli sur un de nos confrères, et duquel il résulte qu'il a dû contracter un favus à la joue, en reposant cette partie du visage sur un accotoir de diligence où s'était précédemment appuyé un malade atteint de la même affection. Cependant la contagion a été rejetée par certains auteurs, et notamment par Alibert, qui se fondait sur l'inutilité de l'inoculation et sur « l'amour-propre des parents ou des malades, qui fait qu'on rapporte toujours à une communication extérieure une affection qui inspire tant de dégoût et de répugnance. » Mais l'autorité du professeur n'a pu prévaloir contre la toute-puissance de l'observation.

Pourtant il existe des faits qui établissent d'une façon bien évidente que le favus peut se développer spontanément : Alibert le croyait, et c'était une déduction inévitable de son système. Pour moi, j'ai recueilli quelques observations qui me semblent mettre ce fait hors de conteste. J'ai vu entre autres, dans le service de Biett, un jeune homme nommé B....., âgé de dix-huit ans, grand, fort, paraissant très bien constitué, bien que d'un tempérament lymphatique, et atteint d'un favus, qui, après avoir débuté à la tête, deux ans auparavant, avait envahi même assez rapidement presque toute la surface du corps. La maladie s'était déclarée spontanément et sans qu'il fût possible d'apprécier aucune cause, aucun mode de contagion. L'opinion de la spontanéité s'accorde bien d'ailleurs avec ce que j'ai cru devoir admettre, de certaines influences qui peuvent modifier profondément la constitution, comme la misère, les affections morales, etc.

§ 7. Quand le favus se présente avec ses caractères complets, avec ses reliefs d'un jaune particulier, arrondis à la circonférence, creusés au centre, disséminés sur une plus ou moins grande surface du cuir chevelu, entremêlés de cicatrices rouges ou blanches, suivant leur ancienneté, parsemés de cheveux rares, grêles, lanugineux, il est impossible, à raison de cet aspect qui lui est propre, de le confondre avec aucune des éruptions que nous avons jusqu'ici passées en revue. On ne retrouve rien qui rappelle les petites lamelles molles, jaunâtres, le suintement, les surfaces rouges, sanguinolentes que nous avons vus appartenir aux achores, sans rappeler même que cette dernière maladie est une affection de la première enfance, qu'elle n'altère point le cheveu, et qu'elle ne se développe jamais sous l'influence d'un principe contagieux

On ne saurait être conduit davantage à voir dans le favus rien qui rappelle les traits de l'eczéma, soit à l'état humide, soit à l'état squameux. Ici se présentent les mêmes raisons de différence que j'ai rappelées tout à l'heure pour les achores. Caractérisé par de simples vésicules, l'eczéma se traduit par des surfaces humides, rouges, par une sécrétion qui baigne et agglutine les cheveux, ou bien par des squames plus ou moins sèches, qui, dans quelques points, soit par leur couleur, soit par leur mollesse, soit par le léger suintement qui les environne, trahissent toujours leur mode d'origine, et qui d'ailleurs, dans aucun cas, ne ressemblent en rien aux croûtes faveuses. Ici encore point de tendance à l'alopécie, point de contagion.

Le rapport intime, et de forme, et de nature, qui existe entre l'eczéma simple et l'eczéma impétigineux, établit la même séparation, et par les mêmes motifs, entre cette dernière forme et le favus.

Il n'en est pas de même, assurément, de l'impétigo, bien qu'en y réfléchissant, il n'y ait pas le moindre lien de parenté entre lui et l'éruption faveuse, bien même qu'une extrême distance les sépare. En effet, la pustule de l'impétigo, aplatie, non enchâssée dans l'épaisseur de la peau, formée par du pus et non par une matière particulière, ne se convertit jamais en godets; elle présente au cuir chevelu les mêmes caractères qu'on lui connaît aux autres parties du corps. L'impétigo n'altère point la chevelure, et par conséquent les croûtes ne sont point entremêlées de ces cicatrices si caractéristiques que nous avons vues appartenir au favus. Même au milieu de l'éruption la plus abondante, les cheveux conservent presque complétement leur épaisseur, leur intégrité. L'impétigo n'est pas contagieux. Dans le plus grand nombre des cas, de simples soins de propreté le guérissent facilement, et, encore une fois, il disparaît alors sans laisser la moindre trace. Cependant il est vrai de dire que, dans quelques circonstances, surtout chez les individus malpropres, il arrive que, quand l'impétigo est resté sans soins pendant un temps souvent très long, au milieu d'une chevelure sale, tenue constamment cachée, les croûtes se sont amoncelées de manière à former une calotte épaisse, assez sèche, présentant à la partie supérieure des portions de petites croûtes assez dures, se détachant sous la forme de débris de plâtre desséché : il est encore vrai que, dans ce cas, certains caractères accidentels, que nous avons vus aussi appartenir quelquefois au favus, mais qui, dans les deux circonstances, doivent être plutôt rapportés à l'incurie du malade, tels qu'une odeur repoussante, la présence de poux qui pullulent au milieu de ces croûtes, impriment alors à la maladie un cachet qui peut un instant rendre le diagnostic difficile. Cependant, avec un peu d'attention, on trouvera des caractères suffisants pour séparer ces deux affections si différentes.

Si ancien que soit l'impétigo, ses croûtes sont toujours dans quelques points noirâtres, molles, détachées de la masse et adhérentes au cheveu ; elles sont retenues par le suintement qui leur a donné naissance. Si l'on regarde au delà des débris pulvérulents, et plus on avance près du cuir chevelu, on ne retrouve pas ces disques ou ces portions de disques arrondis de la croûte faveuse, mais des croûtes de moins en moins sèches, et enfin des surfaces tout à fait suintantes. Joignez à cela que, dans le favus le plus ancien dont les godets semblent le plus complétement brisés, on retrouve toujours çà et là de ces petits points d'un jaune caractéristique, qui ne sauraient laisser de doute. Toutes ces analogies qui pourraient un instant permettre l'erreur n'existent jamais que, quand des deux parts, la maladie est fort ancienne; mais alors aussi se présentent successivement, si je puis dire ainsi, des symptômes sur lesquels je suis obligé de revenir encore une fois : c'est-à-dire, d'une part, du côté du favus, cette altération grave du cheveu, ces plaques alopéciques plus ou moins nombreuses dont j'ai déjà parlé ; de l'autre, au contraire, une tête plus fortement, plus complétement couverte, non seulement par ces croûtes épaisses, mais encore par une chevelure ordinairement très abondante, présentant un aspect singulier : çà et là une agglutination de cheveux par masses ; plus loin, des poils hérissés, comme feutrés ; dans tous les cas aussi, un aspect particulier à l'impétigo, bien différent de celui du favus, auquel il est tout à fait opposé.

Le favus disséminé ne saurait être confondu avec les formes squameuses, ni même avec l'herpès tonsurant. Il n'y a aucune espèce de rapprochement possible entre les squames du psoriasis, de la lèpre vulgaire, du pityriasis même, ou les lamelles furfuracées de l'herpès tonsurant et les croûtes du favus disséminé. Mais si l'on se rappelle, ainsi que je le disais tout à l'heure, que le favus en cercles (*porrigo scutulata* des auteurs) se présente quelquefois très longtemps avec un véritable état squameux, on comprendra qu'ici l'embarras peut être réel. En effet, le diagnostic de cette forme du favus, avec au moins une des deux éruptions que je viens de signaler, est un des points les plus importants et aussi les plus difficiles de cette maladie.

Je séparerai tout d'abord le psoriasis et la lèpre, maladies peu communes au cuir chevelu, qui presque toujours existent sur d'autres points de la surface du corps avec les caractères qui leur sont propres, et dont les squames épaisses, larges, blanches, chatoyantes, ne ressemblent en rien à la desquamation du favus.

Quant au pityriasis, nous avons vu qu'il était généralement répandu sur la surface du cuir chevelu, tandis que le favus en cercles occupe toujours des plaques qui peuvent finir par se confondre, mais qui sont arrêtées par une limite bien arrondie. Les squames du pityriasis, assez minces, bien que développées à la base du cheveu et à l'extrémité du follicule, se forment sans gonflement de la peau, sans turgescence de l'extrémité du conduit pilifère; tombant très facilement, elles se renouvellent avec une promptitude inconcevable. Dans le favus en cercles, toute la plaque est tuméfiée; l'extrémité supérieure du conduit est gonflée elle-même, la peau est comme injectée; il en résulte une surface tout à fait inégale, qui a été comparée avec raison à la peau de chagrin. Les squames, fortement adhérentes, sont généralement plus larges, plus épaisses que celles du pityriasis. Dans ce dernier, la chevelure se dégarnit partout; les cheveux tombent en masse, et le plus souvent avec leur caractère d'intégrité, comme s'ils étaient coupés mécaniquement à la base. Dans le favus en cercles, ou les cheveux ne tombent pas du tout, ou, s'ils tombent, c'est par places très limitées, et avant leur chute ils sont évidemment altérés. Dans le pityriasis, l'alopécie est passagère; dans le favus, quand elle existe, elle est permanente. Dans le pityriasis, il y a un flux farineux qui salit toute la chevelure et même les vêtements; rien de pareil n'existe dans le favus en cercles. Dans cette dernière éruption, à un moment donné, l'état squameux disparaît pour être remplacé complétement par des godets faveux; on ne remarque, dans le pityriasis, rien de tant soit peu analogue à cette circonstance. Le favus en cercles est essentiellement contagieux; le pityriasis ne l'est jamais.

On peut être beaucoup plus embarrassé pour séparer

le favus en cercles de l'herpès tonsurant, et cela pour deux raisons principales que j'ai déjà exposées en détail et que je me contenterai de signaler ici. D'abord, parce qu'ils sont contagieux l'un et l'autre; ensuite, parce que les mêmes dénominations, appliquées à ces deux maladies, ont fait croire à une analogie de nature qui semblait être confirmée par une analogie d'aspect, au moins à un certain état. Cependant il y a aussi des différences considérables qui doivent les séparer complétement.

L'herpès tonsurant et le favus en cercles se manifestent l'un et l'autre par des plaques arrondies; mais l'herpès commence par un point vésiculeux qui va toujours grandissant du centre à la circonférence. Le favus débute par un état squameux, et, sans nous arrêter aux raisons qui démontrent la forme vésiculeuse de l'herpès pour laquelle je renvoie à la description de de la maladie (1), je dirai que cette forme se traduit dans la desquamation elle-même. Au début, caractérisée par de petits lisérés blancs, arrondis, qui trahissent autant de débris de vésicules, elle présente dans tous les cas et plus tard, un état farineux très léger qui ne ressemble en rien aux squames proprement dites, assez larges, bien résistantes du favus. Si l'on compare les deux plaques, on trouve de notables différences : dans l'une, celle de l'herpès, la peau est à peine gonflée, à peine congestionnée ; plus tard même, elle ne tarde pas à perdre sa couleur normale pour prendre une teinte comme décolorée, d'un gris sale; ce n'est que tout à fait au début de la ma-

(1) *Voy.* p. 190.

ladie que l'on constate une tuméfaction très légère, d'ailleurs située à l'extrémité du follicule pileux : la plaque du favus présente quelques caractères analogues, mais, comme je viens de le dire, plus accentués, et d'autres, au contraire, tout à fait opposés ; la peau est gonflée, bleuâtre, inégale : on dirait de la chair de poule.

J'ai dit déjà tout à l'heure la différence qui existait entre le favus et le pityriasis, à propos de l'alopécie ; ici cette différence est bien plus grande encore. Au début de la maladie, dans l'herpès, il y a déjà altération du cheveu, et, pour le dire en passant, la forme de cette altération est un caractère pathognomonique tel, qu'elle suffirait pour établir un diagnostic certain. On se rappelle que c'est une véritable tonsure. Cette alopécie est si bien un des premiers caractères de la maladie, qu'aujourd'hui encore je ne pourrais décider si elle précède l'état squameux, ou si elle en est la conséquence. Mais le fait qui reste, c'est que toujours c'est un des premiers symptômes de l'affection ; c'est par lui qu'elle se traduit tout d'abord. Dans le favus au contraire, alors même qu'il est déjà fort ancien, les cheveux sont restés souvent intacts et épais ; si bien qu'il faut les soulever, quelquefois même les couper, pour bien saisir les caractères de l'éruption. Faut-il ajouter que dans l'herpès, si longtemps que dure la maladie, et par conséquent l'alopécie, les cheveux finissent toujours par repousser? et faut-il répéter que l'alopécie est permanente dans le favus, une fois qu'elle a été produite ?

Ainsi, comme on le voit, à quelque état qu'il se présente, le favus offre toujours un aspect particulier, spécial, qui doit le séparer facilement des diverses affections du cuir chevelu avec lesquelles on pourrait le confondre. S'il est au début, ses petits godets, d'un jaune particulier, avec leur tendance à se concréter promptement, ne ressemblent en rien à aucune des formes pustuleuses ; s'il est à l'état de croûtes, quelque analogie que puissent offrir avec lui certaines formes de l'impétigo, il a cependant toujours une physionomie toute à lui qu'il est impossible de méconnaître, et qui ressort de ses reliefs si bizarres dont l'apparence a été certainement l'origine de cette opinion qui regarde cette maladie comme un végétal. A cet état, tout accidentel d'ailleurs, où l'on ne voit plus que des squames, ne fût-ce que par exclusion, il est encore facile de le distinguer ; mais c'est le lieu d'ajouter que, tous les autres moyens de diagnostic fussent-ils insuffisants, comme ce n'est qu'un état transitoire, il arrive nécessairement un moment où l'éruption revêt tous les caractères du favus, godets et croûtes, et où, par conséquent, elle ne peut plus être méconnue. Il est cependant une dernière phase du favus dans laquelle on pourrait surtout le confondre avec une maladie dont je m'occuperai tout à l'heure, avec le vitiligo.

Quand le favus, existant depuis bien des années, a labouré une grande partie de la tête, quand ses godets ne se montrent plus qu'à de rares intervalles, quand le cuir chevelu n'est plus représenté que par une vaste cicatrice plus ou moins blanche dans divers points, presque partout transparente, traversée comme par exception, et çà et là, par quelques cheveux, la plupart encore assez grêles, il arrive quelquefois qu'il se développe encore quelque éruption pityriasique, mais surtout quelques pustules, et plus tard quelques croûtes impétigineuses ; ce qui a lieu surtout quand, au milieu des plaques cicatrisées, quelques points ont été épargnés et ont conservé quelques bouquets de cheveux intacts. Si, je le répète, le favus a cessé depuis longtemps, on peut être embarrassé devant ces cicatrices qui entourent une éruption dont les caractères ne sont plus ceux du favus, et cela d'autant mieux, que, dans la plupart des cas, il ne faut pas compter sur les renseignements fournis par le malade. Il suffira cependant d'examiner avec un peu d'attention, et de connaître les caractères propres aux maladies du cuir chevelu, pour faire facilement le départ de ce qui appartient à une maladie grave, ancienne, et de ce qui est le résultat d'inflammations simples, accidentelles et plus ou moins récentes.

Enfin, les cicatrices du favus peuvent être peu nombreuses, peu étendues, et ces portions du cuir chevelu, décolorées et glabres, peuvent être prises pour des plaques de vitiligo. En renvoyant à la description de cette maladie assez curieuse, je me contenterai de dire ici que les surfaces dénudées du vitiligo ne sont point des cicatrices ; que la peau d'un blanc de lait n'a rien de la transparence des plaques alopéciques laissées par le favus ; qu'elle est toujours recouverte d'un très léger duvet, et que, dans la plupart des cas, l'alopécie n'est que momentanée.

§ 8. Le favus est toujours une maladie grave, et par sa ténacité, et par l'influence générale qu'il exerce sur l'économie, et par les résultats locaux qu'il détermine. Cette gravité peut différer d'ailleurs suivant une foule de circonstances. Ainsi, le favus est moins fâcheux, moins difficile à guérir sur tout autre point du corps qu'au cuir chevelu ; il est moins tenace, moins dangereux, quand il se développe à un âge déjà assez avancé de la vie ; et l'on peut supposer, dans ce cas, que tout accidentel, résultat d'un principe contagieux évident, il ne trouve pas dans la constitution de l'individu affecté la raison et de sa persistance habituelle, et même de son développement. J'en ai vu plusieurs exemples. M. Mahon (1) a cité le fait très curieux d'une sexagénaire, la nommée Anne Guyot, de Montluel, près Lyon, qui avait été prise d'un favus pour s'être servie d'un peigne destiné à quelques petits teigneux, et qui fut guérie en quatre mois.

Le favus est, au contraire, d'autant plus grave qu'il affecte de tout jeunes sujets, qu'il s'est développé spontanément : la gravité augmente en raison de l'ancienneté de la maladie et des influences générales qui altèrent et débilitent profondément la constitution, comme la misère, une alimentation mauvaise ou insuffisante, le séjour dans des habitations malsaines, les chagrins, les excès de tout genre ; il serait plus grave enfin s'il était héréditaire, quoique j'aie eu occasion de dire sous quelles réserves il fallait admettre ce mode de transmission. En effet, je n'ai pas encore rencontré de fait précis tendant à démontrer l'hérédité du favus, comme je n'ai recueilli aucune observation qui établisse la possibilité d'un favus congénial, dont le germe aurait été puisé dans le sein de la mère, et que l'enfant apporterait en naissant.

Quelques auteurs ont pensé que le favus pouvait guérir spontanément sous l'influence, par exemple, d'un

(1) *Loc. cit.*

changement de régime : Alibert a cité un fait remarquable de ce genre. Pour moi, j'avoue que je n'ai rien rencontré, dans ma pratique, qui vienne à l'appui de cette proposition. Ordinairement, au contraire, le favus est une maladie très longue et très difficile à guérir.

L'idée de la répercussion, avec ses dangers, ne pouvait manquer de s'attacher à l'éruption faveuse : on s'est demandé s'il n'y avait pas d'inconvénients, et même de périls à la guérir trop tôt ; on a été plus loin encore, et on l'a rangée parmi les affections dépuratoires auxquelles il faut se garder de toucher. Cette opinion me semble une erreur, sinon un danger. Que de fois j'ai été consulté pour un favus dont étaient atteints deux jeunes enfants, qui l'avaient gagné au contact d'un autre affecté d'une éruption au cuir chevelu, que l'on avait qualifiée de maladie dépuratoire et non contagieuse ! S'il existe des faits qui semblent établir que la répercussion de la maladie faveuse a pu déterminer des affections générales graves, il faut cependant ne les accepter que sous réserve expresse du moment précis où a eu lieu cette répercussion, c'est-à-dire rechercher si la disparition du favus est une cause ou au contraire un résultat de la maladie nouvelle. Je ne rejette pas d'ailleurs absolument l'opinion qui attache un danger à la brusque disparition, ou à la guérison trop rapide d'une éruption de cette nature, surtout si elle est fort ancienne, guérison qui, pour le dire en passant, n'est pas chose assez facile pour faire craindre un pareil danger; mais ce que je ne puis admettre en aucun cas, c'est que le favus soit regardé comme une maladie salutaire, et je suis assez disposé à croire que les auteurs qui ont émis de telles opinions ont confondu le favus avec ce qu'on appelait les *fausses teignes,* et peut-être bien avec les achores, auxquels cette remarque s'applique plus particulièrement.

Ce qu'il est plus exact de dire, c'est que la persistance du favus peut produire les plus fâcheux effets sur la constitution. J'ai vu, pour ma part, un grand nombre d'enfants qui, placés sous cette influence désorganisante, restaient grêles et chétifs, avaient l'air de petits vieillards, selon l'heureuse expression de M. Mahon; mais, comme si ce n'était pas assez de cette dégradation physique, le développement moral était évidemment arrêté, l'intelligence arriérée ou même pervertie. On peut attribuer cet abâtardissement, soit aux progrès physiques du mal, soit à l'isolement où se trouve le malade, objet d'une répulsion, hélas! trop souvent justifiée, soit enfin à l'espèce de dépit amer que ressentent les individus objets de ce dégoût général et prononcé. Ce sentiment jaloux et haineux a été parfaitement signalé par Alibert; je l'ai apprécié dans un assez grand nombre de cas, et surtout chez un enfant de quatorze à quinze ans, dont le caractère, aigri par cette pensée d'abjection et d'infériorité qui le tourmentait sans cesse, avait fini par développer chez ce pauvre être les instincts les plus bassement criminels.

Cette influence du favus est peut-être mieux établie encore par une série de faits, beaucoup plus simples d'ailleurs. Des auteurs, qui ont observé avec soin, ont constaté que des constitutions qui languissaient, étiolées sous le poids de cette hideuse maladie, ne tardaient pas à se relever et à devenir florissantes à partir du moment où, par la guérison du favus, elles étaient délivrées de cette pernicieuse influence.

Parmi les résultats de l'affection faveuse, il en est qui, avec un caractère de généralité moins marqué, jouent cependant un rôle assez important dans l'histoire de cette maladie. Ainsi, la persistance et l'accroissement du favus peuvent déterminer des abcès dans le cuir chevelu, l'engorgement des ganglions du cou et même des aisselles, le gonflement des oreilles, le boursouflement des lèvres, l'irritation des paupières, qui sont rouges et larmoyantes. Une des complications les plus remarquables du favus est l'altération des ongles : ils deviennent très épais ; ils perdent leur éclat et leur poli ; ils sont rugueux, secs et cassants ; on dirait même qu'ils affectent la coloration d'un jaune safrané des godets faveux. Il faut cependant nous hâter de dire que l'on a évidemment exagéré ces complications, comme on a chargé des plus sombres couleurs le tableau des lésions anatomiques que le favus peut produire. Ainsi, on a parlé d'altérations graves du système osseux, mais les faits sur lesquels s'appuie cette hypothèse me semblent manquer de précision, et, en admettant que des lésions de cette nature aient été réellement constatées, ne serait-il pas permis de les attribuer à l'influence de la constitution scrofuleuse même, qui est, comme nous l'avons vu, le point de départ si fréquent, ou l'auxiliaire si énergique du favus ?

A côté de ces faits viennent s'en placer d'autres qui établissent que, dans certains cas, le favus semble n'exercer sur la constitution aucune influence générale grave. A part les résultats locaux qu'il détermine, pour ainsi dire, fatalement, sa présence, même prolongée, ne comporte aucun de ces résultats fâcheux que nous venons de passer en revue. Il importe d'ailleurs d'ajouter que ces faits d'innocuité exceptionnelle se rattachent presque exclusivement à la variété que nous avons décrite sous le nom de *favus en cercles*.

En dehors des effets généraux, constitutionnels, si je puis dire, de la maladie faveuse, celle-ci a une influence toute locale qui ajoute bien évidemment à la gravité de son pronostic ; je veux parler de l'alopécie définitive, irremédiable, qu'elle entraîne après elle, de cette alopécie, plus ou moins étendue, qui est en effet au-dessus des ressources de l'art.

En résumé, le favus est, envisagé à tous les points de vue, une affection toujours grave. A la ténacité, qui se joue souvent de tous les efforts de la médecine, il joint le triste privilége de ne disparaître qu'en laissant des mutilations irréparables : il imprime aux malheureux qu'il affecte un cachet tristement hideux, et la répulsion qu'ils inspirent déjà par leur aspect est augmentée encore par l'odeur souvent fétide qu'ils exhalent.

Enfin, la guérison spontanée du favus est au moins excessivement rare.

§ 9. Le traitement du favus a été très bien exposé par les anciens, qui, indépendamment des moyens locaux, avaient, avec raison, confiance dans un traitement général, peut-être trop négligé aujourd'hui : ils en tiraient les indications du tempérament, de l'âge, de l'état des forces du malade. Alexandre de Tralles fait observer qu'on ne doit avoir recours aux applications topiques qu'après avoir rempli ces indications générales. Ayant observé des cas de diathèse inflammatoire, pléthorique, où une hémorrhagie avait amené la guérison, il recommandait la saignée dans des circonstances analogues. Sans vouloir discuter ici pour savoir si ces guérisons doivent être réellement rapportées au favus, j'ajouterai qu'en effet, chez des individus forts, vigoureux, quelques évacuations sanguines, et notamment l'application de sangsues derrière les oreilles, modèrent avantageusement l'état congestionnel, qui ne peut que favoriser les conséquences fâcheuses de l'éruption. J'en dirai autant des purgatifs, qui, administrés de temps en temps, ne peuvent que diminuer heureusement ce travail d'hypersécrétion anormale qui se fait au cuir chevelu.

Mais c'est ordinairement dans un ordre tout opposé de moyens thérapeutiques qu'il faut aller chercher les éléments d'un traitement général, au moins pour le favus proprement dit, pour le favus disséminé. Les malades sont le plus ordinairement des individus faibles, cacochymes, débilités, non seulement par les progrès du mal, mais encore par les mauvaises conditions hygiéniques au milieu desquelles ils vivent. Aussi, des soins de propreté, des bains généraux, une alimentation meilleure, plus substantielle, sont-ils le prélude obligé de tout traitement. Bientôt il faut y joindre l'usage longtemps continué de quelque agent thérapeutique pris parmi les amers, les toniques; choisi parmi ceux que l'expérience a signalés comme modifiant avantageusement, comme détruisant même la prédominance du tempérament lymphatique: ces moyens doivent varier d'ailleurs pendant la durée du traitement, ordinairement fort longue, et leur choix est subordonné aux conditions individuelles d'âge, de constitution, etc.

Ceux auxquels j'ai le plus souvent recours sont, chez

les enfants tout jeunes, le sirop de Portal, le sirop anti-scorbutique du Codex; plus tard, le vin de quinquina, la solution de chlorure de calcium cristallisé, l'iodure de potassium, l'huile de foie de morue, les diverses préparations de feuilles de noyer, et, pour tisane, des infusions de chicorée sauvage, de houblon, de fumeterre; des décoctions de squine, de salsepareille, de gayac; quelquefois les préparations arsenicales. Biett ne craignait pas de les employer, et j'ai vu un cas de guérison remarquable obtenue à l'aide de la solution de Pearson, chez ce nommé B..., affecté d'un favus presque général, dont j'ai déjà parlé plus haut, à propos de la production spontanée.

Quelle que soit l'énergie des moyens généraux, il est rare, il faut en convenir, qu'ils suffisent pour guérir le favus : un traitement local est indispensable, et il joue encore aujourd'hui le plus grand rôle dans la curation de cette maladie.

Les anciens l'avaient bien compris, aussi ont-ils vanté une foule de moyens : le cresson, les alcalis, les cantharides, les emplâtres d'arsenic, le mercure, préconisé d'abord par Mayer, et qui depuis a été employé sous toutes les formes. Duncan conseillait le sublimé appliqué en cataplasmes avec de la mie de pain; mais ce qui est remarquable, c'est qu'encore une fois l'empirisme avait deviné le secret du traitement rationnel du favus. La calotte, ce moyen cruel quand il était appliqué en masse, et, si je puis dire ainsi, dans toute sa pureté, la calotte, dont les résultats sont d'ailleurs incontestables, et dont le mode d'action était évidemment basé sur l'épilation, était un moyen fort ancien, mis surtout en relief par Roger de Parme, et plus tard préconisé par Ambroise Paré, qui la composait d'orpiment, de poix, d'ellébore. Quelle que fût la combinaison de l'emplâtre, on l'étalait sur une toile noire, que l'on fendait en plusieurs endroits pour qu'elle fût mieux appliquée; on en recouvrait exactement la tête, convenablement rasée, et au bout de quatre ou cinq jours, on arrachait violemment et d'un seul coup l'emplâtre; puis on en mettait un second, arraché de même, et ainsi de suite, tant qu'il restait des cheveux. On conçoit que les souffrances causées par cette opération aient pu déterminer des accidents graves, surtout chez de jeunes sujets; on comprend aussi que ces dangers aient fait abandonner un tel moyen.

Il s'agit d'ailleurs ici de la calotte en masse, du *capellus piceus* de Roger de Parme; mais Héliodore a décrit, bien plus anciennement, et avec détail, un procédé dans lequel il recommandait d'étendre la poix sur des bandelettes qu'on enlevait séparément. Richerand avait, de nos jours, adopté cette méthode. M. Evens, chirurgien de Hanovre, a proposé de substituer la gomme ammoniaque à la poix, et d'enlever ces bandelettes au bout de six semaines. Cette modification est aujourd'hui assez généralement acceptée, et c'est le moyen qu'on emploie quand on veut encore appliquer la calotte.

Quoi qu'il en soit, la théorie du traitement local consiste à rendre inutile cette sécrétion, qui, exagérée, produit les godets faveux. Il faut ou la détruire en déterminant l'alopécie, ou la suspendre pendant assez longtemps pour qu'elle puisse être ramenée plus tard à son état normal. La première indication est un pauvre traitement, il faut en convenir, et cette alopécie n'est que trop souvent d'ailleurs un résultat que l'on ne peut empêcher. Lorry considérait la formation de la cicatrice comme nécessaire à la guérison de la maladie. Comme c'est d'ailleurs la cautérisation qui seule peut remplir cette première indication, on comprend qu'elle ne saurait être applicable qu'aux cas où le favus serait très peu étendu, car, dans les conditions opposées, mieux vaudrait, sous tous les rapports, courir au moins la chance de guérir sans cicatrice. C'est un moyen qu'on peut employer lorsque le favus s'est développé accidentellement sur un autre point du corps, comme dans l'exemple que j'ai rapporté plus haut, d'un confrère qui l'avait contracté à la joue, pour l'avoir laissée longtemps appuyée sur un accotoir de diligence. Après avoir fait tomber la croûte, on cautérise l'extrémité du conduit pilifère à l'aide d'un crayon de nitrate d'argent; on peut au besoin y revenir à plusieurs reprises.

Mais la véritable indication, pour ainsi dire, du traitement du favus, est celle qui consiste à suspendre cette sécrétion morbide assez longtemps pour qu'elle puisse revenir à l'état normal, et précisément sans cicatrisation. Elle se résume dans deux faits : laisser séjourner les croûtes le moins possible; annihiler la sécrétion par l'absence du poil.

Une foule de moyens, depuis les cataplasmes jusqu'aux pommades de toute espèce, rendent facile la première opération.

Quant à la seconde, l'épilation, qui est aussi la plus importante, car la présence du poil favorise la formation des croûtes et s'oppose à leur chute, on a proposé pour elle plusieurs moyens de valeur et de nature différentes, et, bien que quelques uns aient aujourd'hui une efficacité incontestable, il est probable que la science trouvera un jour un procédé qui lui manque encore, procédé simple, facile et non douloureux, à l'aide duquel on pourra produire et prolonger aussi longtemps qu'il peut être utile cette dépilation, sans crainte de produire l'alopécie, car là est la clef de la guérison du favus.

Ainsi, quand on est appelé à traiter un favus, une fois le traitement général choisi, une fois les conditions hygiéniques, l'alimentation réglées, la première chose à faire, c'est de provoquer la chute des croûtes : un des moyens les plus simples est l'application de cataplasmes de fécule de pomme de terre et d'eau de guimauve, à peine tièdes, surtout quand la croûte est très étendue, quand elle est accompagnée de douleurs et d'inflammation. Quelquefois il suffit d'applications répétées d'un corps gras, d'une pommade; et, pour le dire en passant, dans le traitement du favus disséminé, en général les pommades, dont on a varié la composition à l'infini, ne servent guère, au moins pour la plupart, que comme moyens d'empêcher la croûte de se reproduire; car, dans un grand nombre de cas, aussitôt qu'on en cesse l'usage, les plaques qui semblaient dans le meilleur état ne tardent pas à se recouvrir de godets nouveaux.

Une fois les croûtes tombées, il est facile de les empêcher de se former de nouveau; il suffit le plus souvent de lotions savonneuses faites matin et soir, ou de lotions faites avec la solution suivante :

Pr.	Sous-carbonate de potasse . .	4 grammes.
	Eau distillée	500 grammes.

F. s. a.

Dans quelques cas, surtout chez les jeunes enfants, quand les empreintes laissées par les croûtes faveuses sont douloureuses, il suffit de lotions huileuses répétées, soit avec l'huile d'amandes douces, soit avec l'huile de camomille. Enfin, dans le plus grand nombre des cas, on fait faire, le soir, sur les plaques rouges, des onctions avec une des pommades suivantes :

1°	Pr. Sous-borate de soude . . .	4 grammes.
	Axonge	30 grammes.
2°	Pr. Turbith minéral . . .	De 4 à 8 grammes.
	Axonge	30 grammes.
3°	Pr. Calomélas	De 2 à 4 grammes.
	Cérat de Galien. . . .	30 grammes.

F. s. a.

On peut, je le répète, multiplier beaucoup ces formules, qui, appliquées ainsi, ne constituent, pour ainsi dire, qu'un traitement préparatoire, la partie réelle de la cure appartenant positivement à la seconde indication, dont je vais m'occuper.

Quelle que soit la pommade employée, je fais faire, le matin, une des lotions indiquées ci-dessus, quelquefois même des lotions purement émollientes, avec de l'eau de son, de laitue, de sureau, etc.

Le cuir chevelu étant bien nettoyé, il importe de pénétrer plus avant dans le traitement. La seconde indication, et, je ne saurais trop le répéter, la principale, consiste à empêcher pendant un certain temps la présence et la sécrétion du poil. On y parvient plus ou moins efficacement à l'aide de plusieurs moyens. J'ai vu employer par Biett, avec de bons résultats, quelques pommades plus actives que celles dont je parlais plus haut, notamment la pommade à l'iodure de soufre : j'ai moi-même eu recours avec succès à quelques préparations de ce genre, notamment à du poivre incorporé dans un corps gras, plus récemment à la pommade au sulfure de chaux. Mais je suis conduit à penser aujourd'hui que ces moyens sont surtout applicables au favus en cercles, dans le traitement duquel on peut obtenir avec eux un résultat complet, ce qui n'a pas lieu pour le favus disséminé. Je reviendrai donc tout à l'heure sur ces formules.

On peut traiter le favus par l'application directe de vésicatoires sur les plaques malades. J'ai vu Biett employer souvent, et quelquefois avec un succès complet, des frictions répétées avec la pommade de Gondret. Mais ces moyens sont longs et d'une efficacité inconstante. Quand on veut combattre le favus par des topiques, il faut deux conditions : la première, c'est que les moyens appliqués soient de nature à ébranler le cheveu, à faciliter sa chute ; la seconde, c'est que cette application soit aidée de soins manuels, vigilants, attentifs, très minutieux, ce qu'il est toujours difficile d'obtenir, même dans un hôpital. Eh bien, ces deux conditions se trouvent réunies dans le traitement des frères Mahon ; c'est à elles, surtout à la seconde, c'est-à-dire, au soin avec lequel ils épilent eux-mêmes les cheveux déjà ébranlés, que leur méthode doit d'être encore aujourd'hui une des meilleures et des plus sûres pour la guérison du favus.

M. Rayer (1) a exposé ainsi ce procédé : « MM. Mahon commencent par couper les cheveux à deux pouces

(1) *Traité des maladies de la peau*, t. I, p. 714.

du cuir chevelu, afin de pouvoir les faire tomber plus facilement avec le peigne; ils détachent ensuite les croûtes avec du saindoux ou à l'aide de cataplasmes de farine de graine de lin, puis ils lavent la tête avec de l'eau de savon. Ces onctions et les lotions sont répétées avec soin pendant quatre ou cinq jours, jusqu'à ce que le cuir chevelu soit nettoyé. C'est alors que commence le second temps du traitement, qui a pour but d'obtenir lentement et sans douleur l'avulsion des cheveux sur tous les points où le favus s'est développé. On fait tous les deux jours des onctions avec une *pommade épilatoire;* ces onctions doivent être continuées plus ou moins longtemps, selon que la maladie est plus ou moins invétérée. Les jours où l'on ne met pas de pommade, on passe à plusieurs reprises un peigne fin dans les cheveux, qui se détachent sans douleur; après quinze jours de ce pansement, on sème dans les cheveux, une fois par semaine, quelques pincées d'une *poudre épilatoire;* le lendemain, on passe le peigne dans les cheveux sur les points malades, et l'on y pratique une nouvelle onction avec la pommade épilatoire. Ces onctions doivent être continuées plus ou moins longtemps, selon la gravité de la maladie. On continue ainsi pendant un mois ou un mois et demi. On remplace alors la première pommade épilatoire par une seconde faite avec du saindoux et une poudre épilatoire plus active, avec laquelle on pratique également des onctions sur les points affectés, pendant quinze jours ou un mois, suivant la gravité de la maladie. Après ce terme, on ne fait plus ces onctions que deux fois par semaine, jusqu'à ce que les rougeurs de la peau aient entièrement disparu. Les jours où l'on ne fait pas usage de la pommade, on peigne le malade une ou deux fois, en ayant soin de ne pas trop appuyer le peigne qu'on imprègne de saindoux ou d'huile. »

Le traitement des frères Mahon étant resté secret, malgré toutes les analyses qui en ont été faites, on a essayé de remplacer leurs ingrédients par des formules acquises à la pratique. M. Petel, de Louviers, a proposé une pommade ainsi conçue :

Pr.	Soude du commerce	60 centigr.
	Chaux éteinte	4 grammes.
	Axonge.	120 grammes.

F. s. a.

et la poudre suivante :

Pr.	Chaux vive.	120 grammes.
	Charbon pulvérisé	8 grammes.

F. s. a.

Il emploie l'une et l'autre d'après le procédé, et avec l'ensemble de soins apportés par MM. Mahon dans leur traitement : il en a obtenu d'excellents résultats.

On a prétendu que le traitement des frères Mahon n'était pas nouveau, ce qui est au moins probable ; et l'on a supposé que leur pommade, analysée par M. Figuier, pharmacien chimiste de Montpellier, pourrait avoir été calquée sur un onguent employé par Sydenham, et dont M. Beaugrand reproduit la formule (1) :

Pr. Huile d'amandes,
Huile de laurier,
Cendres de feuilles d'aurone, de chaque, 30 grammes.
Mêlez avec soin et faites un liniment.

(1) *Journal des connaissances médicales*, 1848, p. 56.

M. Dorvault a donné, dans l'officine, la formule de plusieurs dépilatoires qui tous ont d'ailleurs pour base l'orpiment et la chaux vive : ce sont les dépilatoires de Colley, de Delcroix, de Plenck, le rusma des Turcs.

Quant à la calotte, qui est le moyen de dépilation le plus sûr et le plus prompt, modifiée comme elle l'est aujourd'hui, elle ne conserve plus rien de ce qui l'avait fait à bon droit considérer comme un procédé barbare et cruel. On applique sur la tête bien nettoyée et rasée des bandelettes de gomme ammoniaque, de manière à recouvrir et au delà les surfaces malades ; et, après les avoir laissées séjourner ordinairement pendant plusieurs semaines, on les enlève facilement soit à l'aide d'un peu d'huile, ou, mieux encore, en entourant la tête de cataplasmes par-dessus les bandelettes elles-mêmes. Le cuir chevelu nettoyé de nouveau, on revient aux moyens dont je parlais tout à l'heure, pommades et lotions, jusqu'à ce que la rougeur de la plaque malade ait complétement disparu, et, au besoin, on recommence une nouvelle application de bandelettes, qu'on est souvent obligé de réitérer plusieurs fois.

MM Bœttger et Martens (1) ont proposé, dans ces derniers temps, et j'ai employé moi-même avec assez d'avantage, pour en espérer plus tard un succès complet, un moyen dépilatoire dont MM. Guersant et Blache se sont servis à l'hôpital des Enfants : je veux parler du sulfhydrate de chaux. Cette préparation a pour base le sulfhydrate de sulfure de calcium (sulfhydrate calcique vert). On l'obtient en faisant absorber de l'hydrogène sulfuré jusqu'à saturation sur une bouillie faite avec deux parties de chaux éteinte ou hydratée sèche,

(1) *Journal de médecine*. 1845.

et trois parties d'eau : cette matière se présente sous forme de gelée d'un bleu verdâtre.

On applique ce corps semi-liquide sur la partie malade; il se concrète très rapidement à l'air. Au bout de dix minutes à un quart d'heure, on enlève avec une spatule cette croûte peu adhérente d'ailleurs, et qui laisse souvent la peau au-dessous d'elle entièrement dénudée.

Le traitement du favus en cercles, bien que toujours fort long, est, en général, moins difficile; et, je le répète, beaucoup de faits de guérison de favus à l'aide de moyens fort simples me paraissent devoir être rapportés à cette variété. Ici, d'ailleurs, les indications générales sont les mêmes, bien que ce soit surtout dans cette forme que les évacuations sanguines, les révulsifs, les évacuants, sont parfois et plus souvent utiles que les amers, les toniques, etc.

C'est aussi dans cette forme qu'on peut, après beaucoup de moyens généraux, s'aider de topiques très simples.

Quant au traitement local, les indications ne sont plus tout à fait les mêmes. Ici, on peut espérer guérir assez facilement sans alopécie : il est bien moins nécessaire de suspendre la sécrétion du poil ; par conséquent, la cautérisation et l'épilation même sont le plus souvent inutiles. Par contre, et je l'ai constaté moi-même très souvent, on peut espérer de bons résultats de l'emploi de certaines pommades. Celles que je dois principalement recommander ici sont les suivantes :

1° Pr.	Poivre.	4 à 8 grammes.
	Axonge	30 grammes.

F. s a. -- Pour onctions, le soir, sur les plaques malades.

2° Pr. Iodure de soufre. . . . 6 à 8 grammes.
Axonge. . . . . 30 grammes.
F. s. a. — Pour onctions, le soir.

Cette pommade, préconisée par Biett, est celle dans laquelle il avait le plus de confiance pour le traitement du favus; et je l'ai vu, en effet, obtenir avec elle un grand nombre de guérisons.

3° Pr. Sulfure de chaux . . . . 8 grammes.
Axonge. . . . . 30 grammes.
F. s. a.

Depuis quelque temps, je me suis servi de ces onctions que je fais faire le soir : les résultats que j'en ai obtenus ont été presque constamment favorables; j'ai obtenu avec elles des guérisons complètes, et, pour le moment, ce sont celles que j'emploie presque exclusivement. Avec toutes ces pommades, je fais faire habituellement des frictions le soir, et, le matin, je fais laver la tête avec une des lotions que j'ai indiquées plus haut, le plus souvent avec une lotion alcaline.

Enfin, le traitement du favus peut être puissamment aidé par l'emploi des bains, qui varient d'ailleurs suivant l'état du malade et suivant les indications générales. Ainsi, des bains simples, des bains alcalins suffisent, dans les premiers temps, comme moyens de propreté : plus tard, il est quelquefois utile de faire prendre quelques bains sulfureux, comme auxiliaires d'un traitement tonique général. J'ai quelquefois recours aux bains de vapeur à l'étuve, comme activant les fonctions générales de la peau. Mais, de tous les moyens de ce genre, celui dans lequel j'ai le plus de confiance, ce sont les douches en arrosoir, émollientes, sulfureuses ou alcalines, suivant les cas; elles constituent, pour moi, un modificateur local très puissant, à l'aide duquel j'ai obtenu très souvent un résultat complet.

Observation VIII. — **Favus en cercles. — Traitement par les cataplasmes émollients, les onctions avec la pommade au sulfure de chaux, les lotions alcalines. — Guérison sans alopécie.**

Le 1er décembre 1849, fut admis dans mon service, salle Napoléon, le nommé S..... Jacques-Étienne, âgé de seize ans, garçon maçon, pour une éruption du cuir chevelu qui datait de plusieurs années. Cette maladie avait paru pour la première fois, trois ans auparavant. S..... allait alors à l'école, et cinq ou six de ses petits camarades avaient *du mal* à la tête. L'éruption avait commencé à la région pariétale gauche, mais sans faire pendant longtemps de progrès bien sensibles. Aussi l'enfant resta-t-il un an sans rien faire. Il faut dire que d'abord le mal n'avait consisté que dans des plaques peu épaisses, quelquefois douloureuses, surtout accompagnées de démangeaisons. Ce ne fut que plus tard qu'il se traduisit par de véritables croûtes arrondies, surtout au côté gauche de la tête. A cette époque, S..... fut traité à Meaux. D'abord, toutes les croûtes tombèrent à l'aide de cataplasmes. Puis on fit des frictions avec une pommade dont l'application fut pendant longtemps douloureuse. Le mal augmenta d'abord, mais finit par céder au moins en partie. Au bout de six mois de traitement, l'enfant ne fit plus rien. Plus tard, au bout d'un temps qu'il ne peut préciser, la tête redevint malade; il se *formait comme du son*, dit-il, et plus tard encore il revint des croûtes jaunes. S..... resta toutefois longtemps encore sans rien faire, et ce ne fut qu'alors que le mal avait fait assez de progrès pour que non seulement il ne lui fût plus possible de le dissimuler, mais encore qu'il devînt plus qu'incommode, que ce jeune homme se présenta à l'hôpital Saint-Louis au mois de décembre dernier. Il était dans l'état suivant : Le cuir chevelu, au moins dans les deux tiers de sa circonférence antérieure et supérieure, était occupé par une croûte sèche en forme de calotte, d'un jaune particulier, semblable à la terre de four desséchée, bien arrondie à ses bords représentés par des portions de cercles réguliers. Cette croûte était peu épaisse d'ailleurs, et ses bords n'étaient pas de beaucoup plus élevés que le centre. Les cheveux assez abondants recouvraient en partie cette calotte, avec les diverses parties de laquelle ils étaient entremêlés. Il n'y avait nulle part de points tout à fait dégarnis, nulle part de cicatrices; seulement les cheveux étaient secs et à la vue et au toucher.

L'état de santé générale de S.. était d'ailleurs satisfaisant. Assez bien développé pour son âge, il n'accusait aucune souffrance ; il n'avait point encore d'engorgements ganglionnaires, pas d'abcès, d'ophthalmie. Les fonctions digestives étaient intactes. Je le soumis à une boisson amère, à un régime alimentaire un peu substantiel. Je prescrivis des cataplasmes de fécule de pomme de terre, pour nettoyer la tête, après avoir préalablement fait couper les cheveux. Il se passa alors un phénomène assez curieux : les croûtes ne se détachèrent pas, pour tomber par portions sous l'influence des applications émollientes. Elles se convertirent en une véritable bouillie, jaune, qui pendant quelques jours s'écoulait de la tête au moment où le cataplasme était enlevé. Au bout de quelques jours, la tête était complétement nettoyée. On vit alors, sur les régions occupées tout à l'heure par les croûtes, des places arrondies, rouges, humides, se confondant par quelques points de leur circonférence. On continua pendant quelques jours les cataplasmes, en même temps que l'on faisait des lotions alcalines légères. Puis je laissai pendant quelque temps l'enfant sans traitement. Bientôt on vit ces places rouges se recouvrir d'une desquamation farineuse, assez fortement adhérente; puis la plaque devenir inégale et les quelques points saillants se former en petits godets faveux, jaunes, très petits et peu ombiliqués. Sans laisser aller le mal plus loin, je recommençai les lotions alcalines (sous-borate de soude, 4 grammes; eau distillée, 500), et je fis faire le soir des onctions avec la pommade suivante :

Pr. Sulfure de chaux. . . 8 grammes.
Axonge. . . . . . . 30 grammes.

Mêlez.

Le malade suivit ce traitement sans discontinuer (la friction le soir, la lotion le matin) pendant deux mois entiers. Au bout de ce temps, les places rouges avaient perdu presque toute leur intensité. Diminuées considérablement dans leur étendue, elles semblaient ne conserver presque aucune trace d'inflammation ou de congestion. Aujourd'hui (10 mars) on s'en aperçoit à peine; et, chose remarquable, les cheveux sont restés partout aussi épais, aussi fournis que si le cuir chevelu n'avait pas été malade; seulement ils sont altérés dans

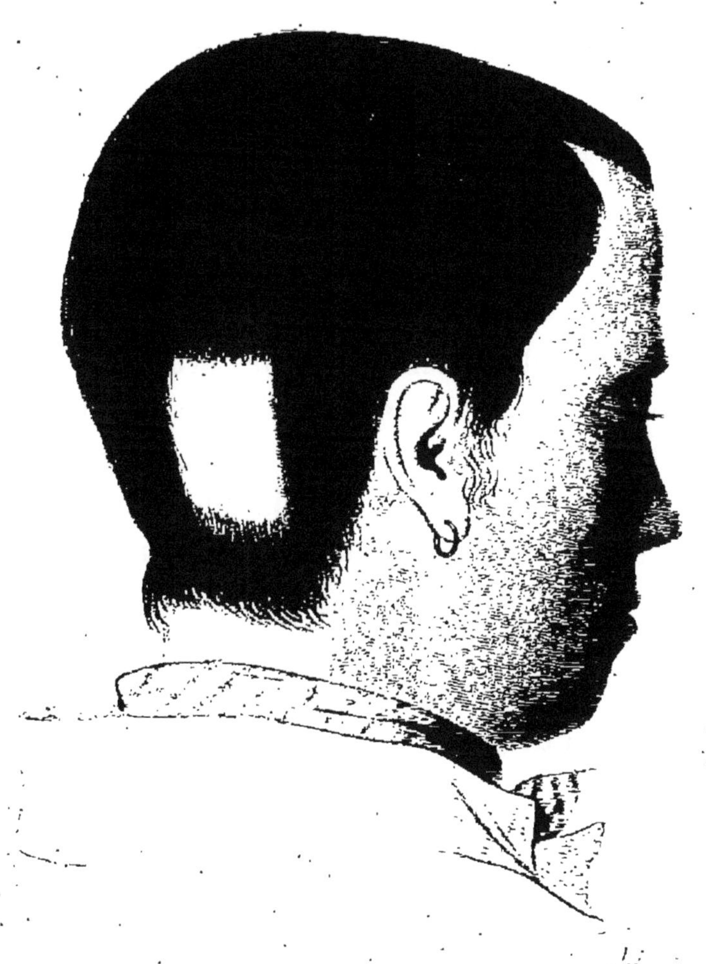

VITILIGO.

leur couleur; ils sont plus ternes et plus secs que ceux qui recouvrent les places qui n'ont pas été atteintes, et que l'on peut voir à la région postérieure. Le traitement sera continué quelques jours encore pour maintenir la guérison qui, dès aujourd'hui, me paraît certaine.

SECTION TROISIÈME.

DÉCOLORATIONS.

Nous n'avons plus affaire ici à des éruptions caractérisées par tous ces signes extérieurs dont nous sommes habitués à faire l'apanage de l'inflammation : nous ne verrons ni exulcérations, ni suintement, ni croûtes, ni produits squamoso-lamelleux ; il y a, pour ainsi dire, absence de tout phénomène actif, et cependant il faut reconnaître que surtout une des maladies qui composent ce groupe présente un grand intérêt au point de vue, et de l'étude, et de la pratique.

CHAPITRE PREMIER.

Vitiligo.

Vitiligo des anciens.—*Alopécie*.—*Leucopathie* de Blumenbach.—*Achrome* d'Alibert. — *Porrigo decalvans* de Bateman. — *Vitiligo*, Biett.

§ 1. Le cuir chevelu et le cheveu lui-même peuvent subir certaines modifications de couleur et d'aspect, dont les plus importantes n'ont pas été toujours suffisamment appréciées, et qui ont, à raison même de cette circonstance, une valeur particulière qui appelle notre attention. A cette section appartiennent et le vitiligo, et la canitie; mais la plus importante, sans contredit, de ces décolorations est la maladie que l'on connaît aujourd'hui sous le nom de *vitiligo*.

Le terme de *vitiligo* avait autrefois une signification beaucoup plus large que celle que nous lui reconnaissons maintenant; car il était appliqué indistinctement à toute sorte de décolorations : aussi les Grecs en avaient-ils admis plusieurs espèces. Sous le titre d'*albaras alba* (Avicennes), de *morphea alba* (Rhazès), les Arabes décrivaient des variétés de la lèpre tuberculeuse, qu'ils rapportaient à un type unique, le vitiligo. Au même point de vue, les Grecs ont signalé à diverses époques trois maladies, qui non seulement n'avaient aucune espèce de rapport avec le genre vitiligo, tel que nous le comprenons, mais qui probablement différaient complétement entre elles : l'ἀλφὸς, le μέλας, le λεύκη. Celse, et avec lui tous les Latins, adoptèrent les opinions des Grecs; seulement ils semblaient s'être rapprochés de la vérité, puisqu'ils admettaient que la maladie connue et décrite sous le nom de *vitiligo* ne comportait avec elle aucune gravité. Plus près de nous, Lorry, le savant Lorry, en avait fait une maladie pustuleuse qui, bien évidemment, n'avait du vitiligo que le nom. Alibert, adoptant les idées de Blumenbach et de Mansfeld, rendit à cette affection son véritable caractère, en la rangeant dans la famille des leucopathies. Bateman, au contraire, adoptant les idées anciennes, fit du vitiligo une forme éruptive qui ne peut être considérée que comme un des aspects de l'éléphantiasis tuberculeux. En revanche, l'auteur anglais avait, sous le nom de *porrigo decalvans*, parfaitement décrit l'éruption dont nous avons à nous occuper ici, et qui est le vitiligo siégeant au cuir chevelu. Biett avait donné au vitiligo sa véritable place en le rangeant dans les décolorations. Cependant la confusion faite par Bateman a été admise par un certain nombre de pathologistes; et, il y a quelques années à peine, M. Gruby présentait à l'Académie des sciences un travail qui, fait sur le *porrigo decalvans*, s'appliquait bien évidemment au vitiligo.

§ 2. Le vitiligo, considéré comme genre, est une décoloration partielle de la peau et des poils, quand le point affecté en est ou en reste couvert : cette décoloration est congénitale ou accidentelle. Pour nous, qui n'avons à étudier cette maladie qu'au point de vue du cuir chevelu, le vitiligo consiste dans des plaques assez ordinairement arrondies, plus ou moins étendues, pouvant siéger sur tous les points du cuir chevelu, où la peau, complétement chauve, présente en même temps un aspect décoloré, d'un blanc comme laiteux.

Au début, le vitiligo du cuir chevelu n'est annoncé par aucun sentiment de chaleur, et encore moins de douleur; il n'est accompagné d'aucune espèce de prurit. Spontanément, et sans aucun phénomène précurseur, un point du cuir chevelu se dégarnit de cheveux; et, si l'attention est attirée sur ce fait, il est permis de constater, si commençante que soit l'alopécie, qu'elle repose sur une surface décolorée qui se perd, sans délimitation bien définie, avec les surfaces voisines. La calvitie s'opère ordinairement d'une manière lente; à mesure qu'elle devient plus complète, la plaque s'élargit, et au bout d'un certain temps, quand la maladie est à son apogée, si l'on peut dire ainsi, le vitiligo est caractérisé par une plaque irrégulièrement arrondie, où la peau, entièrement dépouillée de poils, est lisse, unie, glabre, et surtout d'un blanc mat, laiteux, très remarquable. Ce qui est assez curieux aussi, c'est que là où finit la plaque, tous les points de sa circonférence s'arrêtent à des cheveux aussi fournis que dans toutes les autres parties du cuir chevelu.

J'ai dit que le début du vitiligo n'était marqué par aucun sentiment de douleur : ce caractère se retrouve à toutes les phases de son développement, et cette circonstance est si marquée, que, la plupart du temps, les malades ne s'aperçoivent de l'existence de la maladie que quand celle-ci est, pour ainsi dire, complète. Aussi n'est-il d'ordinaire possible d'étudier la marche de cette décoloration que parce que l'affection est assez fréquemment constituée par plusieurs plaques qui se développent successivement, et que l'attention une fois éveillée se porte sur les points consécutivement envahis. Il peut arriver d'ailleurs que ces diverses plaques soient situées assez près les unes des autres, pour qu'en s'élargissant elles se joignent, se confondent, et qu'elles ne forment plus qu'une vaste surface irrégulière, pouvant occuper une grande partie du cuir chevelu.

Dans quelques cas, la calvitie est précédée de la décoloration des poils recouvrant les points affectés : les cheveux participant, pour ainsi dire, de l'affection cutanée, blanchissent avant de tomber.

Le vitiligo peut occuper tous les points du cuir chevelu ; mais il siége surtout à la partie postérieure de la tête et aux tempes : on le retrouve rarement à la partie antérieure.

La durée de cette maladie est ordinairement assez longue, et, si l'on a pu exceptionnellement la voir disparaître d'une manière spontanée, il est infiniment plus commun de la voir persister pendant des mois entiers. Quand le vitiligo, cédant à un traitement rationnel, doit finir et disparaître, la peau semble s'animer, se vivifier; elle revient à sa couleur normale; puis on la voit se recouvrir de poils qui, tout d'abord, légers et pâles comme un duvet à peine perceptible, s'allongent, s'épaississent, se colorent de plus en plus, et deviennent enfin aussi fournis et de la même teinte que les autres cheveux. Quelquefois, au contraire, surtout chez les personnes déjà d'un certain âge et d'une constitution affaiblie, les poils repoussent grêles, clairs et décolorés.

§ 3. Il faut dire des causes du vitiligo ce que l'on doit dire des causes de toutes les alopécies en général : c'est qu'elles sont au moins très obscures. Ici cependant on peut constater que la chute des poils tient à un défaut de sécrétion, puisqu'il n'y a ni atrophie du bulbe, le cheveu repoussant toujours, ni intervention d'une cause mécanique, puisqu'il n'y a ni inflammation ni produits secondaires squamoso-lamelleux. Mais à quoi tient ce défaut de sécrétion? Est-il sous la dépendance immédiate de la décoloration du cuir chevelu? Cela est bien probable; mais enfin ce ne peut être qu'une hypothèse. Il faut donc reconnaître que la cause essentielle du vitiligo, c'est-à-dire et de la décoloration, et de l'alopécie, que cette cause nous échappe, et qu'il ne nous est permis que d'apprécier les influences qui paraissent favoriser le développement de cette intéressante affection.

Très rare dans la première enfance, le vitiligo se développe principalement de dix à vingt ans : il devient moins commun à mesure que l'âge avance. Il semblerait être plus fréquent chez les femmes que chez les hommes. J'ai cru remarquer que les individus affectés étaient généralement d'un tempérament lymphatique. Je l'ai vu, dans un cas très curieux, apparaître chez un jeune homme qui avait présenté des symptômes d'hydrocéphale chronique, et qui était sujet à une somnolence quelquefois invincible. Quant aux causes extérieures et locales, il ne m'a pas encore été permis d'établir leur influence d'une manière tant soit peu positive.

Le vitiligo du cuir chevelu n'est jamais contagieux.

§ 4. La non-contagion n'est pas un des moindres caractères qui séparent le vitiligo de l'herpès tonsurant avec lequel on a prétendu le confondre. Mais, en dehors de cette importante distinction, il existe entre ces deux maladies des différences assez tranchées. Ainsi, dans l'herpès tonsurant, la peau est rugueuse, épaissie, comme soulevée; elle est d'un gris bleuâtre ; le cheveu existe et n'est que coupé ras, comme nous avons pu le voir, tandis que dans le vitiligo, le cuir chevelu est lisse, uni, décoloré, complétement chauve.

Pour le séparer de l'alopécie résultant du favus, il faut se souvenir que, dans ce dernier cas, la peau est non seulement décolorée, mais encore amincie, transparente : c'est comme un tissu cicatriciel que traversent quelquefois çà et là des cheveux grêles, chétifs, lanugineux : dans le vitiligo, le cuir chevelu a conservé son épaisseur normale; il n'a ni la sécheresse, ni le luisant qui accusent l'incurabilité: il est décoloré, mais d'un blanc laiteux si remarquable, qu'il est impossible de le méconnaître, une fois qu'on l'a observé. Le confondra-t-on avec l'alopécie syphilitique? Cette dernière a pour caractères principaux, une apparence générale et surtout un état particulier des cheveux qui subsistent et qui affectent une sorte de sécheresse maladive très remarquable : or ces deux circonstances manquent complétement dans le vitiligo.

§ 5. Cette décoloration compliquée d'alopécie ne présente jamais de gravité absolue. Il peut être nécessaire de la combattre avec persévérance; elle peut être tenace, opiniâtre, exister même pendant très longtemps; pour moi, j'ai toujours vu les cheveux repousser. Mais il faut, en tous cas, se garder d'en promettre ou d'en espérer trop promptement la guérison.

Si la cause du vitiligo est un vice de sécrétion par insuffisance ou par arrêt de cette sécrétion même, on comprend sans peine que le traitement de cette maladie consiste surtout dans l'emploi des moyens qui peuvent aviver les plaques malades, ranimer les fonctions diminuées ou suspendues.

On pourra donc se servir avec succès de la plupart des topiques qui ont pour but de faire pousser les cheveux: ainsi des pommades au rhum, au quinquina, de la pommade de Dupuytren, de toutes les lotions excitantes. Mais comme la sensibilité de la peau est toujours relative ici, comme dans beaucoup d'autres points de la pathologie, le remède doit être choisi, non seulement au point de vue de la maladie, mais aussi au point de vue du malade; il n'est pas indifférent de choisir tel ou tel de ces moyens. J'ai toujours pu triompher de la maladie par l'emploi d'un des topiques suivants. Ainsi je fais faire le soir sur les points malades des onctions avec la pommade suivante :

Pr. Teinture aromatique du Codex. 4 grammes.
Moelle de bœuf préparée. . . 30 grammes.
F. s. a.

ou avec la suivante :

Pr. Tannin . . . . 4 grammes.
Axonge. . . . . 30 grammes.
F. s. a.

Je fais faire le matin des lotions avec de l'eau salée ou savonneuse, à peine tiède.

Je me suis bien trouvé de frictions sèches, ou bien avec un linge fin, imbibé d'une teinture alcoolique, et surtout d'une teinture de sulfate de quinine.

Quant au traitement interne, il est le plus souvent nul, excepté dans le cas où il existe un tempérament lymphatique exagéré : alors je conseille les amers, le vin de quinquina, l'hydrochlorate de chaux ou l'huile de foie de morue, selon les formules que j'ai indiquées à propos de l'eczéma et de l'impétigo.

Quelques bains alcalins peuvent être utiles, à la condition surtout de prescrire au malade de se laver la tête avec l'eau du bain.

Enfin, c'est dans ces cas de décoloration que l'on conseille, avec avantage, une saison aux eaux thermales sulfureuses.

OBSERVATION IX. — Vitiligo du cuir chevelu guéri par les frictions répétées avec la teinture alcoolique de quinine.

Le nommé Henri D..., corroyeur, âgé de dix-huit ans, se présenta à l'hôpital Saint-Louis, le 15 février 1847, pour se faire traiter de la gale, dont il était atteint depuis quelques jours et aussi pour plusieurs plaques dégarnies de cheveux qu'il portait à la tête. Il fut admis et couché salle Henri IV, n° 100.

Ce jeune homme jouissait d'une santé parfaite; il semblait même assez fortement constitué, bien qu'il fût d'un tempérament lymphatique. Interrogé sur ses antécédents, il se rappelait très bien avoir déjà été atteint, vers l'âge de dix ans, d'une maladie semblable à celle qu'il portait actuellement au cuir chevelu.

A son entrée dans le service de M. Cazenave, le malade, outre la gale dont nous n'avons pas à nous occuper, présentait à la partie latérale et postérieure gauche du cuir chevelu, trois plaques, dont deux étaient réunies en une seule, et la troisième séparée des deux autres par quelques cheveux qui restaient encore.

Ces plaques, dont chacune aurait pu être couverte par une pièce de 5 francs, étaient ovalaires, et se présentaient avec les caractères suivants : La peau était blanche, décolorée, comme glabre, dépourvue de cheveux, bien qu'avec une grande attention on pût découvrir un duvet léger et incolore : il n'y avait aucun produit d'inflammation cutanée, pas même une desquamation farineuse.

Deux plaques analogues, mais plus petites, existaient au milieu de la barbe, sous le menton.

Les cheveux et la barbe, d'une couleur châtain foncé, étaient d'ailleurs médiocrement fournis.

Cette maladie datait d'un an, époque à laquelle elle serait survenue sans cause appréciable. Tenait-elle à une cause organique héréditaire, à une lésion constitutionnelle de l'appareil chromatogène? il était permis de le croire en se rappelant que le père de D... avait été atteint de la même maladie.

Quoi qu'il en pût être, on avait évidemment affaire à un vitiligo du cuir chevelu : l'état lisse, décoloré de la peau ne permettait pas le moindre doute. Si quelque confusion eût été possible, ce n'aurait pu être qu'avec certaines plaques alopéciques, résultant du favus. Mais ces dernières sont remarquables par l'amincissement de la peau, par son aspect luisant, par ses caractères vraiment cicatriciels : au lieu que dans l'espèce, la peau était seulement glabre, d'un blanc laiteux ; et d'ailleurs il existait, bien qu'en très petite quantité, un duvet grêle et pâle qui ne peut jamais exister après le favus.

M. Cazenave prescrivit des frictions répétées chaque jour avec la teinture alcoolique de quinine. Sous l'influence de ces applications toniques et excitantes, la peau reprit peu à peu sa coloration normale ; les taches s'effacèrent, les cheveux recommencèrent à pousser, et le malade sortit guéri le 6 mai suivant.

Canitie.

§ 1. A toutes les époques, les observateurs ont dû être frappés de ce phénomène en vertu duquel les cheveux se décolorent et blanchissent, et ils l'ont signalé avec les diverses influences qui paraissent surtout présider à sa production, telles que l'âge, les émotions morales vives, etc. C'est dans ce sens qu'en ont parlé Galien, Scheinck, Mercuriali, Guyon, Lorry, et d'autres avec eux. Constant dans sa marche, invariable dans son aspect, ce phénomène de décoloration devait être accepté partout à peu près sans controverse : aussi les divers auteurs qui s'en sont occupés ont-ils tenu surtout à signaler ce que cette décoloration pouvait présenter d'extraordinaire et d'étrange dans certains cas anormaux. En effet, cette décoloration des poils qui constitue la canitie n'est pas, le plus souvent, un état pathologique, c'est-à-dire une maladie accessible aux ressources de l'art; incurable dans la plupart des cas, elle est, pour ainsi dire, l'expression naturelle d'une transformation fatale de certaines parties de l'organisme.

Les auteurs sont à peu près unanimes pour adopter trois espèces de canitie : celle qui résulte de l'âge et qui est plus ou moins un des attributs de la vieillesse; celle qui est produite par une cause accidentelle; enfin, la canitie congénitale. Cette division, commandée par l'étude des faits, est encore la seule que nous puissions adopter aujourd'hui.

§ 2. Définir la canitie, c'est pour ainsi dire faire son histoire. Quand on sait qu'il faut entendre par ce mot une décoloration ou grise ou blanche des cheveux, sous l'influence soit de l'âge, soit d'un accident pathologique général ou local, soit de toutes les causes qui ébranlent profondément l'économie, que reste-t-il à dire et pour les symptômes, et pour l'étiologie, que l'esprit ne saisisse et ne connaisse déjà? Quelques mots nous suffiront donc pour l'esquisse succincte, mais suffisante, d'un phénomène qui ne manque pas d'ailleurs d'un certain intérêt.

La canitie sénile est de beaucoup la plus fréquente : elle frappe presque fatalement tous les individus qui ont atteint un certain âge. Elle débute ordinairement sur les tempes, pour de là s'étendre au sommet, puis au reste du cuir chevelu. Celui-ci est semé çà et là de poils décolorés, qui, rares d'abord, donnent à la tête un aspect grisonnant, qui devient de plus en plus appréciable, à mesure que la canitie fait des progrès. Elle peut s'étendre au point que les poils décolorés jouent le premier rôle dans la chevelure, et lui impriment ce caractère chenu qui a été célébré par les poëtes ; enfin, il arrive même que la décoloration est générale, complète ; et alors les cheveux, comme argentés, entourent la tête d'une couronne d'un blanc quelquefois jaunâtre, quelquefois pur et brillant comme la neige. La physionomie humaine emprunte alors à ce phénomène de dégénérescence sénile un caractère de gravité digne et calme qui inspire le respect, et dont la poésie et la peinture ont su tirer un si précieux parti.

La canitie sénile commence ordinairement de trente-cinq à quarante ans : cependant il n'est pas rare de la rencontrer plus tôt ; et les auteurs sont pleins d'exemples qui établissent que, chez certains individus, la décoloration des poils peut apparaître, même dans la jeunesse, sans qu'aucune cause physique ou morale puisse expliquer ce phénomène. J'ai observé plusieurs faits de ce genre, et je n'ai pu leur trouver d'autre explication, si ce n'est que la canitie sénile, étant le résultat d'une lésion de sécrétion inexpliquée encore, cette lésion pouvait se rencontrer chez de très jeunes sujets, sans qu'on pût d'ailleurs l'apprécier autrement que par les phénomènes de décoloration qu'elle entraîne après elle.

On a dit que les femmes étaient, plus tard que les hommes, atteintes de canitie : cette proposition, peu rigoureuse d'ailleurs, perd beaucoup de son autorité, si l'on songe que les femmes sont, moins que les hommes, influencées par les causes particulières de débilitation qui avancent les signes de la vieillesse, comme les fatigues de l'esprit, les veilles, les travaux de cabinet.

La canitie accidentelle est beaucoup moins fréquente que la canitie sénile; mais elle est pour nous aussi obscure. L'observation a démontré que les cheveux pouvaient se décolorer plus ou moins sous l'influence de certains états pathologiques ou médiats ou immédiats. Lorry a cité (1) le fait d'une jeune dame qui, à la suite de céphalalgies violentes, fut atteinte d'une canitie telle, qu'elle simulait la vieillesse. On a observé le même phénomène à la suite d'hémorrhagies habituelles et abondantes; dans la phthisie; par suite des excès, surtout dans les plaisirs de l'amour; sous l'influence de couches; pendant le cours de quelques maladies chroniques, comme la syphilis; après des accès de névralgie multipliés, etc. Parmi les canities accidentelles que les auteurs ont énumérées, il en est évidemment qui ne doivent être considérées que comme dépendant de circonstances favorisant la décoloration sénile : ainsi

(1) *De morbis cutaneis...*, p. 602. « ... Mentientem aniles capillos. »

les contentions de l'esprit, etc. Mais, à côté de ces faits, il en existe où l'influence accidentelle, toute locale, ne saurait être méconnue : je veux parler des canities partielles qui succèdent à certaines cicatrices, des décolorations générales que l'on observe après le favus.

L'arrachement répété des poils sur un point limité pourrait produire le même résultat, et l'on a dit souvent, à l'appui de ce fait, que les maquignons obtenaient, à l'aide de la dépilation, le développement de ces taches blanches qui, situées surtout au front des chevaux, peuvent ajouter à leur valeur.

Mais de toutes les influences accidentelles qui produisent la canitie, il n'en est pas sur lesquelles on ait plus insisté que sur les ébranlements profonds du système nerveux. La décoloration des poils peut apparaître soudainement après certaines émotions morales vives, comme un violent chagrin (1), une frayeur extrême. Adrien Junius a cité le fait, tant de fois reproduit, de ce seigneur espagnol qui, surpris avec une jeune fille de la cour, dans le jardin du roi, fut condamné à mort pour crime de lèse-majesté, et qui fut si frappé de ce terrible arrêt, que tous ses cheveux blanchirent en une seule nuit. Lorry (2) a raconté le même phénomène à propos de Saint-Vallier, frappé de canitie subite en apprenant que sa fille, Diane de Poitiers, était devenue la maîtresse du roi. Ces faits, et bien d'autres semblables, n'ont pu trouver d'explication par aucune hypothèse, et c'est sans doute ce qui avait porté quelques physiologistes à les révoquer en doute; mais, s'ils sont

(1) *De coma commentarium*, lib. X.

(2) *Loc. cit.*

inexplicables, s'ils ont été évidemment exagérés dans certains cas, il est vrai cependant que les poils peuvent se décolorer et blanchir sous l'influence d'un de ces mouvements violents qui agitent et ébranlent profondément le système nerveux.

Mais, de toutes les canities accidentelles, la plus intéressante peut-être, quoique la moins connue, c'est cette décoloration par touffes, que l'on remarque assez souvent d'ailleurs, surtout aux parties latérales supérieures du cuir chevelu. En effet, il arrive quelquefois que, sans cause connue, sur quelques points de la tête, des mèches de cheveux blanchissent, et tranchant sur le reste de la chevelure, qui est restée à l'état normal, donnent à celle-ci un aspect des plus singuliers, surtout s'il existe plusieurs de ces touffes décolorées. J'ai vu quelques faits de ce genre, et entre autres celui que je cite plus loin ; j'ai observé que quelquefois les poils blancs couvraient alors une plaque décolorée aussi, ayant cette apparence glabre et laiteuse que l'on remarque dans le vitiligo. Ce qu'il y a d'ailleurs de bien remarquable dans cette espèce de canitie, c'est que, la seule peut-être, elle est susceptible de guérir plus ou moins rapidement, sous l'influence d'un traitement rationnel. La décoloration tient, dans l'espèce, à une lésion de sécrétion inconnue, mais qui ne produit pas de résultats définitifs et irremédiables.

Faut-il, pour séparer la canitie sénile de la canitie accidentelle, admettre avec Guyon (1) que, dans la première, la décoloration des poils commence par la pointe, tandis que, dans la seconde, elle a son point de départ à la base même du cheveu? Cette distinction, spécieuse

(1) *Miroir de beauté*, chap. 4.

d'ailleurs, ne me semble pas confirmée par l'observation. Ce qu'il est plus exact de dire, c'est que la canitie sénile procède par degrés, de proche en proche, avec lenteur, tandis que la canitie accidentelle se manifeste, en général, avec plus de rapidité.

La canitie congénitale est, à beaucoup près, la plus rare. On ne l'observe guère d'une manière à peu près certaine que dans les régions arctiques, sous l'influence du froid polaire. Dans ces régions éternellement glacées, non seulement l'homme a les cheveux d'une blancheur particulière; mais les animaux, les oiseaux eux-mêmes ont les poils ou les plumes complétement décolorés. Cette circonstance semblerait même venir à l'appui de la théorie de Scheinck (1), qui attribuait la canitie à la diminution ou à l'absence de la chaleur naturelle. L'histoire a réuni un certain nombre de faits de canitie congénitale plus ou moins complète. Numa en fut un des plus célèbres exemples. Tout le monde sait d'ailleurs que sous certaines latitudes, et en dehors de la zone polaire, il existe des individus dégénérés ayant tout le système pileux blanc, et que l'on a, pour ce caractère, appelés *albinos*. Mais, si curieux que soient ces phénomènes généraux, ils n'ont pas, à vrai dire, de signification réelle à propos de la canitie. Il existe cependant des faits de décoloration congénitale partielle, qui, pour être peut-être encore plus rares, se rapportent plus à notre sujet : ainsi Scheinck (2) a connu un homme qui était venu au monde avec les cheveux blancs, mais seulement d'un côté de la tête, et

(1) *Loco citato.*
(2) *Ibid.*

chez lequel la barbe poussa complétement décolorée. Beaucoup d'auteurs, comme Bartholin et Riedlin, ont eu l'occasion d'observer des canities semblables, et il est permis de croire qu'elles sont dues à une lésion partielle de sécrétion de la matière colorante du poil.

§ 3. Que dire maintenant des causes de la canitie? Avoir décrit les diverses espèces de décoloration des poils, n'est-ce pas avoir énoncé suffisamment que ce phénomène est surtout déterminé par l'âge; qu'il est produit par l'action encore inexpliquée de certains troubles nerveux qui ébranlent profondément et instantanément l'économie, sous l'influence incessante des excès, des veilles, des chagrins; qu'enfin, et dans quelques cas exceptionnels, la décoloration analogue au vitiligo tient à une lésion pathologique de sécrétion.

§ 4. Que la canitie résulte de l'âge, ou qu'elle soit l'expression d'un état morbide local, à quelque moment ou sous quelque forme qu'elle apparaisse, il est impossible de la méconnaître : elle est nécessairement reconnue par cela seul qu'elle existe. Si donc le diagnostic peut offrir quelque intérêt, c'est alors qu'il faut distinguer la canitie incurable de celle qu'il est possible de modifier et même de guérir.

La canitie sénile, comme celle qui est l'expression de ce qu'on pourrait appeler une vieillesse anticipée, se présente avec un caractère de généralité bien remarquable, quoique dans certains cas elle paraisse affecter plus un côté de la tête que l'autre : la canitie que l'on pourrait appeler *vitiligineuse*, celle qui peut guérir, a pour caractère d'exister çà et là, par plaques, quelquefois par pinceaux de poils décolorés, tranchant toujours avec les cheveux voisins qui ont conservé leur coloration normale. Il suffit de signaler ces différences d'aspect pour faire éviter toute confusion.

§ 5. Il est impossible, et pour tous les cas, d'attacher à la canitie une idée quelconque de gravité. Cette décoloration des poils ne comporte avec elle que l'inconvénient qui s'attache à tout ce que nous sommes habitués à regarder comme les attributs de la vieillesse. A ce titre, elle est quelquefois un sujet d'affliction pour les femmes, qui cherchent à la dissimuler par une foule de moyens qui ne sont pas toujours sans dangers. Il en est cependant, parmi elles, quelques unes qui dédaignent ces artifices : j'en ai vu, qui toutes jeunes encore, se paraient d'une chevelure blanche avant l'âge, et dans quelques cas même cette franchise était, si je puis dire ainsi, un attrait de plus.

§ 6. Dans la généralité des cas, la canitie est au-dessus des ressources de l'art ; car il ne faut que citer pour mémoire le procédé de Rhazès, qui consistait à faire prendre à l'intérieur un gros de calchaute ou vitriol, procédé à l'aide duquel on devait obtenir des cheveux d'un très beau noir. A défaut d'agents internes suffisamment éprouvés, on s'est ingénié à la recherche de procédés propres à pallier cette décoloration. Dieu sait ce que l'on a inventé en ce genre depuis l'huile de cade, le κέδριον des Grecs, jusqu'à l'*eau Chantal* de nos jours : mais je n'ai pas à m'occuper ici de tous ces cosmétiques, de tous ces amalgames plus ou moins bizarres dont l'histoire nous a transmis les formules, parcequ'ils ne constituent, à tout prendre, que des procédés plus ou moins nuisibles, à l'aide desquels on masque une altération du système pileux, mais qui ne contiennent rien qui puisse intéresser la thérapeutique, si ce n'est peut-être au point de vue des soins que nécessitent souvent les mauvais effets qu'ils produisent. Je m'occuperai de ces pratiques artificielles en traitant de l'hygiène de la chevelure.

Dans certains cas de canitie accidentelle, ainsi qu'on en verra ci-après un exemple, il est possible d'obtenir la guérison. Il faut alors avoir recours à certains topiques excitants. Ainsi je fais faire des lotions répétées avec une teinture alcoolique concentrée, des onctions avec une pommade aromatique au tannin, au rhum, au camphre, au quinquina. Ces moyens, longtemps continués, trouvent un auxiliaire puissant dans le soin que l'on doit avoir de raser les plaques malades, surtout si elles sont étendues.

Dans quelques cas rebelles et où la canitie était largement répandue, j'ai employé utilement les arsenicaux à l'intérieur.

Observation X. — Canitie accidentelle; plaques de vitiligo. — Traitement par les pilules asiatiques et les lotions avec le sulfate de quinine.

Le nommé Pierre B..., cultivateur, célibataire et âgé de trente-deux ans, entra dans mon service à l'hôpital Saint-Louis, où il fut admis le 10 septembre 1846, salle Saint-Julien, n° 87, pour se faire traiter de décolorations siégeant surtout au cuir chevelu.

B... était né de parents sains, n'ayant jamais eu, à ce qu'il savait du moins, d'affections de la peau; lui-même n'avait été atteint d'aucune maladie de l'enfance; à quinze ans il avait eu la gale : depuis, et aujourd'hui encore, il a joui d'une santé excellente.

A l'âge de vingt-cinq ans, c'est-à-dire sept ans avant son entrée à l'hôpital, B... s'aperçut que ses cheveux se décoloraient par paquets, mais assez complétement pour trancher d'une manière remarquable avec le reste de la chevelure qui conservait sa teinte normale. Rien dans les souvenirs du malade ne pouvait lui servir à indiquer une cause même probable à cette décoloration. Il affirmait d'ailleurs que ce phénomène n'avait jamais été accompagné de chaleur, de cuisson ou même de démangeaisons ; il n'y avait jamais eu non plus de *boutons* ni de squames.

Interrogé sur la marche de ces altérations des poils, B... répondait que plusieurs des plaques décolorées s'étaient guéries spontanément, et que les cheveux, complétement blancs pendant un temps variable, avaient repris leur couleur naturelle.

En même temps que ces phénomènes de canitie s'étendaient ou se reproduisaient sur presque tout le cuir chevelu, B... voyait apparaître, sur différents points de la surface du corps, aux jambes, aux bras, au tronc, des plaques de grandeur variable, où la peau était complétement décolorée, sans que d'ailleurs cette décoloration eût été précédée ou accompagnée d'aucun phénomène soit primitif, soit secondaire. En dernier lieu, la barbe était devenue aussi le siége de plaques bien limitées où les poils étaient complétement décolorés et blancs.

A son entrée à l'hôpital, B... jouissait d'une santé générale parfaite. Il présentait sur le cuir chevelu, et notamment sur les faces pariétales, de petites plaques assez régulières, dont le plus grand diamètre ne dépassait pas celui d'une pièce de 5 francs, où la peau était évidemment décolorée et recouverte de cheveux complétement blancs : au menton, et notamment du côté droit, on voyait plusieurs plaques où les poils et la peau présentaient les mêmes phénomènes de décoloration.

L'absence d'alopécie ne permettait par de reconnaître là une forme de *vitiligo* franc : c'était un exemple de cette canitie accidentelle et partielle dont j'ai parlé plus haut, mais qui, siégeant sur des surfaces décolorées, pourrait presque être appelée une *canitie vitiligineuse.*

Ce qui dans l'espèce pouvait, jusqu'à un certain point, justifier cette dénomination, c'est qu'on trouvait sur plusieurs points de la surface du corps des plaques où la peau était lisse, glabre, décolorée, et présentait enfin tous les caractères du véritable *vitiligo.*

Le diagnostic ainsi posé nous permettait, d'après ce que nous savons de cette forme, d'espérer une guérison même complète. B... n'avait guère employé jusqu'alors que les bains sulfureux; je le mis à l'usage d'une décoction de salsepareille, et je lui administrai les pilules asiatiques à la dose d'une d'abord, le matin à jeun, pendant huit jours, puis de deux, une le matin et une le soir, dose que je ne dépasse jamais.

Le traitement général fut aidé par l'emploi de bains de vapeur. Puis le 3 novembre, je fis faire des lotions, notamment sur les plaques du cuir chevelu et de la barbe avec une solution alcoolique de sulfate de quinine (1 gramme de sulfate de quinine pour 250 grammes d'alcool).

Sous l'influence de ces divers moyens, tous les phénomènes de décoloration s'étaient heureusement modifiés, surtout à la barbe, où ils avaient presque complétement disparu : il était permis d'espérer une guérison complète, lorsque B... demanda sa sortie.

SECTION QUATRIÈME.

Acne sebacea. — Plique.

Trichoma, Jachius.— *Cirragra,* Thuanus.— *Rhopalosis; kolton* ou *koltun,* en Pologne. — *Wichselzopf* ou *wechselzopf* en Allemagne, etc.

§ 1. On trouve entre l'histoire de la plique et celle de la syphilis un grand nombre d'analogies : même obscurité sur l'origine ; mêmes doutes sur la nature ; même confusion à propos des symptômes. Ainsi que la syphilis, la plique a été regardée comme le point de départ des affections générales les plus graves qui puissent affliger l'espèce humaine : révélées pour ainsi dire en même temps, elles en sont venues l'une et l'autre, à force d'exagération, à trouver des esprits railleurs et sceptiques qui ont mieux aimé les nier que de les accepter telles que la crédulité et la routine les avaient faites. On a pu arriver ainsi à se demander si la plique était réellement une maladie. A cette question répondent pour l'affirmative, Saxonia (1), Delafontaine (2), Alibert (3), Kulakowski (4), Knothe (5), et un

(1) H. Saxonia Patavini, *De plica,* 1600.

(2) L. Delafontaine, *Traité de la plique polonaise*, traduit par A.-J.-L. Jourdan. Paris, 1808 ; in-8, avec fig.

(3) Alibert, *Description des maladies de la peau;* in-fol.

(4) H. Kulakowski, *De pathogenia plicæ.* Petropoli, 1847.

(5) Knothe, *Dissertatio de plica.* Vilna, 1830.

nombre vraiment considérable d'auteurs qui n'ont fait d'ailleurs, pour la plupart, que se copier les uns les autres, quand ils ne renchérissaient pas sur les excès de leurs modèles. La négative a été soutenue par Davidson (1), par Enoch (2), Roussile-Chamseru (3), Boyer (4), Gasc (5), M. Virey (6).

Les premiers de ces auteurs ont tracé de la plique des tableaux qui s'accordent généralement pour le dessin et la teinte, et si de cet accord ne résulte pas la preuve de tout ce qu'ils ont avancé, il en peut ressortir du moins que l'imagination n'avait pas seule fait les frais de ces terribles peintures. Les plicographes ne sont pas certains de la date précise où il faut faire remonter l'origine de cette étrange maladie. Pastorius (7) et Plempius (8) faisaient coïncider son apparition avec celle des Tartares qui envahirent au XIIIe siècle l'Europe orientale. Cromer (9) en attribuait le développement à l'usage des eaux empoisonnées par le grand nombre de cadavres qui y avaient été jetés lors de cette invasion. Schlegel (10) prétendait qu'il fallait

(1) Davidson, *Plicomastyx ceu plicæ a numero morborum apospasma*, 1668.

(2) Enoch, *Diss. de dubio plicæ Poloniæ inter morbos loco*. 1801.

(3) *Recueil périodique de la Société de médecine*, 1807.

(4) *Journal de méd., chir., phar.*, t. XV, 1808.

(5) *Mémoires de la Société de médecine de Paris*, 1817.

(6) *Nouvelles considérations sur la plique chez diverses nations du globe*. — Lecture à l'Académie 7 septembre 1824.

(7) Pastorius, *Flor. Polon.*, cap. 14.

(8) Plempius, *De morbis capill. et ungium*, etc., 1662.

(9) Cromer, *De origine et rebus gestis Poloniæ*, 1589.

(10) Schlegel, *Ueber die ursachen des Weichselzopfs der menschen und Thiere*. Iéna, 1806, p. 105.

en accuser tout simplement l'usage de la tonsure introduit en Pologne par Casimir Ier. D'après l'opinion que l'étude de certains faits, jusqu'alors méconnus, m'a faite sur cette affection, opinion que je développerai tout à l'heure, je ne crois pas qu'il faille attacher une grande importance à ces diverses hypothèses. Ce qui paraît plus certain, c'est que les premières notions un peu exactes que l'on trouve sur la plique remontent au XVIe siècle. La plus ancienne description que l'on connaisse de la plique est celle qui se trouve dans la lettre de Starnigelius (1), lettre adressée aux professeurs de l'Académie de Padoue, pour avoir leur avis ; le livre d'Hercule Saxonia est le premier traité complet sur la matière. Il peut être regardé aussi comme le résumé des idées courantes qui régnaient à cette époque sur la plique : en effet, on y trouve discutée longuement (2) l'opinion de l'influence des conjonctions planétaires et surtout des maléfices que l'on mettait alors sur le compte des démons, et, ce qui peut paraître plus étrange, le professeur padouan penchait vers ces croyances superstitieuses, qu'avait d'ailleurs et avant lui acceptées résolûment Scheinck (3), qui avait signalé la plique sous le pseudonyme surnaturel de *tricæ incubarum*, et qui, au septième livre de ses observations, reproduit d'après Ch. Rumbaum, célèbre médecin de Breslau, le fait d'une jeune femme qui, s'étant fait traiter de la phthisie par une sorcière, fut, à la suite d'un sort, prise d'une plique irremédiable.

(1) Starnigelius, *Epistola ad professores academiæ patavinæ medicos*, 1599.

(2) *Loco citato*, p. 31 et 42.

(3) Jo. Scheinckii, *Observationes medicæ rariores*, p. 5 et 847.

Cette opinion existait encore du temps de Guyon (1), qui faisait remonter l'origine de cette maladie à 1564, où elle aurait attaqué pour la première fois un certain Gaspard de Hornstein frère du commandeur d'Alsace. On croyait alors, et surtout dans ce dernier pays, que « des esprits malins, ayant accoutumé de hanter les bois et les déserts, prenaient plaisir à mettre ainsi les cheveux en confusion, et les nouer en floquets. »

Après avoir passé par un nombre vraiment incroyable d'écrits de toutes sortes, l'histoire de la plique a été présentée, avec tous ses développements, par Delafontaine, Alibert, et, plus près de nous, par les docteurs Kulakowski et Knothe. Tous ces écrivains sont à peu près d'accord pour faire de la maladie pliqueuse une des affections les plus graves qui puissent affliger l'espèce humaine. Les épouvantables tableaux qu'ils en ont laissés ont inspiré sans doute Kaczkowski, quand il disait (2) que si la plique était sortie seule de la boîte de Pandore, elle aurait suffi au malheur de l'humanité ! S'il faut croire les médecins qui étudiaient la plique à sa source même, il n'est pas de maladie qu'elle n'ait pu produire, depuis le simple coryza jusqu'à l'encéphaloïde et la paralysie ; depuis l'ophthalmie jusqu'à la gibbosité, sans compter les phénomènes (et Dieu sait s'ils étaient graves !) qui résultaient de la répercussion irrationnelle du virus pliqueux.

Quand on a élargi à ce point le domaine d'une maladie, on risque, en en reculant indéfiniment les limites,

(1) Guyon, *Miroir de beauté*, p. 263-1664.

(2) Kaczkowski, *Diss. de plicæ Poloniæ in varias præter pilos corporis humani partes vi et effectu.* Vilnæ, 1821.

de le rendre plus facilement accessible aux agressions qu'il doit nécessairement tenter. La négation de la plique est née de l'excès même des descriptions auxquelles elle avait donné lieu, et, sur ce point intéressant, son histoire offre une analogie de plus avec celle de la syphilis. L'école physiologique avait argumenté contre cette dernière maladie, de l'extension exagérée que le XVIIIe siècle avait donnée à son influence; il s'est trouvé des esprits sceptiques qui ont dit de la plique qu'une maladie qui produisait tant de choses ne produisait rien. De là la réaction provoquée par Davidson, continuée par Enoch, acceptée par un grand nombre d'esprits sérieux, et notamment par M. Virey, qui apportait à l'appui de cette doctrine d'assez spécieuses raisons. Davidson avait surtout fait valoir la malpropreté habituelle des Polonais, notamment dans les classes pauvres, déshéritées de tous soins hygiéniques, et cette proposition avait été énergiquement appuyée par un certain nombre d'observateurs, entre autres par M. Gasc, dont le mémoire cité plus haut avait remporté un prix particulier fondé par M. Roussille-Chamseru, et avait mérité une mention très élogieuse de l'Institut de France, par quelques médecins polonais et notamment par M. le docteur Gadowski (1). Depuis, on a invoqué à l'appui de cette considération l'aveu des auteurs modernes qui reconnaissent que la plique a singulièrement diminué à mesure que le temps apportait quelques modifications heureuses dans les habitudes et même dans les préjugés des peuples : on a argumenté de cet autre aveu des plicomanes qui admet-

(1) *Dissert. sur la plique*, 1814, 20 mai.

taient des fausses pliques, qu'extérieurement il n'était pas toujours facile, sinon possible, de reconnaître : on s'est fait encore une arme de cette opinion, généralement accréditée en Pologne, que toutes les maladies graves sont heureusement résolues par la crise pliqueuse, et l'on en a conclu que, esclaves de cette idée, les habitants de cette partie de l'Europe se laissaient pliquer, si l'on peut dire ainsi, pour se préserver ou se guérir de toute affection fâcheuse : enfin, et c'est surtout M. Virey qui a insisté sur ce point, on a signalé en dehors de la Pologne des phénomènes analogues à ceux que présente la plique, et qui ne sauraient être attribués à la maladie décrite sous ce nom. Certains philosophes indiens s'intriquaient autrefois les cheveux à l'aide de cosmétiques, et les édifiaient en forme de tiares. Les Fakyrs ont conservé cette tradition (1). Corneille de Bruyn (2) a cité le fait d'un prince toungouse qui portait une chevelure ainsi intriquée et ayant six pieds de long. D'autres voyageurs, et entre autres Arago, ont signalé des faits de ce genre chez les Hottentots, les nègres Papous, à la Nouvelle-Guinée (3) ; enfin, on a invoqué des cas de fausse plique que l'on aurait observés, en France (4) par exemple, sous l'influence et par suite de l'emploi de certains cosmétiques.

Est-il possible d'admettre que tous les faits de maladie pliqueuse cités par les auteurs doivent être rap-

(1) Balthasard Solvyus, *les Hindous*, in-f°, et Leschenault de la Tour, *Mémoires du Muséum d'histoire naturelle*. Paris, 1822.

(2) *Voyage aux Indes occidentales*, p. 125.

(3) *Promenade autour du monde*, t. I, p. 327, 353.

(4) Prichard, *Hist. naturelle de l'homme*. Paris, 1843, t. I, p. 30, 132.

portés à l'absence de soins hygiéniques, et doit-on pousser le scepticisme jusqu'à dire, avec Desgenettes, que le traitement de la plique est une affaire de perruquier? Évidemment non. Mais faut-il, d'un autre côté, accepter l'empoisonnement pliqueux avec tout l'appareil pathologique dont on s'est plu à l'entourer? Je ne le crois pas davantage, et c'est sans doute entre ces deux excès qu'il faut aller chercher la vérité, vérité déjà pressentie par Lorry (1) et M. Brierre de Boismont (2), dont les opinions sur la nature de la plique me semblent mériter une attention toute particulière. Si l'on dégage la plique des récits merveilleux dont on a entouré son apparition, des exagérations de certains historiographes, des préjugés même qui obscurcissaient l'esprit de quelques auteurs, il reste bien évidemment une maladie, qui, toute rare qu'elle soit dans nos climats, est digne cependant de tout intérêt.

Du point de vue où me place mon opinion sur la nature de la plique, la question du point précis où il en faut placer l'origine se simplifie singulièrement. Si tous les auteurs s'accordent à faire remonter la date de son apparition au XVIe siècle, je conclurai seulement de cette unanimité, qu'il est arrivé là ce que j'ai déjà eu occasion de signaler pour la syphilis, c'est-à-dire que des circonstances particulières, entre autres la découverte récente de l'imprimerie, se sont trouvées réunies pour mettre en relief une affection jusqu'alors méconnue, et lui donner une apparence de nouveauté

(1) *Tractatus de morbis cutaneis*, p. 607 et seq.

(2) *Opinion de M. le docteur Marcinkowski sur l'histoire et la nature de la plique*, dans *Archives générales de médecine*, 1833, 2e série, t. III, p. 65.

qui, posée en principe par Starnigelius et Saxonia, a été acceptée depuis et sans commentaires par tous les plicographes. Je crois, et quand on aura lu ce que je pense de la nature même de la plique, on se rendra parfaitement compte de cette opinion; je crois que la plique a dû exister de toute antiquité, mais je reconnais que, sous l'empire de certaines influences particulières qu'il nous est impossible d'apprécier d'ailleurs, cette maladie a pu prendre, à un moment donné, une intensité extraordinaire qui a frappé les observateurs et a pu même la faire considérer comme une calamité publique.

Ce qu'il nous importe surtout de rechercher, c'est la véritable nature de cette maladie si diversement interprétée. Nous laissons de côté les fables sur l'origine épidémique de l'affection trichomatique, mais en dehors des faits merveilleux que nous ont transmis Pastorius et Plempius, il existe divers points de doctrine qu'il est utile d'examiner.

La plique est-elle une maladie virulente spéciale, procédant par voie de diathèse, se transmettant par contagion et par hérédité? Cette définition, qui seule a eu longtemps cours, a été soutenue par les hommes dont la parole a fait le plus autorité sur cette matière. Delafontaine faisait de la plique une maladie *sui generis*, analogue à la syphilis, infectant tout l'organisme et réagissant, sous forme de crises, là où se présentent les poils et les ongles. Alibert, plus explicite encore, admit un virus trichomatique, seul capable d'expliquer la série de phénomènes souvent graves que produisait le trichoma. A l'appui de cette doctrine, on citait certaines lésions cadavériques signalées par les auteurs : Gruma (1) aurait trouvé des altérations dans le poumon; J. Frank (2) en aurait signalé dans le foie; Saxonia (3) en aurait remarqué dans le sang; enfin Bonet, a cité dans son *Sepulchretum anatomicum* un fait recueilli par Scultetus (4), et qui prouvait que, chez les pliqués, on a pu observer des cheveux dans le sang même. Quoi qu'il en soit de ces faits, l'opinion du virus trichomatique a été depuis, ou complétement rejetée par les uns, comme Lorry, MM. Brierre de Boismont et Lebrun, ou modifiée plus ou moins par les plus importants des plicographes modernes, ainsi par les docteurs Knothe et Kulakowski. C'est à elle d'ailleurs qu'il faut reporter les descriptions évidemment exagérées de certains cas de la plique, et surtout les récits de faits graves de répercussion qui ont cours encore aujourd'hui dans la plicographie.

On a prétendu que la plique n'était qu'une expression, qu'un mode de certaines cachexies particulières. Ainsi Wolframm (5) a prétendu que l'intrication trichomateuse était un phénomène de nature syphilitique : cette proposition a été reproduite en France par M. Larrey (6), qui s'appuyait surtout sur l'influence habituelle et manifeste de la syphilis sur le sys-

(1) *O Koltun.* Mohilew, 1828.

(2) *Opera omnia*, v. II, p. 521.

(3) *Loco citato.*

(4) Scultetus, *Trichoma admirabilis*, p. 52.

(5) *Versum über die hochstwabrscheinliche ursache und entstehung des Weichselzopfs, nebst einer sichren heilung desselben.* Breslau, 1804.

(6) *Bulletin des sciences médicales*, Société médicale de Paris, février 1808.

tème pileux, sur l'identité de phénomènes concomitants, surtout à la peau, et communs aux deux maladies. Je n'ai rien à dire de cette opinion, si ce n'est peut-être qu'elle est au moins singulière, venant de Larrey qui niait la plique. Je n'examine pas d'ailleurs ; je cite.

D'une autre part, J. Frank (1) a présenté la plique comme une modification de la lèpre d'Orient. On a objecté à cette proposition que, si elle eût été fondée, il serait impossible d'expliquer comment, d'après Frank lui-même, elle se serait exclusivement arrêtée et bornée à la Pologne. Enfin, un assez grand nombre d'observateurs ont cru ne devoir considérer le trichoma que comme l'expression symptomatique d'une diathèse arthritique ou rhumatismale : cette opinion a eu pour principaux défenseurs Richter (2) et Hartmann (3) en Allemagne, en Pologne le docteur Brandt (4) : elle était fondée principalement sur l'identité de fréquence en Pologne, entre la goutte et la plique, sur l'analogie des symptômes précurseurs dans les deux maladies : en principe, elle reposait sur cette donnée, que la *matière* qui est déposée dans les articulations affligées de goutte était, pour le trichoma, déposée dans le système pileux.

Ces diverses hypothèses, combattues par d'autres plicographes, ont été à peu près abandonnées dans ces derniers temps.

On ne peut pas dire la même chose de l'opinion qui considérait la plique comme une crise jugeant certaines

(1) *Mémoire sur l'origine et la nature de la plique.* Vilna, 1814.

(2) *Special therapie,* 6 B, p. 495.

(3) *Kritische untersuchungen über den Weichselrolpf,* in Hufeland's Journal, 1809.

(4) Lebrun, *Essai médical sur la plique.* Thèse, Paris, 1807.

maladies générales. Ce point de doctrine compte encore, après Wolf (1) et Berends, des partisans, comme MM. Marcinkowski (2) et Schweiger (3). On peut, sans la juger d'ailleurs, la regarder comme une sorte de reflet d'un préjugé très généralement répandu en Pologne, et qui a tant servi à l'argumentation de M. Gasc.

La plique étant envisagée comme la source possible de toutes les calamités pathologiques, on devait presque logiquement lui attribuer pour causes, à peu près tout ce qui frappe l'observation. Ainsi elle a été décrite comme le résultat de certaines modifications générales troublant plus ou moins profondément l'économie. Suivant Oczapowski (4), elle serait produite par une sorte de saturation par le sulfate de chaux contenu dans l'eau potable. Pour le docteur Kulakowski (5), elle dépendrait surtout des ébranlements nerveux que déterminent les émotions morales vives, comme le chagrin, la frayeur. M. Ch. Romanowski (6), se fondant sur l'observation, a prétendu, d'un autre côté, que « c'est la surcharge du fluide électrique qui donne lieu à la modification morbide de l'organisme... et qui occasionne enfin, par son invasion sur les cheveux et sur les ongles, la terminaison ou crise (lysis) marquée par l'entortillement des cheveux sous la dénomination de plique

(1) *Roczniki tow Krol pvziacol. nauk.* Varsovie, 1817.

(2) *Opinion de M. le docteur Marcinkowski sur l'histoire et la nature de la plique*, par M. Brierre de Boismont. (*Archives générales de médecine*, 1833, t. III.)

(3) *Essai sur la plique.* Thèse, 1837.

(4) Kulakowski, *loc. cit.*

(5) *Loc. cit.*

(6) *De la nature du trichoma*, mémoire présenté à l'Académie de médecine de Paris, 1843. (*Bulletin de l'Acad.*, t. VIII, p. 1129.)

ou trichoma. » Enfin, la micrographie s'est emparée de la maladie pliqueuse et a prétendu l'assujettir aux lois de son parasitisme : on doit à Guensberg (1) la découverte du trichomaphyte ou mycoderme de la plique. Ce végétal aurait, suivant Vogel, son siége dans la racine des cheveux. Voici d'ailleurs la description qu'en donne M. Robin (2) : « Les *fibres* articulées sont très rares, étroites et n'ont dans leur intérieur aucune trace d'espaces intercellulaires.

» Les *spores* sont très nombreuses, rondes ou allongées, à surface lisse, quelquefois articulées par des points qui paraissent ombiliqués. Le plus souvent ces cellules sont isolées ou accumulées en gros groupes; quelquefois elles sont suspendues à un hypothallus très finement fibreux.... Les spores isolées ont de $0^m,002$ à $0^m,005$. Elles contiennent des granules moléculaires punctiformes, et rarement des noyaux développés.

» Quant à la matière agglutinative des cheveux, elle est composée : 1° d'un grand nombre de cellules épithéliales, grandes et à noyaux volumineux, et de petits globules granuleux comme ceux de l'inflammation; 2° de cheveux plus minces qu'à l'état normal et dont la gaîne est soulevée en quelques points par des spores; 3° de quelques cellules de matière sébacée; 4° des mycodermes qui, naissant dans la racine des fibres, restent collés à leur partie la plus voisine du bulbe, et le plus souvent sortent de la gaîne vers la base du cheveu..... » Walter (3) aurait de plus décrit, très impar-

(1) *Comptes rendus*, 1843, et *Archives de Müller*, 1845.

(2) *Des végétaux qui croissent sur l'homme et les animaux*. Paris, 1847, p. 26.

(3) *Archives de Müller*, 1844.

faitement d'ailleurs, un autre mycoderme particulier à la matière pliqueuse, et qu'il faudrait, selon Guensberg, ranger parmi les *végétaux infusoires* du genre *torula*..

Je n'ai rien à dire de ces diverses hypothèses, et je me hâte d'arriver aux opinions qui paraissent de plus en plus se rapprocher de ce que je regarde comme la vérité sur le chaos trichomatique.

Déjà M. Brierre de Boismont, ou plutôt M. Marcinkowski (1), renonçant aux idées courantes sur la plique, avait voulu voir dans cette maladie une lésion de sécrétion de la matière épidermique, et il fondait surtout cette proposition sur l'altération, souvent si remarquable des ongles, qui accompagne le trichoma.

Déjà Lorry (2), qui avouait n'avoir pas vu la plique, devinait, avec son grand sens, que cette affection devait être caractérisée par une hypersécrétion anormale; mais mal servi par les connaissances anatomiques, il admettait une exsudation exagérée du liquide lymphatique, exsudation destinée à remplacer ces phénomènes *superstitieusement observés*, que l'illustre praticien repoussait du haut de sa conscience.

Enfin, Hoffmann (3), convaincu par d'intéressantes expériences que la vapeur de l'argile déterminait une altération notable du sang, avait posé en principe que c'était dans ces émanations qu'il fallait chercher et la cause et la nature de la plique. Cette théorie a été admise et largement exposée par M. le docteur Lebrun (4),

(1) *Loc. cit.*

(2) *Tractatus de morbis cutaneis*, p. 607 et suiv. : « Durum est de eis scribendùm habere quæ ipse non videris.. »

(3) *Reschreibung des Weichselzopft...*, etc. Kœnigsberg, 1762.

(4) *Loc. cit.*

qui, après avoir expliqué l'altération de la partie séreuse du sang, en déduisait une modification de la pulpe des cheveux, puis une lésion de l'humeur destinée à lubrifier le poil; et, ce qu'il nous importe de noter comme un progrès remarquable, il disait (page 39) : « Il paraît donc très probable que cette humeur onctueuse qui, dans la vraie plique, transsude si abondamment à travers le cuir chevelu, n'est autre chose que le produit secréteur des cryptes, ayant, par suite de l'action de la cause morbide, acquis des propriétés particulières et une viscosité assez considérable pour occasionner l'agglutination des cheveux. »

Cette phrase, qui rompait sans retour avec la routine et les préjugés, était l'heureux pressentiment de ce que je regarde comme la vérité. En effet, après la lecture attentive des descriptions données par les auteurs, et en dépouillant ces tableaux de ce qu'ils pouvaient présenter quelquefois d'exagéré, ne fût-ce que des phénomènes qui semblaient n'être que des complications plus ou moins accidentelles, j'avais été conduit depuis longtemps à penser que le caractère principal, que le point de départ de la plique était une hypersécrétion excessive, anormale, d'un liquide gras qui se répandait sur les cheveux, les agglutinait, etc. Depuis, j'ai observé dans ma pratique un grand nombre, un très grand nombre de cas qui, pour moi, ne sont évidemment qu'un premier degré, si je puis dire ainsi, du trichoma. Ces cas, que j'appellerai momentanément *acne sebacea du cuir chevelu*, pour ne pas ajouter inutilement à la nomenclature de ce point de la pathologie, et aussi pour respecter l'identité parfaite qui existe entre cette affection et l'acné au visage, paraissent jusqu'à présent avoir échappé à l'attention des observateurs. Ils sont cependant très fréquents ; seulement ici la matière hypersécrétée reste appliquée sur le cuir chevelu même, sans se répandre sur le cheveu, qu'elle finit néanmoins par altérer, surtout quand la maladie est restée longtemps méconnue.

J'ai bien vu, mais plus rarement, quelques malades chez lesquels les cheveux étaient agglutinés, dans une partie plus ou moins étendue, par cette même matière grasse; mais, soit que ces faits se fussent présentés à mon observation alors que mon attention n'était pas encore sérieusement fixée sur ce point; soit que les phénomènes que je signale eussent été très peu marqués, toujours est-il que ces exemples n'avaient laissé dans mon esprit d'autre trace qu'un souvenir assez vague, quand, plus récemment, le hasard m'en a fourni quelques uns beaucoup plus marqués, et notamment un exemple des plus curieux que je dois à l'obligeance de mon savant confrère, M. le docteur Cerise. On comprend d'ailleurs, même en dehors de ces derniers faits, qui sont au moins très rares chez nous ; on comprend, dis-je, que le premier degré de l'*acne sebacea* du cuir chevelu, qui elle, au contraire, est très fréquente, soit converti, sous l'influence de causes particulières, en cette autre forme, dans laquelle la matière sécrétée est largement répandue dans toute la longueur de la chevelure : on comprend enfin, une fois cette hypersécrétion admise, qu'à l'aide d'habitudes particulières à certains pays, à certains individus, par suite de conditions hygiéniques, de pratiques usuelles, de préjugés même, et peut-être en vertu d'une influence endémique, qu'il ne répugne pas d'admettre, cette maladie prenne des caractères particuliers qui lui donnent ce cachet insolite qui l'a fait décrire sous le nom de plique ; mais en dehors de ces caractères accessoires, il n'en est pas moins démontré pour moi que la plique n'est autre chose qu'une hypersécrétion de la matière sébacée, en un mot qu'une *acne sebacea* du cuir chevelu.

§ 2. — *Acne sebacea du cuir chevelu.* L'acne sebacea, dans sa forme la plus simple, est constituée par une hypersécrétion d'une matière grasse, sébacée, qui se répand sur le cuir chevelu même, tout en se concrétant et en se durcissant à l'air. Elle consiste dans des écailles d'un jaune verdâtre, quelquefois noires, fortement adhérentes à la peau, sur laquelle elles sont exactement appliquées dans toute leur étendue, en faisant si peu de saillie d'ailleurs, que leur présence est à peine sensible au toucher : elles sont répandues inégalement sans affecter jamais une forme tant soit peu régulière. Si on les détache dans quelques points, elles laissent apercevoir la peau très légèrement rouge, couleur qui contraste singulièrement avec la teinte sale des plaques environnantes. Si l'on examine ce point dénudé, surtout à la loupe, on voit qu'il est humide et gras : il n'y a là d'ailleurs aucune chaleur; souvent même il n'existe pas de démangeaison. Si la maladie est récente, on s'en aperçoit au milieu des soins que l'on donne à la coiffure, et cela d'autant mieux que, bien que cette matière hypersécrétée puisse se répandre sur tous les points du cuir chevelu, il est plus fréquent de l'observer aux environs des raies de la coiffure. Quelquefois, au contraire, la maladie est ancienne, ce qui arrive fréquemment, soit que les soins de propreté aient été négligés, soit que, et c'est le plus ordinaire, ces écailles, surtout quand elles sont largement répandues, aient été prises comme la représentation de la couleur normale du cuir chevelu, erreur que l'on comprend d'autant mieux que cette couche est excessivement adhérente, ne se détache pas seule et résiste même à l'action du peigne. Dans ce cas, le phénomène qui finit par appeler sérieusement l'attention, est l'alopécie. En effet, il est facile de se rendre compte comment ces couches, qui restent si longtemps et si fortement appliquées à la peau, s'opposent d'abord au développement ultérieur du cheveu qu'elles font tomber, et peuvent ensuite, à la longue, et en s'opposant à la nouvelle sortie du poil, finir par produire l'atrophie du bulbe et déterminer une calvitie permanente. C'est ce que j'ai vu plusieurs fois, chez des jeunes filles surtout, dont la chevelure se déshonorait de plus en plus, d'abord aux raies de la chevelure, plus tard, un peu partout, et chez lesquelles la maladie méconnue, dans sa cause, était augmentée par l'application de topiques excitants et surtout de topiques gras. J'ai vu des têtes presque complétement dégarnies, et sur lesquelles la couche sébacée était si générale, que les parents avaient de la peine à croire que ce fût là la maladie, et étaient disposés au contraire à regarder comme malades les quelques parties du cuir chevelu qui étaient demeurées saines.

§ 3. L'acné sebacea du cuir chevelu existe souvent, alors que la même maladie s'est développée sur des points environnants, surtout aux tempes, dans cette région que les femmes cachent habituellement sous leurs bandeaux. Il est certains siéges où on l'observe fréquemment, et en même temps qu'au cuir chevelu : ainsi aux sourcils, qu'elle ne tarde pas à dégarnir ; ainsi encore, et assez souvent, aux paupières, où elle est représentée, soit par un état gras habituel, compliqué de conjonctivite, soit par une petite croûte jaunâtre fixée à la base même du cil. Dans ce dernier cas, les paupières, et surtout la paupière inférieure, qui est le plus souvent affectée, ne tardent pas à se dégarnir.

J'ai vu toutefois, dans un très grand nombre de cas, l'acné sebacea fixée exclusivement au cuir chevelu : c'est alors qu'elle est le plus facilement méconnue.

Quelquefois elle est largement et universellement répandue sur l'enveloppe extérieure du crâne : ce sont bien certainement les cas les plus rares. Dans le plus grand nombre, au contraire, la maladie est limitée à quelques siéges de prédilection : ainsi, à la partie antérieure et moyenne, et surtout un peu en arrière, au point de réunion des raies de la coiffure.

L'acné sebacea simple du cuir chevelu se développe toujours sans symptômes précurseurs et, bien entendu, sans phénomènes généraux. Ne déterminant aucune douleur, accompagnée à peine d'une légère inflammation, et surtout d'un peu de prurit, elle suit une marche essentiellement chronique ; mais, comme je viens de le dire, elle se révèle souvent, au milieu des pratiques minutieuses de la toilette, par la chute des cheveux.

§ 4. L'acné sebacea simple peut appartenir évidemment à tous les âges : cependant c'est presque exclusivement dans l'enfance et à l'âge adulte que j'ai eu occasion de l'observer. Il m'a toujours paru qu'elle était favorisée par un tempérament lymphatique, et il semble que la préexistence des achores (gourmes) serait une cause prédisposante assez efficace. Je l'ai, à beaucoup près, rencontrée plus souvent chez les femmes que chez les hommes. Cette prédilection, si marquée qu'elle soit, trouve facilement son explication dans des conditions particulières : d'abord dans la prédominance du tempérament lymphatique, que je signalais à l'instant ; puis, dans le fait même d'une plus abondante chevelure, et enfin dans les soins, plus ou moins bien entendus, que cette chevelure réclame. En effet, une fois admises les prédispositions dont je viens de parler, j'ai dû fréquemment reporter l'aggravation du mal, souvent même son point de départ, à l'action de causes toutes locales. Ainsi, pour parler des soins indispensables que réclame une chevelure très riche, très épaisse, trop souvent tiraillée, serrée, tourmentée, etc., je signalerai l'emploi si fâcheux de cosmétiques irritants, de ces eaux, de ces pommades qui viennent ajouter à l'excitation naturelle produite par une chevelure très abondante, ou qui, destinées à empêcher la chute du poil, ne font qu'aggraver les causes déterminantes de l'alopécie ; et je citerai surtout l'action de certains topiques employés pour teindre les cheveux : c'est la raison, sinon unique, au moins la plus ordinaire de ces acné sebacea partielles, situées aux raies de la coiffure, et qui résistent d'autant plus que la cause qui les a produites est plus continuée elle-même.

§ 5. L'acné sebacea simple est peut-être plus souvent méconnue qu'elle n'est confondue avec d'autres affections du cuir chevelu. Cependant on comprend qu'elle puisse être prise pour une des éruptions qui ont pour double caractère et la présence de squames, et l'alopécie. C'est, en effet, ce qui arrive, et j'ai vu de nombreux exemples de cette méprise.

Je laisserai de côté tout d'abord l'*herpès tonsurant*: la délimitation ordinaire des plaques, leur forme arrondie, et aussi la spécialité, pour ainsi dire, de cette alopécie en manière de tonsure, présentent, avec la contagion, des caractères plus que suffisants pour empêcher l'erreur.

A plus forte raison, en dirai-je autant du favus en cercles. Mais il y a surtout deux éruptions qui se rapprochent de l'*acne sebacea* et qui sont souvent confondues avec elle : ce sont l'*eczéma squameux* et principalement le *pityriasis*. Pour distinguer l'acné de l'eczéma squameux, il faut se rappeler qu'avant d'arriver à cet état de sécheresse qui la caractérise, l'éruption vésiculeuse a dû être suintante ; qu'à diverses époques, elle a été accompagnée nécessairement de phénomènes inflammatoires qui manquent toujours dans l'acné. Si l'on examine avec attention les parties malades, on trouvera toujours, dans quelque point, des lamelles plus molles, plus jaunes, plus épaisses, et de petites surfaces rouges, suintantes, qui trahissent et la forme et la nature de l'éruption : mais, en supposant même qu'il n'existe ni ces renseignements antérieurs, ni ces caractères qui, à la rigueur, peuvent manquer; en prenant l'éruption dans son état squameux le plus parfait, il suffira d'un peu d'attention pour saisir la différence qui existe entre ces écailles d'un gris sale, noirâtres, largement et surtout fortement appliquées sur la peau, quelquefois par plaques assez étendues pour figurer une espèce d'enveloppe, écailles qui appartiennent à l'acné, et cet état comme pulvérulent, d'un blanc éclatant, *amiantacé*, qui se trahit par de petites lamelles que l'on détache facilement, rien qu'en soulevant les cheveux, ainsi qu'on le remarque dans l'eczéma.

Le diagnostic pourrait être plus difficile, s'il s'agissait de séparer l'acné du pityriasis, et cela, à cause de quelques conditions toutes différentes de celles que nous avons signalées à propos de l'eczéma. Ainsi, dans le pityriasis, l'éruption est toujours très sèche; on ne retrouve, dans aucun point, des surfaces excoriées et plus ou moins suintantes : dans l'eczéma, il y a peu d'alopécie; souvent même il n'en existe point : dans le pityriasis, au contraire, le cuir chevelu se dégarnit, et précisément de la même manière que dans l'acné sebacea : c'est-à-dire assez uniformément, quoique d'une façon bien plus marquée aux raies de la chevelure. Mais ici encore il y a des traits distinctifs qu'il suffit de signaler pour en faire comprendre la valeur absolue. Dans le pityriasis, ce sont de véritables molécules, très sèches, très blanches, et qui, lorsqu'on écarte les cheveux, donnent au cuir chevelu l'aspect d'une surface farineuse, inégale : dans l'acné, ce sont des écailles d'un gris verdâtre, si uniformément appliquées sur la peau, qu'elles semblent en accuser la coloration normale. Dans le pityriasis, les squames tombent avec une facilité et une profusion extraordinaires qui ne sont égalées que par la promptitude avec laquelle elles se reforment, promptitude telle que, quand la tête a été nettoyée avec le plus de soin, au bout de quelques minutes les vêtements sont salis de nouveau : dans l'acné, au contraire, les écailles sont si adhérentes, qu'on a de la peine à les détacher, même avec le peigne. Enfin, dans le pityriasis, l'alopécie survient rapidement; elle est généralement de courte durée, et les cheveux repoussent avec autant de facilité qu'ils en avaient mis à tomber : dans l'acné, l'alopécie est plus lente, plus durable, quelquefois même permanente.

§ 6. L'acné sebacea simple du cuir chevelu n'est jamais une maladie sérieuse : elle a toutefois une gravité relative, au point de vue de la chevelure, puisqu'elle peut altérer les cheveux les mieux fournis, et, si elle ne produit pas toujours une alopécie incurable, le plus souvent elle dégarnit la tête de manière à déshonorer une chevelure, qui, riche et abondante auparavant, peut rester sans retour grêle et peu fournie.

§ 7. Les moyens qui m'ont le mieux réussi dans le traitement de cette affection, sont les lotions alcalines et surtout les lotions ammoniacales. Ainsi, je fais faire habituellement, matin et soir, un lavage avec de l'eau de son, par exemple, dans laquelle je fais ajouter 1 gramme d'ammoniaque liquide pour la valeur de 250 grammes d'eau de son environ.

Quelques bains, surtout des bains alcalins, m'ont paru aussi fort efficaces, avec la précaution de recommander au malade de se laver la tête avec l'eau du bain.

Il importe, enfin, de s'abstenir de toute espèce de corps gras, de peu serrer les cheveux, de tourmenter le moins possible la chevelure.

Comme cette affection accompagne souvent un tempérament lymphatique exagéré, dans ce cas il est utile de prescrire un traitement interne, pris parmi les amers et les divers agents que j'ai déjà signalés plusieurs fois, et que, dans l'espèce, on doit choisir suivant les indications particulières.

§ 8. *Acne sebacea, trichoma.* —Il y a une autre forme de l'*acne sebacea* du cuir chevelu, dans laquelle, au lieu de s'étaler en se durcissant sur la peau du crâne, le liquide gras se répand sur les cheveux, les mouille, les colle et finit par les intriquer, si des soins attentifs ne s'opposent pas aux suites de cette agglutination. Comme je l'ai dit plus haut, je n'ai vu que fort peu d'exemples de cette forme beaucoup plus rare, au moins à Paris. Je citerai le suivant, comme étant l'expression de ce que j'ai vu de plus complet et de plus remarquable dans ce genre.

Le jeudi 15 novembre dernier, M. le docteur Cerise a bien voulu m'appeler chez madame ***, Anglaise. Là j'ai vu cinq demoiselles, sœurs, toutes nubiles, de quinze à vingt-deux ans, belles, fraîches, bien portantes, d'une constitution blanche, lymphatique. Deux seulement, pour le moment, présentaient l'affection sur laquelle on appelait mon attention; mais on m'apprit que toutes l'avaient précédemment eue, car, me dit-on, cette maladie passait pour revenir, surtout aux moments des règles. Une des deux en était actuellement fortement atteinte : elle était brune, belle, très fraîche, âgée de quinze à seize ans environ. Les cheveux, surtout en arrière, étaient imprégnés d'une humeur grasse, visqueuse, à moitié desséchée, exhalant une odeur particulière, fade, se rapprochant un peu de celle de la cire. Dans l'intention de bien me laisser juger la maladie, on n'avait pas touché à la tête depuis deux ou trois jours, au moins en arrière : aussi la *queue* était-elle ferme, comme à l'empois. Les cheveux étaient d'autant plus secs et roides qu'on s'approchait plus de leur extrémité, où ils étaient séparés encore; ils étaient d'autant plus gras qu'on les examinait plus près de la racine.

Si l'on cherchait à isoler les poils, réunis en une masse épaisse, on y parvenait assez facilement : ils se séparaient alors en faisceaux plus ou moins réguliers, mais il fallait aider à cette division pour la prolonger dans une grande étendue. Plus on se rapprochait de l'extrémité, moins ils se séparaient également; plus ils tendaient à être confus.

Sur les faces latérales et le sommet de la tête, les cheveux étaient gras et aplatis, absolument comme s'ils eussent été recouverts d'une couche de cosmétique noir. Le cuir chevelu lui-même ne présentait d'ailleurs aucune trace d'inflammation; on n'y voyait ni squames, ni rougeur : la malade n'accusait aucune douleur; on n'en déterminait même pas en touchant, remuant et retournant les cheveux. La santé générale était parfaite.

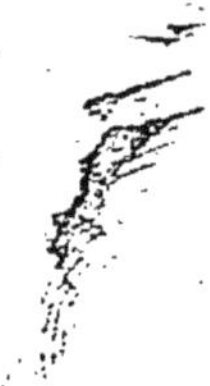

L'autre sœur, un peu plus âgée, fraîche et belle aussi, mais excessivement blonde, présentait la même affection, quoiqu'à un degré moindre pour le moment. Les cheveux étaient seulement gras; ils étaient largement mouillés, mais comme de graisse, pour ainsi dire; ils étaient d'ailleurs beaucoup plus courts. On avait conseillé, lors d'une crise antérieure, de les couper; ce qui avait eu lieu sans douleur et, bien entendu, sans aucun phénomène important. Toutefois les parents avaient remarqué que, du tour de la racine de chaque cheveu il suintait une gouttelette d'un liquide gras et visqueux.

Sur cette jeune fille on voyait, en outre, et çà et là, les traces d'un eczéma dont elle était atteinte depuis très longtemps, comme ses autres sœurs d'ailleurs, moins la brune, dont je viens de parler à l'instant; en effet, elle n'avait jamais rien eu autre chose que la gourme, qui, chez toutes les cinq, avait été très abondante dans l'enfance.

Enfin, un petit frère de huit ans avait un eczéma u cuir chevelu très léger, mais pas de trichoma.

Quelle était cette affection? Evidemment une *acne sebacea fluente* du cuir chevelu. Or, en exagérant un peu par la pensée l'intensité de cette maladie; en supposant, pour les malades, aussi peu de soins qu'il y en avait beaucoup; en admettant des conditions hygiéniques de toute nature aussi mauvaises qu'elles étaient bonnes, on comprendra le feutrage des cheveux et les accidents, au moins locaux, que peuvent amener les poussées incessantes de cette sécrétion grasse, surtout si elles étaient respectées, favorisées même par l'habitude de laisser inculte la chevelure, de la tenir incessamment couverte et enveloppée par des bonnets plus ou moins chauds : en un mot, on comprendra la plique.

La maladie était-elle contagieuse? Je ne le pense pas; mais je n'oserais pas affirmer le contraire, surtout en me rappelant que l'herpès circiné, qui n'est jamais contagieux, le devient, au cuir chevelu, sous la forme d'herpès tonsurant.

Quant à la cause, je serais disposé à la trouver, au moins occasionnellement, dans l'emploi des cosmétiques irritants : ces demoiselles se servaient habituellement de l'*eau athénienne*. Dans tous les cas, cette cause était singulièrement favorisée par une fluxion constitutionnelle qui s'est traduite chez toutes, d'abord par des gourmes abondantes, plus tard, et chez presque toutes, par un eczéma squameux, et enfin par une *acne sebacea*, un vrai trichoma, presque une plique.

§ 9. *Acne sebacea, plique polonaise.* — L'acné sebacea du cuir chevelu peut, ainsi que je l'ai déjà dit, acquérir un degré d'intensité plus grand encore sous l'influence de conditions endémiques, et par un concours de circonstances toutes locales : elle peut enfin constituer cette maladie, complétement inconnue pour nous, que l'on a décrite sous le nom de *plique polonaise*. Ici je suis obligé de répéter après Lorry : *Durum est de eis scribendum habere quæ ipse non videris.* Ne pouvant plus invoquer le secours de l'observation, je vais me contenter de présenter rapidement les traits principaux de cette mystérieuse maladie, tels que je les trouve indiqués dans les auteurs, et en les dégageant, bien entendu, de tout ce que leur ont ajouté et les préjugés et l'exagération.

La plique débute par un sentiment de malaise général, accompagné de symptômes d'irritation gastro-intestinale, de gêne dans la région de l'estomac, de perte d'appétit, de régurgitations, etc. Le malade accuse des douleurs plus ou moins violentes dans les articulations, surtout aux coudes et aux genoux : ces douleurs s'étendent quelquefois jusqu'à l'omoplate et le long de la colonne vertébrale. A ces prodromes, assez vagues d'ailleurs, viennent se joindre bientôt un sentiment de pesanteur, comme de compression qui appuierait sur la tête, des picotements au cuir chevelu, de la chaleur, des bourdonnements d'oreilles, un état fébrile plus ou moins intense, déjà accompagné d'une sorte d'état humide et gras du cuir chevelu lui-même. Les malades perçoivent et signalent quelquefois une sorte d'exaltation locale de la sensibilité; les yeux sont comme troublés et obscurcis; il y a même de la photophobie. Enfin, les cheveux commencent à être évidemment mouillés par un liquide assez semblable d'abord à de la sueur, mais qui devient de plus en plus épais et visqueux, et qui exhale une odeur âcre que le docteur Hartmann comparait à celle des matières fécales expulsées après l'emploi du soufre à haute dose. La maladie entre alors dans la phase que tous les plicographes ont décrite sous le nom de crise pliqueuse.

A mesure que l'hypersécrétion s'étend et augmente d'intensité, les symptômes généraux diminuent et finissent par cesser tout à fait. Leur disparition est d'autant plus rapide, et le soulagement qui en résulte pour le malade est d'autant plus grand, que la sécrétion pliqueuse s'établit plus tôt et plus vite. Par contre, on a cité une multitude d'accidents graves qui peuvent résulter ou de l'apparition tardive, ou même de l'absence totale de cette crise; mais les prodromes que nous avons vus appartenir à la plique n'ont pas, indépendamment de l'hypersécrétion qui les suit, de caractères assez tranchés pour permettre d'attribuer l'épilepsie, par exemple, ou des exostoses à la suppression d'une crise que l'on ne reconnaît, après tout, qu'à son existence même.

Quoi qu'il en soit, la sécrétion augmente au point d'être à son plus haut période, le plus ordinairement vers le cinquième jour de son apparition; quelquefois cette phase se complète bien plus rapidement, au bout de quelques heures, par exemple. Elle a pour résultat de produire l'agglutination, et par suite l'entrelacement et l'intrication des cheveux : c'est alors que le trichoma s'établit. L'agglutination commence toujours par la racine du poil; elle avance par degrés vers la pointe. Quand la masse pliqueuse est formée, si l'on sépare les cheveux, ce qui n'est pas toujours facile, si plutôt on fait dans une des touffes une incision transversale, on voit sourdre à la surface incisée un liquide visqueux et épais, sous forme de gouttelettes extrêmement fines.

La plique peut se présenter sous divers aspects, et ces variétés de forme qui résultent de la longueur et de l'arrangement habituel des cheveux ont servi de prétexte à des classifications qui ne présentent rien d'utile au point de vue de la science et de la pratique. Ainsi on a admis des *pliques mâles* et des *pliques femelles;* on a décrit un trichoma *multiforme* ou *médusien*, un trichoma *solitaire*, un autre *en masse;* mais, je le répète, ces espèces ne constituent réellement que de simples accidents, bons tout au plus à satisfaire la curiosité.

Ce qu'il est plus important de noter, c'est que l'intrication des poils ne s'oppose pas à leur développement; qu'elle semble au contraire le favoriser. Les auteurs parlent de pliques qui auraient acquis une longueur vraiment extraordinaire : M. le docteur Lebrun (1) en a vu une au musée de Dresde, qui avait huit à neuf pieds de longueur, sur dix à douze de largeur et environ trois d'épaisseur.

Quoi qu'il en soit, l'hypersécrétion pliqueuse n'est

(1) *Loc. cit.*

pas exclusivement limitée au cuir chevelu; elle peut apparaître sur tous les points où existent des poils : on la trouve au pubis, à la barbe et même sous les aisselles. Enfin, elle se complique d'un phénomène qui paraît à peu près constant, dans tous les cas de plique tant soit peu ancienne : je veux parler de l'altération des ongles, que Saxonia appelait *plique fille*. Ce symptôme est ordinairement précédé d'une sorte de picotement local, quelquefois d'un peu d'inflammation et de rougeur autour de l'ongle lui-même. Bientôt la substance cornée s'altère évidemment; elle devient inégale, raboteuse; elle est sèche, cassante : l'ongle devient plus épais et plus large, quelquefois d'une longueur démesurée; il semble qu'il se fasse là aussi une hypersécrétion anormale analogue à celle qui produit le trichoma.

Le complet développement de la plique peut et doit être singulièrement modifié par des circonstances ou habituelles ou accidentelles, comme l'âge du malade, son tempérament, les émotions morales, le régime, etc. Ordinairement la plique dure de deux à trois mois, bien qu'il ne soit pas rare de la voir persister des années entières, entretenue bien évidemment par des poussées successives. Il importe d'insister sur ce point, qui a pour moi une grande valeur, puisqu'il s'accorde parfaitement avec ce que nous avons pu signaler dans l'observation d'*acne sebacea* que j'ai citée plus haut. En effet, les auteurs parlent çà et là de chevelures pliquées offrant cette particularité remarquable, qu'elles sont presque régulièrement entrecoupées de points où les poils ont évidemment poussé, pendant un temps plus ou moins long, à l'état normal et libres de toute agglutination trichomatique; ces points, suivis de masses pliquées, annoncent évidemment des temps d'arrêt, une sorte d'intermittence dans l'hypersécrétion de la plique. Quand celle-ci est complète, on voit les cheveux pousser sans présenter aucune trace d'humidité : au bout d'un certain temps on a le singulier spectacle d'une masse trichomateuse, quelquefois considérable, suspendue à une nouvelle chevelure, saine, libre et présentant ses caractères normaux et habituels. C'est alors que, suivant l'opinion admise en Pologne, il est seulement prescrit de couper la plique. L'altération des ongles persiste ordinairement avec plus de ténacité; il peut arriver même qu'elle survive à la plique, laissant une difformité que les malades conservent toute leur vie.

Telle est la marche habituelle de l'*acne sebacea plique*; mais il semble exister des faits qui prouvent qu'elle est loin d'être toujours aussi simple et surtout aussi bénigne. On a cité un grand nombre de complications plus ou moins graves, sur lesquelles je ne crois pas devoir insister, à cause de la difficulté que je devrais rencontrer à faire, sur ce point, la part de l'exagération. Il est cependant plusieurs de ces complications qu'il importe de signaler, ou parce qu'elles sont généralement admises, ou parce qu'elles ne répugnent nullement à ce que nous devons admettre de la plique. Ainsi, tous les praticiens s'accordent à signaler l'influence fâcheuse de la plique sur l'organe de la vue : M. Lebrun a observé plusieurs cas où l'opacité du cristallin a été suivie de cécité incurable. On a parlé encore de troubles nerveux, de désordres généraux qu'il est facile, sinon de comprendre, au moins d'admettre, à raison de la déperdition quelquefois énorme du liquide hypersécrété, à raison même de l'influence locale que doit exercer le poids, avec toutes les conséquences qu'il comporte, de masses pliquées souvent considérables. Enfin, il est facile de se rendre compte des engorgements ganglionnaires, des abcès du cuir chevelu que déterminent à la longue la présence du liquide exhalé, la compression et les tiraillements produits par le trichoma, joints à tout ce que peut entraîner d'inconvénients l'incurable saleté de quelques malades.

D'un autre côté, les plicographes ont présenté une longue et lamentable énumération des dangers graves que peut présenter la section intempestive de la plique. Je ne prétends pas discuter ici toutes les opinions émises sur ce point; je me demande seulement si c'est à la répercussion qu'il faut attribuer les désordres cités par les auteurs, ou si, en faisant la part de l'exagération, il ne serait pas plus simple de les faire dépendre de l'inconvénient qu'il peut y avoir, en effet, à décharger soudainement la tête de ces masses qui avaient au moins pour effet d'entretenir le cuir chevelu dans un état d'excitation exagérée?

Il paraît évident que la plique peut attaquer plusieurs fois le même individu.

§ 10. En faisant l'histoire de la plique, j'ai déjà eu occasion d'esquisser à grands traits l'étiologie de cette affection bizarre. Je n'ai que peu de choses à dire ici pour compléter ce point très intéressant d'ailleurs. Ce que j'ai dit de l'*acne sebacea simple* ou *fluente* me conduit à admettre, avec presque tous les observateurs modernes, que la plique a surtout pour cause, au moins prédisposante, une constitution blanche et lymphatique. Son développement est-il favorisé par la faiblesse individuelle (Richter); par la fréquence des règles (Minadous); par les travaux pénibles (Vicat); par le froid et l'humidité, l'insolation, la mauvaise nourriture (Saxonia, Hoffmann, Szokawski); par la saleté, par les chagrins (J. Frank, Kulakowski, Alibert)? Il est au moins permis de supposer que la plupart de ces causes ont une influence positive sur l'apparition, et surtout sur la persistance de l'*acne sebacea plique*. Il est bien probable aussi que l'habitude, presque générale en Pologne, de porter des coiffures très chaudes, très lourdes, a une influence marquée sur le développement et la marche du trichoma.

On a cru longtemps à l'hérédité et à la contagion de la plique; mais ces deux opinions paraissent complétement abandonnées aujourd'hui.

§ 11. Il semble à peu près impossible de confondre la plique avec aucune autre maladie du cuir chevelu, alors qu'elle se présente avec les caractères d'agglutination et d'intrication qui lui sont propres. Nous avons bien signalé des cas de l'impétigo parvenu à un état invétéré, où la chevelure se présente avec un aspect feutré humide, où elle exhale une odeur âcre et nauséabonde, phénomènes qui pourraient offrir quelque lointaine analogie avec ceux du trichoma. Mais dans l'impétigo, il existe nécessairement des croûtes que l'on ne rencontre jamais dans la plique : celle-ci enfin est remarquable par une inextricabilité, si je puis dire ainsi, qui n'existe pas dans l'impétigo, où, si ancienne que soit l'éruption, on peut toujours séparer les cheveux.

Le diagnostic de la plique n'est pas toutefois sans difficultés, puisque les auteurs ont admis de *fausses pliques* qu'il ne serait pas toujours facile de distinguer des véritables. Pour les caractériser, M. le docteur Lebrun a dit qu'elles étaient plus fréquentes; qu'elles n'étaient jamais précédées ou accompagnées de phénomènes généraux; que, pour elles, l'intrication commençait toujours par l'extrémité libre du poil; qu'elles ne présentaient jamais de traces de cette hypersécrétion visqueuse qui caractérise le vrai trichoma; qu'enfin, elles ne s'accompagnaient jamais de complications fâcheuses. Sans rechercher ce qu'il faut entendre par ces *fausses pliques*, je me borne à cette exposition, sur la valeur de laquelle je ne crois pas devoir insister. Ce qui résulte surtout de ce point, c'est qu'en Pologne au moins, l'absence de tous soins hygiéniques, jointe problablement à l'influence locale de quelque éruption méconnue, soit d'un eczéma, soit même d'un impétigo; que cette circonstance, dis-je, peut déterminer un feutrage des cheveux, feutrage tel qu'il a pu servir, à certains observateurs, d'argument suffisant pour nier la maladie pliqueuse.

§ 12. S'il fallait en croire quelques auteurs, la plique serait une des maladies les plus graves qui puissent affliger l'humanité. Ai-je besoin de répéter ici que, pour moi, cette opinion est empreinte d'une exagération évidente; mais la plique est-elle tout simplement une affaire de perruquier, comme le disait Desgenettes, par exemple? Je ne le pense pas davantage. Il ne me semble nullement irrationnel d'admettre que le cuir chevelu ne puisse pas être le siége d'une hypersécrétion aussi abondante que celle que l'on observe quelquefois dans la plique, sans qu'il en résulte un trouble plus ou moins notable de l'économie tout entière ; je crois, d'un autre côté, que la présence, souvent prolongée, des masses intriquées par le trichoma, peut exercer une influence locale fâcheuse ; sans attacher enfin à l'idée de répercussion les résultats fâcheux qu'on en a déduits, je ne voudrais pas prétendre que la section de ces énormes chevelures pliquées pût être constamment sans danger.

Maintenant, et au point de vue de l'explication que j'ai donnée de la plique, je crois qu'elle n'est pas une affection absolument grave, du moins en ce sens qu'elle menacerait la vie des malades.

§ 13. Après avoir fait de la plique le résumé de toutes les maladies qui désolent l'espèce humaine, on a dû, pour la combattre, vider tout l'arsenal de la thérapeutique. Passer en revue tous les moyens proposés, serait une tâche aussi fastidieuse qu'inutile. Je crois, avec M. Lebrun, que le meilleur traitement de la *plique polonaise* consiste dans les améliorations à introduire dans l'hygiène publique. Mais en dehors de ces moyens prophylactiques, l'expérience paraît avoir sanctionné l'efficacité de quelques remèdes. Ainsi, on a préconisé les préparations sulfureuses, le camphre, l'antimoine, les sudorifiques ; on a eu recours aux délayants, aux purgatifs pour favoriser la *crise*.

Quant aux moyens externes, on en a vanté aussi de toutes sortes : les lotions émollientes, alcalines, astringentes ; on a conseillé les bains généraux, les fumigations émollientes.

Le docteur Lebrun voudrait qu'on ne plaçât sur la tête aucun bonnet, aucune fourrure, mais qu'on entretînt dans la chambre du malade une température convenable, en même temps qu'on le mettrait à l'usage de boissons diaphorétiques et chaudes.

Quant à cette question : Doit-on ou ne doit-on pas couper la plique avant qu'elle soit arrivée au terme absolu de sa marche ? elle est résolue, pour la négative, par presque tous les plicographes. Pour moi, j'avoue que je ne me ferais aucun scrupule de couper les cheveux, en ayant soin de le faire au début même de la maladie ; et considérant la plique comme une *acne sebacea* du cuir chevelu, à un degré d'intensité plus grande que celle que j'ai eu occasion d'observer, je la combattrais par les moyens que j'ai indiqués à propos de l'*acne sebacea simple*, tout en faisant, bien entendu, la part des indications particulières qui résultent, pour le praticien, des conditions particulières aux lieux où l'on observe la plique polonaise.

SECTION CINQUIÈME.

Alopécie.

Ἀλοπέκια des Grecs. — *Ophiasis*. — *Area* des Latins. — *Pelade; calvitie*.

§ 1. J'ai déjà eu plus d'une fois, dans le cours de cet ouvrage, occasion de parler de l'alopécie ; et il était impossible qu'il en fût autrement de cet état particulier du cuir chevelu qui, à toutes les époques de l'histoire de la médecine, a vivement appelé l'attention des observateurs. Nous avons vu, en écrivant l'histoire du favus, combien l'alopécie proprement dite pouvait, à raison de certains caractères que lui assignent les auteurs, avoir d'importance, au point de vue des affections du cuir chevelu. Aussi ne devons-nous pas nous étonner si les anciens se sont préoccupés tout particulièrement de la chute des cheveux, surtout en tant qu'elle résultait d'un état pathologique, plus ou moins bien défini d'ailleurs. De l'importance qu'ils attachaient à la dénudation du cuir chevelu, de la large place qu'ils lui ont faite dans leurs descriptions et surtout dans leurs considérations thérapeutiques, résulterait-il que l'alopécie était plus fréquente autrefois que de nos jours? Cette proposition n'a rien d'improbable si l'on songe à l'influence méconnue et si énergique de la syphilis, à l'action non moins grave du favus, et peut-être plus encore à l'abus des moyens empiriques, venant ajouter encore à un mal qu'ils devaient prévenir ou réparer.

Pour les anciens, l'alopécie était un état pathologique : il suffit, pour s'en convaincre, de lire les définitions que nous ont laissées Celse, Galien, Avicenne, de Gorris. Aussi avaient-ils considéré la chute des cheveux sous deux points de vue bien distincts. Quand elle était produite par une viciation quelconque, mais morbide, de la matière nutritive du poil, il y avait alopécie : il y avait calvitie, au contraire, quand le phénomène était dû à l'absence ou à la disparition naturelle de cette humeur même. Cette opinion a régné longtemps, comme un reflet des idées galéniques : on la retrouve dans les praticiens qui se sont spécialement occupés de la conservation de la beauté humaine, dans Liébaut, dans Guyon, dans André le Fournier ; elle a été admise par Lorry, et, de nos jours encore, la calvitie comprend surtout cette dévastation particulière de la chevelure qui est le résultat de l'âge, quelquefois l'expression d'une vieillesse anticipée. J'ai cru devoir cependant confondre sous un même titre tous les modes sous lesquels la chute des cheveux peut se présenter à l'observation, et, de quelque nom particulier que l'on puisse appeler chacun de ces modes, je les ai réunis sous deux espèces principales que j'examinerai successivement : l'*alopécie naturelle;* l'*alopécie pathologique.*

§ 2. *Alopécie naturelle; calvitie.* — Cette espèce comprend l'alopécie congénitale et l'alopécie sénile; mais il importe tout d'abord de dire qu'elle a un caractère commun à ces deux variétés : c'est une altération matérielle du bulbe (1). Dans l'une, cette altération est primitive; dans l'autre, elle est secondaire; mais elle est, pour les deux, un caractère nécessaire, indispensable. L'alopécie se comporte d'ailleurs bien différemment dans les deux cas.

(1) Dans un mémoire que j'ai publié tout récemment dans le *Journal des connaissances médico-chirurgicales* (février et mars 1850), j'ai étudié l'alopécie, surtout au point de vue du siége et des caractères anatomiques, et, en adoptant cette division que je ne pouvais reproduire ici, j'ai obéi à cette considération : que l'alopécie, en apparence toujours une, toujours la même, correspond à des causes physiologiques et anatomiques très distinctes. Ainsi, il peut y avoir altération et même destruction absolue du bulbe ; il peut, sans que le bulbe soit altéré ou même affecté, exister une lésion de la sécrétion destinée à la formation du poil, sécrétion qui est alors incomplète ou viciée, qui peut même cesser tout à fait pendant un certain temps ; enfin des inflammations locales, des maladies peuvent agir mécaniquement, si l'on peut dire ainsi, sur la chevelure et en provoquer la chute ou passagère ou définitive. Cette division, plus didactique peut-être, correspond d'ailleurs assez bien à celle que je me propose de suivre ici.

L'alopécie congénitale peut être générale, mais il faut se hâter d'ajouter ici, qu'à cet état, elle constitue un fait excessivement rare : il est juste aussi de reconnaître que ce phénomène ne paraît pas dépendre d'une absence absolue de bulbes, puisque, même alors que le cuir chevelu est complétement et primitivement dénudé, on peut toujours constater, sur l'enveloppe crânienne, la présence d'une sorte de duvet faible et grêle, mais qui, poussant çà et là, atteste au moins la présence et le fonctionnement, si l'on peut dire, des follicules pileux. Il est vraisemblable qu'il y a alors avec un état particulier et anormal du bulbe, qu'il y a, dis-je, lésion ou insuffisance de la sécrétion destinée à la formation du poil. L'alopécie congénitale est le plus souvent partielle : il n'est pas rare de voir çà et là, sur le cuir chevelu, des points ordinairement très limités où il n'y a jamais eu, où il n'y aura jamais de cheveux. Ces points sont lisses, unis, mais sans présenter ni l'aspect glabre et laiteux du vitiligo, ni l'apparence cicatricielle de l'alopécie faveuse.

L'alopécie sénile, la véritable calvitie, est excessivement fréquente, puisque, pour les hommes en général, elle constitue, à un certain âge, un état pour ainsi dire normal, auquel fait exception la persistance de la chevelure dans la vieillesse. Cette alopécie, à raison même de sa signification, ne devrait commencer, en moyenne, que vers la cinquantième année de la vie; mais une foule de circonstances, et notamment les veilles, les chagrins, les travaux assidus de l'intelligence, peuvent singulièrement hâter l'instant où le front de l'homme est déshonoré par une calvitie irréparable. Il n'est pas rare de la voir apparaître dans la jeunesse même, et être complète, si l'on peut dire, à un âge où le cuir chevelu devrait être riche encore d'une abondante chevelure.

L'alopécie sénile débute le plus ordinairement au sommet du cuir chevelu, là où les poils offrent ce point central en tourbillon que l'on appelle *vertex* : la dénudation gagne le sommet de la tête, donne au front une élévation démesurée, que l'on a présentée souvent comme un symbole de la sagesse et de l'expérience ; elle s'étend aux tempes, bien que celles-ci soient plutôt atteintes par la canitie, cet autre attribut de la vieillesse. La peau ainsi dénudée perd son aspect habituel ; elle n'a plus cette teinte comme bleuâtre qui lui est propre : elle devient lisse, jaunâtre, quelquefois luisante comme un tissu de cicatrice. Dans ce cas, le bulbe est complétement atrophié et détruit ; d'autres fois il n'est que plus ou moins altéré, et l'on voit encore apparaître et flotter çà et là, sur les places chauves, des poils grêles, décolorés, qui accusent l'existence, si dégénérée qu'elle soit, de quelques follicules pileux.

Arrivée à un certain point, l'alopécie sénile peut s'arrêter et se limiter, si l'on peut parler ainsi ; dans d'autres cas, elle fait des progrès lents, mais continuels, et elle peut envahir, sinon la totalité, au moins une très grande partie du cuir chevelu. Il est rare, même dans les cas de calvitie complète, qu'il n'y ait pas, surtout en arrière, à la base de la nuque, quelques poils qui persistent, quelquefois avec leur consistance normale.

A l'alopécie sénile appartiennent, je le répète, ces faits de calvitie prématurée, mais définitive, que l'on rencontre dans la jeunesse et plus souvent dans l'âge mûr, que d'ailleurs cette calvitie soit spontanée, si l'on peut dire, ou qu'elle résulte de ces causes qui détériorent profondément l'économie, telles que les travaux de cabinet, les soucis de toute sorte qui assiégent la vie humaine, quelquefois les excès, surtout ceux de l'amour.

L'alopécie sénile frappe plutôt et plus complétement les hommes que les femmes : elle se présente d'ailleurs avec des caractères qui ne permettent pas de la confondre avec aucune autre forme ; elle a pour cachet spécial l'incurabilité.

§ 3. *Alopécie pathologique.* — Cette alopécie peut tenir à deux ordres de faits bien distincts : ainsi tantôt elle est sous la dépendance d'influences morbides générales, médiates, quelquefois lointaines, de troubles fonctionnels ou organiques qu'il n'est pas toujours facile d'apprécier ; tantôt, au contraire, elle est déterminée par des phénomènes locaux, une éruption, par exemple, et ce double caractère m'a conduit à admettre deux types différents : l'alopécie pathologique symptomatique d'un état général ; l'alopécie pathologique symptomatique d'un état local.

1° *Alopécie symptomatique d'un état général.* — Cette espèce est très digne de toute l'attention des observateurs ; elle mérite d'autant plus leur intérêt peut-être, qu'elle est plus obscure, plus mystérieuse, si je puis dire ainsi. Dans cette forme de l'alopécie, le cheveu ne manque pas, parce que le bulbe n'a jamais existé ou parce qu'il aurait disparu : ou bien, sous une influence variable, il n'est plus sécrété, ou bien il tombe par suite d'insuffisance dans sa nutrition ; mais le bulbe existe toujours, puisque le poil peut toujours repousser. Cette alopécie est sous la dépendance de causes générales et médiates que l'on peut apprécier, sans expliquer d'ailleurs leur mode d'action sur l'altération du poil; elle apparaît alors comme un reflet sympathique de troubles pathologiques ou physiologiques qui ont ébranlé ou modifié profondément l'économie. C'est ainsi qu'on la voit survenir à la suite de la variole, de certaines fièvres graves, dans le cours de la phthisie, et, en général, après toutes les maladies sérieuses. Dans ce cas, l'alopécie est précédée d'une sorte d'intrication maladive des poils qui rappelle assez ce que les auteurs ont dit des fausses pliques. On voit aussi les cheveux tomber après certaines couches, à la suite du séjour prolongé dans les prisons, au milieu des conditions qui constituent la misère, sous l'influence enfin de tout ce qui altère essentiellement la constitution. Il faut aussi ranger dans cette espèce, la chute des cheveux que déterminent les veilles assidues, les peines morales, les excès de coït, quand cette dénudation n'a pas revêtu le caractère de l'alopécie sénile, c'est-à-dire, l'irréparabilité.

A cette classe appartient encore l'alopécie que l'on a décrite sous le nom d'alopécie syphilitique, et à laquelle quelques auteurs ont attaché la dénomination particulière de *pélade*. Cette alopécie est loin d'être aussi rare qu'on l'a prétendu, et, pour ma part, j'ai pu l'observer un très grand nombre de fois. Elle constitue un des phénomènes secondaires ou consécutifs de la syphilis. Elle apparaît ordinairement après que celle-ci s'est manifestée par quelque autre symptôme dit constitutionnel: d'un autre côté, elle coïncide le plus souvent soit avec une éruption spéciale, soit avec des douleurs ostéocopes ou tout autre phénomène syphilitique. Cependant elle peut apparaître d'une part, comme seule expression actuelle de l'empoisonnement vénérien, et, de l'autre, comme le premier symptôme de l'évolution spécifique et secondaire de la syphilis. J'ai vu, à l'appui de cette dernière proposition, un fait très curieux de ce genre d'alopécie survenir chez un malade auquel je donnais des soins avec feu Cullerier, et qui, atteint d'une orchite blennorrhagique, vit au bout de quatre mois, et sans autre phénomène intermédiaire, sa chevelure noire et belle ravagée par une alopécie qui ne céda qu'à un traitement spécial.

L'alopécie syphilitique débute le plus ordinairement sur le sommet de la tête, qu'elle dégarnit plus ou moins rapidement : elle peut s'étendre ainsi à tout le cuir chevelu ; mais ce qu'il importe de remarquer, c'est qu'elle a moins pour effet de produire la calvitie par exemple, que de déterminer une sorte de saccagement général de la chevelure, qui perd presque uniformément et de son abondance, et surtout de son éclat, de son aspect. Ainsi les cheveux sont ternes, secs, comme cassants : ils semblent même décolorés; ils tombent avec une facilité extrême sous l'influence des manœuvres de la toilette.

La véritable alopécie syphilitique a pour caractère constant de n'être accompagnée d'aucun phénomène local, soit d'éruption, soit d'ulcération, soit même de desquamation. Elle est évidemment sous la dépendance de cette modification spéciale de l'économie que produit plus ou moins rapidement et plus ou moins complétement l'infection syphilitique. Rarement générale, elle se montre surtout à la partie antérieure et supérieure de la tête; elle est quelquefois accompagnée de la chute des autres poils, des sourcils, de la barbe, etc.

La durée de cette alopécie doit nécessairement être très variable, puisqu'elle dépend de l'influence d'un traitement rationnel plus ou moins utilement administré. En général, les cheveux repoussent toujours, quelquefois aussi beaux, aussi fournis qu'auparavant; dans quelques cas au contraire, moins abondants, moins forts, avec moins de souplesse et d'éclat. Cette dernière circonstance se rencontre surtout chez les individus parvenus à un certain âge, et chez lesquels la sécrétion du poil est déjà, pour ainsi dire, frappée d'insuffisance.

Ce premier type de l'alopécie pathologique a donc pour principal caractère d'être sous la dépendance d'un état général, et, en cela, il faut le séparer avec soin de la variété complexe que je vais examiner tout à l'heure. Cette forme a pour caractère constant de n'être jamais ue passagère : quelle qu'ait été la cause qui l'ait produite, les cheveux repoussent toujours quand cette cause a perdu son influence, soit par l'effet d'une réaction naturelle, soit, ce qui est le plus ordinaire, par l'action d'un traitement rationnel.

2° *Alopécie symptomatique d'un état local.* — Par ce mode particulier de l'alopécie pathologique, il faut entendre la chute des cheveux que détermine une affection locale siégeant au cuir chevelu, de quelque nature et quelque grave qu'elle soit d'ailleurs. A cette alopécie se rattachent deux ordres de considérations qu'il importe de bien étudier. D'une part, l'inflammation, jouant le principal rôle dans cette espèce, devient une sorte de cause mécanique de l'élimination du poil dont la chute, préparée par le travail phlegmasique, est facilitée encore par la présence des produits secondaires de l'inflammation, comme les croûtes, les squames, etc., caractère qui est commun à toutes les éruptions dont cette alopécie est l'effet et la suite, excepté, comme le lecteur peut déjà le comprendre, pour le vitiligo : de l'autre, l'alopécie produite peut être, ou passagère et remédiable, ce qui a lieu le plus fréquemment, il faut le dire, ou, ce qui est l'exception, incurable et définitive.

Ce point préliminaire posé, on comprend que ce qui me reste à dire de cette espèce d'alopécie tient plutôt de la nomenclature que de l'analyse et de la description. En effet, j'ai eu occasion, en écrivant l'histoire de toutes les éruptions du cuir chevelu, de dire comment ces inflammations diverses provoquent la perte des cheveux, et je n'ai plus ici qu'à nommer, en leur assignant une valeur particulière, toutes les maladies qui sont ou accidentellement ou essentiellement alopéciques, en suivant, bien entendu, la division que je viens d'indiquer tout à l'heure.

L'alopécie pathologique *passagère et remédiable* se présente d'abord dans quelques affections aiguës : ainsi on la rencontre plus ou moins marquée, mais devant toujours guérir, dans l'*eczéma*, dans l'*impétigo;* il faut noter à ce propos que, dans ces formes, elle est toujours d'autant plus légère et plus facilement réparable que l'éruption est plus aiguë, si l'on peut dire ainsi. On la rencontre d'un autre côté, et plus fréquemment, dans le cours ou à la suite de certaines éruptions chroniques : nous avons vu comment elle est caractérisée dans l'*her-*

pès tonsurant, dans le *pityriasis capitis*, dans le *psoriasis* et la *lèpre*, dans le *vitiligo*, dans l'*acne sebacea*; on peut la rencontrer encore comme résultat d'une *syphilide* siégeant au cuir chevelu. Dans ce cas, il faut toujours faire la part de ce qui doit être attribué à cette alopécie syphilitique dont j'ai parlé plus haut, et qui exprime une modification générale de l'économie : quand une syphilide existe au cuir chevelu, elle y agit, sous le point de vue de l'alopécie, comme toutes les autres inflammations, c'est-à-dire localement et mécaniquement. Les éruptions vénériennes peuvent laisser après elles des cicatrices indélébiles; il ne serait donc pas extraordinaire de leur voir succéder, au cuir chevelu, des points, si limités qu'ils fussent d'ailleurs, où l'alopécie serait définitive; mais ces exceptions que l'on retrouve après des éruptions non spéciales, après certains *galons* de l'impétigo, par exemple, ces exceptions n'infirment en rien ce que l'expérience nous a appris, c'est-à-dire que, quand l'alopécie résulte de la syphilis locale, si étendue qu'elle soit, elle cesse, et les cheveux repoussent, sous l'influence d'un traitement rationnel.

L'alopécie pathologique *définitive et irremédiable* n'existe que comme conséquence nécessaire, fatale du favus, et nous avons donné les raisons de ce triste privilége; nous avons aussi exposé comment cette alopécie se comporte et s'établit; nous n'avons pas à revenir sur ce point.

§ 4. Avoir énoncé tous les cas où se présente l'alopécie, c'est avoir dit des causes de cette altération de la chevelure tout ce que nous en pouvons comprendre et expliquer. Si, d'un autre côté, nous avons déjà eu occasion de nous étendre sur le diagnostic, il importe cependant de résumer ici quelques caractères généraux, à l'aide desquels nous pouvons spécifier et reconnaître les différentes espèces d'alopécie, et surtout les distinguer entre elles. L'alopécie congénitale et l'alopécie sénile ont une manière d'être toute spéciale qui rend inutile l'intervention de tout signe distinctif que l'on prétendrait y attacher. Cependant, quand la dernière est prématurée, quand elle frappe des personnes jeunes encore, le diagnostic pourrait donner lieu à quelques hésitations, à quelques doutes. Mais, si l'on se rappelle que l'alopécie sénile a une marche à peu près constante qui n'appartient qu'à elle; qu'ainsi elle débute presque exclusivement à la partie supérieure et postérieure du cuir chevelu; qu'elle s'étend de proche en proche, en produisant cette modification de la peau elle-même qui caractérise la calvitie; qu'enfin elle se complique de canitie, même quand elle est prématurée; si, dis-je, on se rappelle ces caractères, on pourra toujours éviter l'erreur.

Pour l'alopécie symptomatique d'un état général, il est toujours facile de reconnaître que la chute des cheveux est le résultat de quelque maladie antérieure grave; qu'elle est produite ou favorisée singulièrement par les contentions de l'esprit, par les veilles, par les excès, par la misère; cependant il n'est pas inutile de rappeler que, dans ces cas, l'alopécie se complique d'une altération évidente du poil, que le cuir chevelu se dégarnit à peu près partout, que les poils ne sont pas nécessairement affectés de canitie, que la chevelure tout entière est malade, bien que l'alopécie ne soit que partielle. D'un autre côté, et en dehors de ces faits, il peut être difficile, dans certains cas, de reconnaître la véritable *alopécie syphilitique.* On comprend que le diagnostic soit aidé par la présence d'autres symptômes spéciaux concomitants; mais il n'en est plus de même quand l'alopécie est la seule expression actuelle de l'infection spécifique. Dans ce cas il faut, après avoir établi qu'il n'existe aucune des conditions soit antécédentes, soit actuelles qui expliquent physiologiquement la dénudation du cuir chevelu, comme une maladie grave, des travaux excessifs, etc., il faut, dis-je, se rappeler que l'alopécie syphilitique a pour principal caractère d'exister sans qu'il y ait aucun phénomène d'inflammation locale, sans même la desquamation la plus légère ; qu'elle se présente avec un caractère de généralité remarquable; qu'elle est accompagnée d'un état particulier des cheveux, qui sont secs, flétris, comme malades. Si à ces caractères propres à l'alopécie même, on joint l'étude des antécédents du malade, on arrivera toujours facilement à reconnaître la véritable cause de la chute du poil.

Quant à l'alopécie symptomatique d'un état local, nous l'avons décrite sous toutes les faces en nous occupant des éruptions même qui la produisent. Il faut donc, pour l'apprécier complétement, se reporter à l'histoire de ces maladies : cependant il n'est pas inutile de rappeler ici les traits généraux qui caractérisent ces différents modes de dénudation du cuir chevelu.

Dans les éruptions aiguës, comme l'*eczéma* et l'*impétigo*, comme aussi pendant certains *érysipèles*, des cheveux tombent çà et là, affaiblis par le travail phlegmasique et entraînés soit par les produits mêmes de l'inflammation, soit par les tiraillements qu'occasionnent les soins de propreté. L'alopécie est là, bien évidemment accidentelle : elle n'est pas le résultat nécessaire de la maladie, elle peut manquer. Dans le *pityriasis* et dans l'*acne sebacea*, la chute des cheveux est certainement provoquée aussi par une cause pour ainsi dire mécanique; mais elle affecte déjà, dans ces deux formes, une fréquence et une intensité qui lui donnent une importance particulière; mais si complète qu'elle soit, elle n'a encore là rien de nécessaire, rien de fatal. On en reconnaît d'ailleurs la nature facilement aux squames du pityriasis, à ces squames si souvent décrites, plus difficilement peut-être aux plaques sébacées de l'acné du cuir chevelu.

Il existe enfin, au point de vue pathologique, des maladies que l'on pourrait appeler spécialement alopéciques. Ce sont : le *vitiligo*, l'*herpès tonsurant* et le *favus*. Nous connaissons les plaques lisses décolorées, d'un blanc laiteux, du vitiligo ; les tonsures grisâtres, squameuses, saillantes, de l'herpès ; les surfaces transparentes, cicatricielles, du favus ; il suffit de rappeler ces traits principaux pour bien préciser quelle doit être la base du diagnostic de ces variétés intéressantes de l'alopécie.

§ 5. L'alopécie sénile emporte avec elle l'inconvénient qui s'attache à tous les attributs de la vieillesse; quant à l'alopécie symptomatique, elle peut toujours guérir, et, si étendue qu'elle soit, elle ne doit jamais que causer un ennui passager : le pronostic de l'alopécie pathologique locale est celui de toutes les éruptions dont elle est la conséquence possible ou le symptôme obligé. A ce titre, elle n'a jamais de gravité que dans le favus.

§ 6. A l'incurabilité de l'alopécie congénitale et de l'alopécie sénile il n'y a pas de moyens à opposer. C'est dans ces cas surtout que l'on a recours aux postiches imaginés de tout temps pour cacher ces difformités de l'âge ou de la nature.

Dans les cas d'alopécie à la suite de maladies générales ou sous l'influence de toutes les causes qui détériorent profondément la constitution, la cessation de la cause est ordinairement suivie de la cessation de l'effet. Cependant on peut, dans ces circonstances, aider les efforts de la nature par des moyens utiles et efficaces.

C'est surtout alors qu'on peut avec avantage faire raser le cuir chevelu, provoquer la sécrétion des poils par des lotions légèrement toniques, avec du rhum par exemple, par des frictions sèches : c'est alors aussi qu'il faut soumettre le malade à un régime bien entendu ; éloigner de lui toutes les causes de débilitation, relever ses forces par une alimentation substantielle, etc.

Dans l'alopécie syphilitique propre ou locale, le traitement est celui de la syphilis elle-même par les mercuriaux, par l'iodure de potassium.

Quant à l'alopécie pathologique locale, les moyens à employer pour la combattre sont ceux que j'ai indiqués contre chacune des éruptions auxquelles correspondent les diverses formes de cette alopécie. Cependant il faut remarquer que l'alopécie favique étant toujours un résultat secondaire et irrémédiable de l'inflammation, il n'y a rien à faire, dans ce cas, contre elle. Elle rentre alors dans la catégorie de celles qui dépendent ou de la naissance ou de l'âge.

TROISIÈME PARTIE.

HYGIÈNE.

§ 1. Dans les considérations générales qui servent d'introduction à ce livre, j'ai déjà eu occasion de rechercher et d'établir quel rôle important doit être attribué à la chevelure dans l'organisme humain. J'ai peu de choses à dire maintenant pour faire comprendre quel intérêt doit présenter son étude au point de vue de l'hygiène. Après avoir examiné la valeur des cheveux sous le rapport de la beauté naturelle de l'homme, si j'ajoute que ces appendices pileux sont de plus un vêtement protecteur dont le cuir chevelu ne peut pas être impunément dépouillé, une sorte de rempart qui abrite et protége certains organes importants; si, en un mot, je complète la question d'intérêt physiologique général par la question d'intérêt particulier, je me trouve tout naturellement conduit à conclure de ces considérations à la nécessité d'un ensemble de prescriptions hygiéniques ayant pour but principal la conservation de la chevelure, et pour but accessoire les moyens de reproduire ou de suppléer les cheveux.

Sans prétendre trop demander à l'hypothèse ou à la logique, il doit nous sembler évident qu'à l'état naturel, la chevelure servirait à l'homme d'enveloppe pour protéger le crâne et les organes importants qu'il renferme contre les outrages de l'air, contre l'action des rayons solaires, contre toutes les influences atmosphériques. Si l'on se rappelle la force de résistance qu'offre individuellement le cheveu, on comprend encore qu'une chevelure épaisse soit une sorte d'armure qui défende la tête contre des corps étrangers la menaçant de blessures ou de contusions. A l'état civilisé, ce rôle perd évidemment de son importance, alors qu'il est d'usage constant, immémorial, que l'homme adopte une coiffure quelconque destinée à suppléer la protection naturelle dévolue à la chevelure. Cependant ce rôle ne disparaît pas complétement : l'expérience nous a appris que le cuir chevelu ne se dégarnit pas impunément de ses appendices protecteurs. En étudiant plus intimement, si je puis dire, ce point délicat de physiologie, on remarque que, dans le cas où le cuir chevelu est mouillé de sueur, le poil dont il est recouvert lui permet de se sécher doucement, sans être exposé à une influence trop directe de l'air ambiant ; cet air lui-même, nécessaire à l'homme, est, avant d'arriver à l'enveloppe crânienne, tamisé, si l'on peut dire, par ces fils déliés et souples qui composent la chevelure, et en même temps dégagé de toutes les molécules étrangères qu'il charrie, et qui, pouvant nuire au cuir chevelu, restent attachées aux cheveux eux-mêmes. Enfin les poils abritent le travail incessant de perspiration qui se fait à la tête comme sur tous les points de l'enveloppe tégumentaire. Dans la pratique médicale, combien d'accidents ne voit-on pas survenir à la suite d'une dénudation trop prompte, trop complète du cuir chevelu ! Qu'une maladie longue et grave fasse tomber les cheveux, ou que l'on coupe imprudemment trop ras une chevelure habituellement longue et épaisse, alors on peut voir, sous l'influence d'un refroidissement, survenir du coryza, des douleurs névralgiques, quelquefois même de l'ophthalmie, comme M. Grellier en cite un cas dans sa thèse (1). Il n'est pas rare, dans ce cas, de voir survenir des otites plus ou moins graves, quelquefois des engorgements ganglionnaires ; on a pu citer même des résultats bien autrement graves de la dénudation intempestive du cuir chevelu, mais je ne crois pas utile de rappeler ici des faits empreints d'une évidente exagération. Ce qui est hors de doute, c'est que, même avec nos habitudes, avec nos préjugés, la chevelure constitue pour la tête de l'homme une défense, un vêtement qu'il importe de conserver aussi intact que possible, pour remplir une indication d'une incontestable importance. C'est ce résultat que poursuivront surtout ces considérations sur l'hygiène du cheveu ; et sans croire, comme le disait M. Précy (2), que « la prolongation de la santé et de la vie, source première des jouissances et du bonheur, étant l'objet des vœux les plus ardents des hommes..., la chevelure est une des choses qui tendent le mieux à ce but..., » la recherche des moyens qui peuvent rationnellement prolonger et favoriser l'existence des cheveux, cette recherche, dis-je, m'a paru n'être pas indigne de l'intérêt, de l'attention des praticiens.

Mais, si la chevelure est avant tout un vêtement, elle est, que ce soit d'ailleurs providentiellement et en vertu d'une loi naturelle, ou subsidiairement et par voie de convention, elle est bien évidemment pour l'homme un ornement, un des éléments de la beauté générale. J'en ai dit assez sur ce point, au point de vue et de la plastique et de l'histoire, pour n'être pas obligé

(1) *Thèse sur les cheveux*, p. 20. Paris, 1806.

(2) *Essai sur les coiffures*, thèse. Paris, 1829, p. 9.

d'y revenir ici en détail. La chevelure est un des charmes les plus puissants sous le rapport de la grâce naturelle, une des ressources les plus fécondes pour les pratiques de la coquetterie. Après avoir été pour l'enfance une auréole ingénue, elle ajoute à la dignité, à la majesté de l'homme ; elle relève et encadre heureusement tout ce qui, pour le visage de la femme, est attrait et beauté ; elle devient même, pour le vieillard, une des plus puissantes causes du respect dont on l'entoure : aussi, et même à ce point de vue purement artistique, si je puis dire, l'hygiène de la chevelure peut devenir, comme on le verra plus loin, le point de départ de considérations qui, pour être secondaires, ne sont pas cependant sans importance.

De ce que je viens d'exposer ici, découle une double indication : une indication philosophique et médicale, emportant avec elle l'étude de tous les moyens rationnels qui peuvent conserver, reproduire, ou suppléer les cheveux, au point de vue de la protection naturelle qu'ils offrent à la tête, c'est-à-dire à la partie la plus noble, la plus importante de l'homme par les organes qu'elle renferme ; puis une indication plus empirique que rationnelle touchant aux moyens qui peuvent ou conserver, ou augmenter, ou même créer ce que l'on est convenu de regarder comme les caractères essentiels de la beauté de la chevelure.

§ 2. Si les cheveux sont pour l'homme un vêtement naturel dont la disparition subite, et plus ou moins complète, peut n'être pas sans danger, il faut regarder comme un fait vraiment pathologique tout ce qui tend à provoquer la chute des appendices pileux du cuir chevelu. Nous avons vu, en écrivant l'histoire de l'alopécie, sous l'empire de quelles causes, de quelles influences diverses les cheveux peuvent ou tomber ou cesser d'être sécrétés : je ne reviendrai pas sur ce point. Il faut cependant ajouter à ce que j'ai dit des modes alopéciques quelques faits qui appartiennent surtout à l'hygiène de la chevelure. Ainsi, la chute des cheveux peut être provoquée, ou au moins singulièrement facilitée par les soins même de la coiffure : l'abus des brosses trop dures, des peignes trop fins, les tiraillements de toute sorte que l'on fait éprouver aux cheveux, et surtout l'usage des cosmétiques, de ceux spécialement qui sont destinés à combattre l'alopécie, ces diverses circonstances peuvent être considérées comme autant de causes qu'il faut ajouter à celles que nous avons déjà énumérées pour la perte des cheveux. Quoi qu'il en soit d'ailleurs de l'alopécie, ce qu'il importe de constater, c'est qu'indépendamment de son point de départ, de sa manière d'être, elle constitue pour nous, et au point de vue de la dénudation du cuir chevelu, un véritable fait pathologique, qu'il faut *prévenir* par tous les moyens qu'enseigne l'expérience, rejetant à un plan tout à fait secondaire les remèdes plus ou moins problématiques à l'aide desquels on a, de tout temps, prétendu *réparer* les dévastations du cuir chevelu.

§ 3. Si la chevelure, disait Lavater, ne peut être mise au rang des membres du corps humain, elle en est du moins une partie adhérente, essentielle. Les cheveux offrent des indices multipliés du tempérament de l'homme, de son énergie, de sa façon de sentir, et, par conséquent aussi, de ses facultés spirituelles : ils répondent à notre constitution physique, comme les plantes et les fruits répondent au terrain qui les produit. « La diversité du pelage et du poil des animaux démontre assez combien celle des cheveux doit être expressive dans l'homme : comparez la laine des brebis avec la fourrure des loups, le poil du lièvre ou celui de l'hyène (tome II, pages 256 et 257). » Je n'ai pas l'intention de faire ici de la chevelure une étude physiognomonique, ni de revenir sur les nombreuses différences que j'ai déjà appréciées, en m'occupant de la physiologie du cheveu ; je veux seulement établir que cette partie de l'organisme, même au point de vue limité de son hygiène, n'est pas une chose si accessoire, qu'elle puisse être envisagée seulement à part, isolément, et en dehors de toute influence de la constitution en général. Si, au contraire, dans cette appréciation hygiénique de la chevelure, il faut faire une part assez large, très souvent négative, il est vrai, aux influences locales, il reste évident, qu'intimement liée au reste de l'économie, expression fidèle de l'état général, elle est, envisagée au point de vue de sa conservation, et même de la beauté, soumise à l'action de causes tout à fait générales. Ainsi, à la meilleure constitution, au meilleur état de santé, appartient, sans conteste, la chevelure la plus belle, celle du moins qui se présente dans les meilleures conditions : ainsi, le plus sûr moyen de prévenir l'altération des cheveux, leur chute plus ou moins complète, la calvitie anticipée, c'est d'entretenir la santé générale dans l'équilibre le plus parfait ; d'éviter, autant que possible, tout ce qui tend à troubler cet équilibre, à affaiblir, à détériorer la constitution ; de la défendre, en particulier, contre certaines causes générales qui semblent avoir une influence comme directe et immédiate sur la chevelure. Il importe donc de signaler rapidement ici ces influences diverses, en faisant remarquer que, malheureusement, il n'est pas toujours permis à l'homme de les fuir toutes, mais que l'on peut, dans de certaines limites, contre-balancer leurs effets, et qu'il faut d'autant mieux être éclairé sur leur danger, que, quant à quelques unes, du moins, on peut toujours les éviter.

Des considérations générales qui précèdent, il ressort évidemment que prétendre traiter l'hygiène de la chevelure au point de vue de la constitution, en général, ce serait dépasser les limites que j'ai dû assigner à cette partie de mon travail : en effet, si ceux-là surtout deviennent blancs ou chauves, qui, de bonne heure, sont tourmentés par les inquiétudes, par les chagrins, par les passions, qui s'épuisent par des travaux excessifs, par des veilles assidues et prolongées; si la calvitie apparaît principalement chez les individus dont la constitution a été détériorée par la misère, par les privations de toute espèce, qui, vivant dans les prisons, sont privés d'air et de lumière, qui habitent des lieux malsains et humides; et si de ces circonstances résultait pour nous l'obligation d'étudier tout ce qu'il conviendrait de faire pour écarter ou amoindrir ces rapports généraux de causalité entre la santé, en général, et la perte des cheveux, nous serions exposé, d'une part, à traiter des questions tout à fait étrangères à la chevelure et au cuir chevelu; de l'autre, à nous préoccuper de conditions physiologiques auxquelles, pour la plupart du temps, il n'est pas donné à l'homme de se soustraire. Aussi peut-on dire des quelques conseils qui, à la rigueur, trouveront ici leur place, qu'ils sont d'une telle nature, qu'ils doivent être spontanément pressentis, si je puis dire, et qu'ils n'ont qu'une valeur philosophique qui n'est pas toujours facilement appréciable.

Il est impossible de diminuer et, à plus forte raison, d'écarter la dose de peines et de chagrins qui incombent à chaque individu, mais on peut dire à un homme qui déjà commence à perdre ses cheveux, qu'il ait à éviter, autant que possible, tout ce qui peut l'exposer à une émotion morale un peu vive; on peut surtout lui recommander de mesurer ses veilles, d'être sobre de contentions d'esprit, de rompre avec certaines habitudes de solitude et de recueillement.

Il existe certaines personnes, d'une constitution déjà délicate et débile, qui, pour la vaine satisfaction de certains penchants, ou pour obéir à des nécessités secondaires et relatives, se privent volontairement d'une part nécessaire à leur alimentation, éloignent d'elles les principaux éléments de l'hygiène générale; si, au milieu de ces conditions anormales, ces personnes voient se dégarnir leur tête, et déjà se préoccupent d'une calvitie prochaine, il est utile de leur rappeler quelle influence exerce sur la chevelure l'état constitutionnel général, et d'en conclure qu'il leur importe, dans l'intérêt de la conservation même de leurs cheveux, de se soumettre à un régime alimentaire bien entendu, de s'entourer de toutes les conditions d'air, de lumière, etc., indispensables au bon état de leur santé habituelle.

En dehors de ces faits, l'expérience nous en cite un qui, seul, justifierait cet exposé succinct: c'est la coïncidence évidente, souvent grave, signalée d'ailleurs dans tous les temps, entre l'abus des plaisirs vénériens et la calvitie. Cette coïncidence n'offre pas seulement de l'intérêt au point de vue des ébranlements nerveux que déterminerait cet abus, et dont elle serait une dépendance sympathique ; elle est curieuse surtout en ce sens qu'elle tend à faire apprécier une sorte de relation directe entre la sécrétion spermatique et la sécrétion du cheveu, relation qui serait si intime, que la canitie, que la calvitie surtout apparaîtrait avec une facilité très remarquable chez les individus affaiblis par des pertes réitérées et abondantes de semence. Cette circonstance a fait dire à quelques auteurs de l'antiquité, à Hippocrate, à Aristote (1), que les femmes étaient exemptes de calvitie, parce qu'elles ne perdaient pas leur semence. C'est par la même hypothèse que l'on a expliqué comment les eunuques, glabres et lisses sur tout le corps, avaient ordinairement une très abondante chevelure; comment les femmes avaient, en général, les cheveux plus épais, plus longs que ceux des hommes. Quoi qu'il en soit de ces commentaires, s'il n'est pas exact de dire que les femmes soient complétement à l'abri de la perte des cheveux, il est vrai cependant qu'elles deviennent chauves généralement plus tard que les hommes; il est enfin démontré par l'observation que l'onanisme et le commerce excessif avec les femmes sont des causes très actives, très manifestes aussi de la calvitie. Or, si l'on a pu dire qu'il serait impossible de représenter un libertin sans le figurer chauve, il résulte de ces diverses circonstances une indication claire, précise, c'est de conseiller, non pas seulement, bien entendu, la cessation absolue des

(1) Argentor., Comment. 2, in *Arte medica Galeni.*

manœuvres de l'onanisme, mais aussi une modération calculée dans les relations sexuelles.

§ 4. Considérée au point de vue général, l'hygiène de la chevelure se réduit, comme on vient de le voir, à l'appréciation restreinte de certaines conditions physiologiques, dont il n'est pas toujours facile de préciser la valeur et la portée; il n'en est pas de même, à beaucoup près, pour les influences locales.

Il semblerait, à première vue, que rien n'est plus simple que de conserver une chevelure en bon état, que même d'en prévenir la chute et la perte. Cependant une foule de pratiques diverses, les unes généralement mauvaises, les autres bonnes pour ceux-ci, fâcheuses pour ceux-là; certaines habitudes de se couvrir la tête, les coiffures, les exigences de la mode; l'abus, l'emploi même des huiles, des pommades, des eaux cosmétiques, sont autant d'influences qui luttent incessamment contre la chevelure.

Au point de vue des soins à donner aux cheveux, l'hygiène doit être considérée à un double point de vue: sous le rapport de l'absence de toute culture habituelle; sous celui, tout opposé, de l'excès même des soins que l'on apporte à cette partie de notre organisme. Ainsi, d'une part, il existe un trop grand nombre d'individus qui, insoucieux des pratiques de la toilette, laissent leur chevelure inculte, et, dédaigneux de toute propreté, permettent à la matière que sécrète le cuir chevelu d'y séjourner en trop grande abondance, de s'y accumuler, et de devenir une sorte de corps étranger qui excite la peau, détermine souvent une des éruptions que nous avons eu occasion de décrire, ou, ce qui est plus fréquent, altère le cheveu, lui fait perdre de son éclat, de sa souplesse, et finit même par en provoquer la chute plus ou moins complète. On ne saurait trop insister sur les inconvénients réels, sérieux, que peut entraîner un pareil oubli de soi-même; mais, si l'on se demande ce qu'il importe de faire pour y obvier, on reconnaît qu'il n'y a rien d'absolu comme règle, dans ce que l'on peut appeler la culture des cheveux. Tout ce point d'hygiène se résume par ce mot : propreté. Je crois enfin que les pratiques qui découlent de cette indication se réduisent à ceci : passer de temps en temps le peigne fin dans la chevelure; se servir habituellement du démêloir; séparer avec soin et à plusieurs reprises les cheveux, pour les aérer pendant quelques minutes; faire usage surtout de la brosse, qui présente le double avantage de bien nettoyer le cuir chevelu, et de provoquer une sorte d'excitation qui facilite les fonctions du bulbe. Le soir, il est bon d'imprimer aux cheveux une direction convenable, pour éviter qu'ils ne prennent de mauvais plis, que l'on ne peut redresser ensuite qu'en les tourmentant, qu'au risque même de les casser. Tels sont, à la rigueur, les soins courants, habituels, qu'il n'est jamais permis d'oublier ou même de négliger.

Par contre, et d'une autre part, il y a des personnes qui poussent jusqu'à l'excès le culte de la chevelure, surtout parmi celles qui sont douées des plus beaux cheveux. Ainsi, les femmes ont, dans les soins ordinaires de leur toilette, l'habitude de serrer leurs cheveux au point de tirailler la peau; de les tourmenter, de les tordre; pratiques qui ont pour premier effet de casser le poil, de fatiguer le cuir chevelu, et qui finissent par altérer le bulbe lui-même. En général, on abuse du peigne fin, surtout aux séparations de la chevelure, point que l'on aime particulièrement à tenir propre; aussi voit-on, principalement chez les femmes, la chevelure se dégarnir dans le sens de ces séparations, et plus encore en arrière, à la nuque, là où le poil est le plus fortement et le plus constamment tiraillé.

A côté de ces pratiques, que l'on peut appeler courantes, il faut placer, avec toute l'importance qu'elles comportent, les exigences de ces artifices particuliers qui constituent la coiffure; exigences qui ne luttent que trop sûrement contre la conservation de la chevelure. En général, il faudrait rejeter comme mauvaises toutes les coiffures qui ne laissent pas les cheveux à peu près libres, lisses et relevés, mais sans être tordus, tiraillés, fatigués; à plus forte raison en faudrait-il dire autant de celles qui nécessitent, par exemple, l'intervention d'une frisure artificielle. En effet, la chaleur du fer a pour résultat certain de dessécher le poil, de le rendre plus cassant, de brûler la peau et de gêner, en conséquence, les fonctions du cuir chevelu. Ces inconvénients, toujours réels, augmentent d'intensité selon que la chevelure, plus ou moins sèche et roide, se prête plus ou moins difficilement aux manœuvres multipliées de la toilette. On comprend, en effet, que l'usage du fer chaud doit entraîner des résultats d'autant plus désastreux, que la chevelure est moins souple, moins flexible, plus difficile à manier; et, ce qu'il y a d'étrange, c'est que là où il s'agit pourtant d'un des dons les plus précieux, d'un des ornements les plus aimables dont la nature les ait douées, les femmes préfèrent à la coiffure qui siérait le mieux à leur air, à leur physionomie, qui serait le plus en rapport avec la nature même de leurs cheveux, celle que la mode leur impose, dût ce despotisme froisser toutes les conditions individuelles, et être en contradiction incessante, si je puis dire, avec les qualités mêmes de leurs cheveux; dussent-elles même, pour suppléer à ce qui leur manque dans le but de satisfaire à ces exigences, employer les postiches, qui, trop souvent, comme nous le verrons plus loin, ne constituent qu'un inconvénient, sinon un danger de plus.

Des considérations qui précèdent découle naturellement une indication qui, pour être puérile en apparence, a cependant une valeur positive, réelle, au moins au point de vue où nous nous plaçons ici : c'est que la coiffure qui, sous le rapport de l'hygiène, convient le mieux aux femmes, et surtout aux jeunes filles, est celle qui tient les cheveux doucement relevés, serrés le moins possible; celle qui consiste à les lisser soigneusement, à les disposer en larges bandeaux, de manière à ce qu'ils soient facilement et toujours aérés; à les démêler matin et soir, à les brosser avec soin et légèreté; à les enrouler mollement; en un mot, à les façonner, mais sans les tordre, sans les tirailler, de manière à les laisser libres, pour ainsi dire. Si, pour les besoins de la coiffure, on est obligé de les serrer, de les nouer fortement, il faut avoir, plus tard, le soin de les laisser reposer, de les tenir flottants pendant quelques instants, matin et soir.

§ 5. Quel que soit le genre de coiffure que l'on ait adopté, il importe, le plus souvent, de se passer, pour la toilette, de tout agent étranger. J'ai connu un assez grand nombre de personnes qui ont conservé longtemps une abondante chevelure sans lui avoir jamais appliqué autre chose que le peigne et la brosse. Cependant, dans la plupart des cas, il est de mise de se servir, pour la coiffure, de cosmétiques, et cela, soit sans motif, par passe-temps, si l'on peut dire, soit pour répondre à quelques exigences réelles ou spécieuses de la coiffure. Mais, si cet usage est largement répandu, il est fréquent aussi de voir ces agents de toilette, destinés, pour la plupart, à conserver la chevelure, aller à l'encontre du but que l'on s'était proposé, et devenir des causes d'amoindrissement, de détérioration et même de perte pour les cheveux. Ces fâcheux effets sont d'autant plus marqués, que les agents choisis sont inopportuns, plus intempestivement actifs. Ainsi, chez certaines personnes, la sécrétion, destinée à lubrifier le poil, étant peu abondante, les cheveux sont déjà secs, et il semble tout naturellement indiqué que l'on doive avoir recours à des cosmétiques gras, huileux, utiles dans certains cas, et notamment dans l'espèce. Cependant il est commun de voir alors, peut-être pour répondre à l'excitation habituelle du cuir chevelu, de voir, dis-je, un grand nombre de ces personnes mouiller leurs cheveux pour leur donner une souplesse et une fraîcheur qui ne sont que passagères, et qu'on n'obtient qu'à la condition de rendre les poils de plus en plus secs, qu'au prix de les voir devenir cassants, tomber enfin avec une facilité souvent désespérante.

En général, et même quand cette pratique coïnciderait avec un état normalement onctueux de la chevelure, c'est une mauvaise habitude que celle qui consiste à mouiller les cheveux, habitude d'autant plus funeste, que le poil a déjà une disposition marquée à la sécheresse. Pour ma part, je regarde comme une mauvaise chose l'affectation que certains hommes apportent à se baigner largement la tête matin et soir, à la plonger même dans l'eau froide; et je crois, qu'à quelques exceptions près (exceptions qui ne justifient rien), il en résulte toujours au moins un dommage pour la chevelure.

J'en dirai autant, quoiqu'à un degré moindre, du soin que prennent surtout les femmes de se mouiller incessamment les bandeaux pour rendre momentanément les cheveux plus lisses et plus foncés. Et si je voulais, en généralisant ces observations, apporter une preuve à l'appui de ce que j'expose ici, je ferais remarquer que les bains froids, que les bains de mer, ont une influence plus ou moins marquée, mais toujours mauvaise, sur le bon état de la chevelure; que cette influence est surtout marquée chez les femmes qui ne prennent pas le soin de bien couvrir et d'isoler parfaitement leurs cheveux.

Les inconvénients qui, dans des cas tout opposés, résultent de l'emploi des cosmétiques, sont au moins aussi réels, aussi sérieux, et ils sont, à beaucoup près, plus fréquents. Il arrive très souvent que certaines personnes ont les cheveux habituellement gras et humides: chez elles, les sécrétions trop abondantes du cuir chevelu se déposent, à sa surface, sous forme d'une crasse, incessamment reproduite et incessamment enlevée par les soins de la toilette. Malgré cette disposition naturelle, malgré cet état gras normal, on voit tous les jours employer, dans ces cas, des huiles, des pommades destinées immanquablement à entretenir et à conserver la chevelure. Ces topiques ont pour effet certain, c'est-à-dire pour inconvénient, d'exciter, d'augmenter souvent d'une façon excessive, les sécrétions déjà si abondantes du cuir chevelu, d'altérer la racine du poil, d'en provoquer la chute, quelquefois d'en déterminer la disparition complète. Et ce qu'il importe de remarquer, c'est que ces agents illogiques peuvent être tels, qu'ils deviennent la cause occasionnelle d'une éruption, qui devient, à son tour, un auxiliaire plus ou moins énergique des causes locales qui provoquent déjà la calvitie.

Enfin, sans que les cheveux présentent ou cet excès de sécheresse, ou cette exagération d'humidité, beaucoup de personnes ont l'habitude de se servir de cosmétiques destinés à favoriser les dispositions de la coiffure, à parfumer la tête, et surtout à conserver et à entretenir les cheveux en bon état. A ces titres, on a recommandé, de temps immémorial, une foule de recettes qui, il faut bien le reconnaître tout d'abord, ne répondaient que très imparfaitement au but qu'elles se proposaient. Je n'ai pas l'intention de les passer en revue; j'en citerai seulement quelques unes, choisies parmi celles que l'expérience a surtout mises un relief. Ainsi, pour la conservation des cheveux, on a préconisé les pommades à la moelle de bœuf, et entre autres celle-ci (1) :

Pr. Moelle de bœuf préparée . . . 60 grammes.
Graisse de veau préparée. . . . 60 grammes.
Baume du Pérou. . . . . . . 4 grammes.
Vanille. . . . . 2 grammes.
Huile de noisette . . . . . . 8 grammes.

(1) Laissant de côté une foule recettes empiriques, je ne cite ici

Chauffez au bain-marie pendant une demi-heure; passez et battez dans une terrine, avec un pilon de bois.

Sous le nom de *pommade philocome*, on a vanté la composition suivante :

Pr.	Extrait de quinquina	2 grammes.
	Huile d'amandes douces . . .	8 grammes.
	Moelle de bœuf.	24 grammes.
	Huile volatile de bergamote. .	6 gouttes.
	Baume du Pérou.	20 gouttes.

F. s. a.

On connaît, et l'on emploie au même titre, l'*huile philocome* :

Pr.	Moelle de bœuf,	
	Huile d'amandes douces,	
	Huile de noisettes. . . .	aa 6 grammes.

Mêlez.

Pour parfumer les cheveux, on a surtout préconisé l'*huile antique*, selon la formule suivante :

Pr.	Huile de ben.	500 grammes.
	Teinture d'ambre. . . .	5 décigrammes.
	Huile volatile de bergamote ou de Portugal	2 gram. 4 décigr.

L'*huile de Célèbes* :

Pr.	Huile d'olive	1000 grammes.
	Cannelle.	30 grammes.
	Santal citrin.	45 grammes.
	Essence de Portugal. . . .	4 grammes.

Faites digérer la cannelle et le santal dans l'huile; passez et ajoutez l'essence.

L'*huile Macassar*, dont tout le monde connaît la ré-

que des topiques dont les formules existent dans la *Pharmacopée universelle*, par le docteur A.-J.-L. Jourdan. Paris, 1840, 2 vol. in-8.

putation, a été vantée au double titre de parfum et de conservation de la chevelure :

Pr. Huile du soleil (hélimèthe). .	90	grammes.
Graisse d'oie.	30	grammes.
Styrax.	8	grammes.
Beurre de cacao.	8	grammes.
Huile d'œufs	8	grammes.
Néroli	4	grammes.
Huile volatile de thym . . .	8	grammes.
Huile volatile de rose . . .	1,05	centigrammes.
Baume du Pérou.	0,5	décigrammes.

Mêlez, laissez digérer ensemble et filtrez.

Enfin, pour faciliter certaines dispositions de la chevelure, pour lustrer, et surtout pour maintenir les bandeaux, on se sert des cosmétiques appelés fixateurs; ainsi, par exemple, de la *bandoline*, *fixateur*, *clyphitique :*

Pr. Gomme adragante entière. .	6	grammes.
Eau.	220	grammes.

Laissez en contact cinq ou six heures; passez à travers un linge, exprimez et ajoutez :

Alcool.	90	grammes.
Eau de rose.	10	gouttes.

Pour répondre à cette exigence de la toilette, on se sert généralement de mucilages de psyllium, et surtout de semences de coing, additionnés d'un peu d'eau-de-vie ou d'eau de Cologne.

Il faut dire, en général, de ces topiques, qu'ils sont inutiles toujours, nuisibles quelquefois; et il ne faut pas entendre cette proposition seulement au point de vue des deux exceptions que nous venons de signaler, c'est-à-dire des chevelures ou trop sèches ou trop humides. Ils présentent tout d'abord un inconvénient commun, c'est de rendre la tête plus difficile à nettoyer, de s'ajouter comme corps étrangers à tous les produits accidentels que forment les liquides sécrétés par le cuir chevelu; de plus, et selon leur composition, il n'est pas rare de les voir déterminer à la peau une irritation plus ou moins intense, et provoquer même de véritables accidents morbides, qui se traduisent par tous les degrés, tous les phénomènes et tous les produits de l'inflammation : c'est ce qui doit arriver, dans tous les cas, où les huiles et les graisses rancissent, où surtout ces cosmétiques contiennent des agents plus ou moins actifs, ainsi le quinquina, la cannelle, comme nous en avons vu des exemples dans les formules énoncées ci-dessus.

Parmi les considérations hygiéniques qui touchent à la chevelure, il faut placer en première ligne certaines habitudes, certains modes de se couvrir la tête. Ainsi, l'expérience a établi que des inconvénients véritables peuvent se rattacher au parti pris par quelques personnes de s'envelopper la tête de vêtements ou trop lourds ou trop chauds. Ils ont pour effet physiologique d'appeler à la peau une transpiration abondante, de déterminer sur le cuir chevelu une accumulation de matière grasse qui rancit, et peut, à la longue, produire, comme effet pathologique, une éruption quelconque, qui devient à son tour une cause puissante d'alopécie. Si l'irritation produite ne va pas jusque-là, on peut remarquer un excès de sécrétion locale, qui, se desséchant, sous forme de crasse, nécessite, dans les soins de la toilette, l'intervention d'efforts qui sont suivis de l'avulsion d'un certain nombre de cheveux, et aboutissent ainsi à un résultat tout à fait opposé à celui que l'on recherchait; il peut même arriver que, indépendamment de ces causes mécaniques de calvitie, les cheveux soient, pour ainsi dire, étouffés sous les plaques qui couvrent le cuir chevelu, et tombent en plus ou moins grande quantité.

A certaines époques, et dans de certains pays, les femmes se servaient habituellement de coiffes qui présentaient le double inconvénient, et de trop serrer la tête, et d'être pour elle un fardeau excessif. Aujourd'hui ces coutumes sont singulièrement modifiées; aussi ont-elles perdu une notable partie de l'intérêt qu'elles présentaient au point de vue de l'hygiène. Cependant on remarque encore, dans certaines classes, l'habitude qu'ont les femmes de se tenir la tête constamment couverte de vêtements plus ou moins épais, de mouchoirs, par exemple, et l'on peut dire que c'est là une chose fâcheuse au point de vue de la conservation de la chevelure. En général, s'il n'est pas possible aux femmes d'aller toujours la tête découverte, elles doivent ne la revêtir que de coiffes légères, perméables, de bonnets de tulle, par exemple, de filets, etc. Les hommes se trouvent, sous certains rapports, placés dans des conditions plus avantageuses. Ils portent une chevelure plus courte, qui exige moins de soins pour la propreté, la disposition, le maintien; qui, toujours libre, est aérée plus facilement; et, malgré cela, ils sont plus rapidement et plus complétement atteints de calvitie que les femmes. Cette différence tient à des causes générales que j'ai déjà signalées; mais ne dépendrait-elle pas aussi de quelques causes locales, de la coiffure, par exemple? L'homme a été, de tout temps, condamné à des couvre-chef qui ont dû être une cause de désorganisation pour la chevelure. De nos jours, le chapeau, par son poids, par son imperméabilité, par la pression qu'il exerce autour de la tête, joue évidemment un rôle fâcheux dans la calvitie. C'est l'opinion de M. Rostan, qui attribue une mauvaise influence sur le poil lui-même, au calorique accumulé entre le crâne et les parois du chapeau, et par suite à la raréfaction de l'air, comme dans une véritable étuve. M. Précy, dans son intéressante thèse (1) sur les coiffures, a vivement insisté sur ce point : il a établi que la pression, augmentée par le poids, avait pour effet d'altérer le jeu des artères, de diminuer la circulation du sang, et, par suite, la nutrition du poil même qui alors se détache et tombe avec facilité. A l'appui de ce point de doctrine, il faisait remarquer, d'une part, que les valets de chambre qui, par respect, restent constamment découverts, conservent leurs cheveux très longtemps épais et beaux ; de l'autre, que les militaires, par suite de l'habitude de porter des coiffures lourdes, sont chauves de très bonne heure. M. Précy tirait de ces aperçus une induction autrement importante : il croyait que si, après les maladies graves, les cheveux tombent aussi facilement et aussi complétement, cela tient surtout à ce qu'on a l'habitude de tenir aux malades la tête soigneusement et chaudement couverte. Quoi qu'il en soit de cette conclusion, ce qui ressort évidemment des faits observés, c'est que, pour conserver, autant que possible, à la chevelure toute sa beauté et toute sa valeur physique, il faut se couvrir le moins possible la tête, ce qui permet aux cheveux de

(1) *Loc. cit.*, p. 16.

s'aérer facilement et favorise l'évaporation normale qui a lieu au cuir chevelu, ce qui enfin laisse s'établir une humidité suffisante pour entretenir le lustre et la souplesse des cheveux.

Cependant il faut, sur ce point, comme sous le rapport de la propreté, se garder avec grand soin de pécher par l'exagération contraire. Si un vêtement lourd, épais, inamovible, est une chose funeste au cuir chevelu, il ne faudrait pas, pour éviter cet inconvénient, se condamner à subir, tête nue, toutes les intempéries, toutes les injures de l'air, l'action directe et souvent violente de l'insolation. Ces influences extérieures, toutes naturelles qu'elles soient, deviennent, eu égard aux conditions et aux milieux dans lesquels nous vivons, autant d'influences excitantes qui sont loin d'être sans inconvénients au point de vue de la conservation du cheveu. Aussi, les gens de la campagne qui travaillent aux champs, et qui sont exposés constamment, et sans défense, aux influences que je viens de signaler, sont-ils de bonne heure atteints de calvitie?

Il importe de faire observer que, indépendamment pe l'habitude de se couvrir la tête, la nature même du vêtement doit exercer une action ou utile ou nuisible au point de vue de l'hygiène de la chevelure. Si l'on connaît l'avantage d'une coiffure légère, fraîche, bien perméable, on peut aussi facilement comprendre combien un vêtement de laine, par exemple, peut avoir d'inconvénients à ce point de vue : il a le double défaut de provoquer une chaleur exagérée, et, par suite, tous les excès de sécrétion qu'elle entraîne après elle, et de nuire au cheveu par voie directe de frottement.

Il me reste à parler de pratiques sur la valeur desquelles on n'est pas définitivement fixé; qui, préconisées dans le double but de conserver la chevelure, et même d'en arrêter la chute, n'ont jamais été utiles qu'à la condition d'être employées à propos et dans de justes limites; qui, le plus souvent, sont restées sans efficacité, et qui, exécutées inopportunément, ont produit des effets tout différents de ceux qu'on en attendait: je veux parler de l'habitude de raser la tête, ou de couper les cheveux.

Alors qu'il n'existe aucune influence morbide générale ou locale, mais par suite des fatigues de la croissance, ou sous l'empire de causes qu'on n'apprécie pas toujours, il peut arriver que les cheveux aient une tendance à tomber. Dans ces cas, qui ne sont pas rares, on est, en général, disposé trop facilement à raser le cuir chevelu. Ainsi, on voit souvent une mère, mal inspirée par la peur d'une calvitie imaginaire, mal conseillée par les préjugés de la routine, se décider à dépouiller sa fille, encore enfant, d'une chevelure déjà riche et belle; dans quelques cas même elle se résigne à ce sacrifice, non plus seulement par effroi de l'alopécie, mais uniquement dans l'espoir toujours faux, de voir se reproduire une chevelure plus longue, plus fournie. Pour ma part, je ne pense pas qu'il aille attacher à la rasure toute l'importance hygiénique qu'on lui attribue: je suis même très disposé à croire qu'elle n'est indiquée qu'à la suite de ces maladies graves après lesquelles apparaît fatalement l'alopécie, mais dont il faudrait excepter certaines fièvres éruptives, comme la carlatine et la rougeole. Voici d'ailleurs ce que l'expérience m'a appris: le plus souvent, l'action du rasoir, surtout quand on l'applique sur des individus jeunes, à plus forte raison dans l'enfance, ne fait qu'ajouter aux causes toutes d'excitation et d'irritation d'où dépend la calvitie que l'on redoute. Je respecte infiniment l'opinion d'Hérodote, prétendant que celui-là qui se rasait le plus souvent, devenait chauve le plus tard : mais l'observation m'a appris que si, comme conséquence de l'habitude de la rasure, les cheveux repoussent plus épais, ils tombent, en général, plus tôt et plus facilement.

Quant à l'habitude de couper de temps en temps, de plus ou moins près les cheveux, de les *rafraîchir*, comme on dit vulgairement, je ne l'accuserai pas d'entraîner les mêmes inconvénients, quoique je ne puisse pas consentir à l'accepter comme un moyen toujours efficace pour prévenir la chute des cheveux. Je reconnais l'utilité de cette pratique, mais dans de certaines limites et pour répondre à certaines indications. Ainsi, toutes les fois que, sans cause appréciable, sans trouble réel dans l'économie, les appendices pileux languissent et dégénèrent; quand la chevelure est trop abondante et semble en disproportion absolue avec les forces de l'individu, de l'enfant, par exemple; quand déjà le cuir chevelu se dégarnit; dans ces cas, dis-je, on peut utilement couper la chevelure; et, d'ailleurs, je préfère infiniment cette pratique à la rasure que je serais tenté de proscrire complétement, au risque de la remplacer, dans les cas exceptionnels où je l'ai admise, par une tonsure opérée aussi près que possible du cuir chevelu.

Pour résumer ce premier point, je crois qu'à moins d'indications particulières, de celles, par exemple, qui ressortent de la beauté du cheveu, l'hygiène *active* de la chevelure doit se borner : généralement, à la recherche des moyens qui peuvent, ou maintenir en bon état, ou améliorer la constitution; localement, aux soins bien entendus de propreté. Je crois enfin, à un point de vue négatif, mais important, que l'hygiène des cheveux consiste véritablement à ne pas les serrer, les tordre, les tirailler, à les condamner le moins possible à l'influence des cosmétiques; enfin à leur épargner la contrainte d'une coiffure lourde et épaisse, si chaudement agréable qu'elle soit d'ailleurs.

§ 6. — Malgré l'observance exacte et rigoureuse de toutes les règles que je viens d'indiquer, et, à plus forte raison, quand elles n'ont pas été suivies, il arrive souvent, soit sous l'influence de l'âge, soit par suite de toute autre cause, que la tête se dégarnit réellement; que la calvitie existe. Abstraction faite de la diversité des causes possibles et probables, on a vanté, dans tous les temps, un nombre infini de cosmétiques destinés à réparer les injures du temps ou de la maladie. Une première réflexion frappe ici l'observateur, c'est que presque toutes les compositions imaginées par l'expérience étaient conseillées pour tous les cas, et indépendamment des causes, pourtant si variables, de la calvitie; et l'on comprend tout d'abord combien, en supposant que ces recettes fussent applicables à certains faits, elles devaient être de funestes auxiliaires dans la plupart des autres circonstances. Pour moi, avant d'examiner ici, et à leurs différents degrés d'utilité relative, tous ces cosmétiques, je n'hésite pas à dire qu'ils sont tous dangereux, et qu'en conséquence, ils doivent être rejetés dans tous les cas où il s'agit d'autre chose que d'une calvitie réelle; quand, par exemple, on a affaire à ces alopécies accidentelles que j'ai signalées, et sur lesquelles je ne dois pas revenir ici. Il faut donc, avant tout, avoir bien soin d'examiner quelle est la nature de la calvitie : si elle constitue, par rapport à l'âge, un accident évidemment prématuré; si elle est due à une cause pathologique; il faut avoir égard à la constitution, à l'âge de l'individu, à l'état local du cuir chevelu. C'est pour n'avoir pas pris ces précautions; c'est pour avoir négligé ces règles, qui dominent toute l'hygiène du cheveu, que l'on a pu voir, dans un grand nombre de cas, une chevelure, déjà menacée de calvitie, se dégarnir avec une rapidité affligeante, par suite et par l'effet de l'emploi empirique et irrationnel de certains cosmétiques excitants, de l'*eau d'Alcibiade*, par exemple, etc.

Ce point posé, je répète que de temps immémorial on a combiné et vanté une foule de cosmétiques également riches de promesses, également dépourvus de résultats; mais, en ne les considérant qu'au point de vue d'une application restreinte à certains cas, et surtout en supposant une juste règle dans leur emploi, on peut dire d'un grand nombre d'entre eux, qu'ils ont été conseillés et employés sans inconvénients. Depuis Cléopâtre, qui recommandait la graisse d'ours, on a essayé, pour faire pousser les cheveux, tous les corps gras possibles : l'huile de laurier, les huiles de noix, d'aspic, d'aurone, de genièvre; les graisses de canard, de taupe, de serpent et surtout de vipère; on a expérimenté les cendres de sarment, d'avelines, de châtaignes, de noyaux de pêches, de *capilli Veneris;* celles de guêpes, de grenouilles, de lézards verts, de cantharides, dûment brûlés et pilés. On trouve, dans Liébaut et dans Guyon, un certain nombre de compositions plus ou moins étranges, mais destinées également à faire repousser le poil. Il me suffira d'en citer deux ou trois des plus recommandées. Liébaut dit (page 199) : « Prenez chairs de limaçons, » de mousches guespes, de mousches à miel, de sang- » sues, sel bruslé ; de tous parties égales. Enfermez en » un vaisseau vitré qui ait plusieurs trous au fond, » comme vn crible ; sous ce vaisseau, mettez vn autre » vaisseau vitré pour receuoir l'humidité qui en décou- » lera ; amassez cette humidité et en frottez la partie ; » elle en sera plus excellente, si vous couurez ces deux » vaisseaux de fien. » Ce remède avait une telle efficacité, ou du moins il passait pour tel, que Guyon raconte naïvement l'avoir administré à un adolescent qui perdait ses cheveux à l'âge de quatorze ans, et chez lequel, pour avoir été continué trois mois seulement, il eut ce résultat, que « les cheueux luy vindrent en » quantité, fort gros, non seulement à la teste, mais » aussi ailleurs, *après quelques années*, comme au penil, » menton, etc. »

Plus loin, Liébaut nous dit : « Prenez myrrhe, aloë, » ammoniac, de chaque demi-once ; cendres d'aurone, » de marrubium, et de racines de cannes, de chacun » six drachmes ; térébenthine et poix liquide, de cha- » cune once et demie ; faictes onguent auec huyle de » lentisque.... »

Guyon recommandait très fort l'huile de lézard. Il y avait de plus une foule de remèdes secrets, l'eau de chanvre, l'huile *benedicte* de Léonard Fioraventi ; enfin l'or potable, selon la formule de Fumavel.

Ces recettes sont aujourd'hui tombées en désuétude,

mais la tradition s'est conservée, et avec elle fleurissent encore de nos jours, des cosmétiques destinés à résoudre un problème toujours irrésolu. On a préconisé, à ce titre, une foule de compositions plus ou moins infaillibles, dont la plupart sont aussi uniformément inutiles qu'elles sont uniformément riches de promesses, mais dont quelques unes sont réellement dignes d'être citées, et peuvent être conseillées dans les limites que j'ai signalées plus haut. Ainsi, la *pommade Schneider :*

Pr. Suc de citron . . . . 4 grammes.
Extrait de quinquina. . . . 8 grammes.
Teinture de cantharides. . . 4 grammes.
Huile volatile de cédrat. . . 1 gram. 3 décigr.
Huile de bergamote. . . . . 0 gram. 5 décigr.
Moelle de bœuf. . . . . . 60 grammes.

En onctions sur la tête, préalablement lavée à l'eau de savon.

La *teinture de Cauderer :*

Pr. Feuilles de laurier. . . . . 60 grammes.
Girofle. . . . . 8 grammes.
Esprit de lavande. . . . . 125 grammes.
Esprit d'origan. . . . . . . 125 grammes.
Faites digérer à une douce chaleur ; passez et ajoutez :
Ether sulfurique. . . . . 15 grammes.

Enfin, et surtout la pommade du docteur Boucheron :

Pr. Savon médicinal,
Cendres de cuir,
Sel gemme,
Tartre rouge,
Poudre à poudrer,

Sulfate de fer,
Sel ammoniac,
Coloquinte. . . . . aa 30 grammes.
Cachou. . . . . 8 grammes.

Faites une poudre fine, et formez une pommade avec :

Axonge. . . . . q. s.

On enduit un bonnet de taffetas de cette composition, et on le place sur la tête.

Si ingénieusement que soient combinés d'ailleurs ces remèdes, il faut bien reconnaître qu'ils sont, en général, inutiles en ce sens qu'ils ne répondent que très imparfaitement au but qu'on se propose; aussi faut-il répéter ici avec Lorry, qu'il n'y a rien d'aussi rare qu'un homme chauve recouvrant des cheveux. Si quelques observateurs ont cité des faits d'hommes déjà centenaires, chez lesquels des cheveux auraient repoussé sous la seule influence de la nature, la rareté même de ces faits ne permet pas de leur donner une valeur réelle; pour ma part, je n'ai jamais vu un seul exemple de ce phénomène de *récapillisation*, si je puis dire ainsi. Cependant, et pour juger l'application de ces cosmétiques au point de vue de l'hygiène, je répéterai que la plupart d'entre eux ont pu, même à la condition d'être inefficaces, ne présenter aucun inconvénient général ou local sérieux; et, à cette condition, je crois, d'une part, que, si la calvitie est commençante, si elle apparaît à une époque de la vie où elle n'est pas l'apanage de l'âge, on peut lui opposer utilement, au moins pour faciliter la reproduction des cheveux, certains topiques éprouvés; d'une autre part, je suis surtout convaincu que, en laissant de côté toute illusion, quant à cette reproduction du poil, il est permis d'espérer, à l'aide de quelques cosmétiques, enrayer la calvitie, si je puis dire, et, ce que l'on doit ici avoir principalement en vue, conserver le plus possible ce qui reste de la chevelure. Si une longue expérience m'a conduit à cette conclusion : qu'il ne faut pas faire trop de fond sur les cosmétiques, elle m'a appris aussi que l'on pouvait, dans certains cas, satisfaire à la double indication que je viens de signaler, et surtout, au point de vue de la première, j'ai obtenu de bons résultats des pommades suivantes :

Pr.	Sulfate de quinine.	2 grammes.
	Baume du Pérou.	1 gramme.
	Huile d'amandes amères	8 grammes.
	Moelle de bœuf préparée	30 grammes.

F. s. a.

Pour onctions tous les soirs.

Pr.	Tannin.	4 grammes.
	Vanille.	1 gramme.
	Huile d'amandes douces.	8 grammes.
	Moelle de bœuf préparée	30 grammes.

F. s. a.

Ou bien je conseille des lotions matin et soir, soit avec la teinture d'arnica aromatique, soit avec la mixture suivante :

Pr.	Teinture de sulfate de quinine. . . .	15 grammes.
	Teinture de cannelle.	4 grammes.

Mêlez.

Je ne voudrais pas donner à ces moyens plus de valeur qu'ils n'en comportent ; je craindrais surtout de leur laisser supposer une efficacité absolue. Il est évident que, si éprouvés qu'ils soient, ils doivent être sans influence sur la calvitie réelle; et, sous réserve de ces topiques, dont l'observation m'a démontré, du moins, l'innocuité, et, pour me tenir exclusivement dans les bornes de ma proposition hygiénique, relative à la chevelure, je crois devoir terminer ce point particulier de mon sujet par cet aphorisme : Il faut, en général, s'abstenir de l'emploi de moyens qui, sous prétexte de reconstituer la chevelure, peuvent porter une atteinte, souvent grave, aux cheveux qui restent. C'est de l'hygiène négative, peut-on dire; mais elle n'en a ni moins d'importance, ni moins de valeur.

§ 7. — Avoir recherché quelle peut être, sur la conservation des cheveux, l'influence des soins hygiéniques dont ils sont l'objet, c'est avoir accompli la plus importante partie de la tâche que je me suis imposée. Ce qui me reste à dire a un cachet moins sérieux peut-être, mais est loin cependant d'être dénué d'intérêt. Après avoir examiné ce qu'il importe de faire, et surtout de ne pas faire, pour conserver à la tête le vêtement que la nature lui a donné, j'ai à étudier les résultats de cette conservation, au point de vue de l'ornement et de la beauté. J'ai longuement traité déjà de ce point important; aussi n'y reviendrai-je que pour le formuler ainsi et comme un fait acquis et indiscutable : la chevelure est un des éléments les plus précieux de ce tout que l'on appelle la beauté humaine.

Ce point étant donné, on s'est, dans tous les temps, ingénié à trouver des moyens propres à augmenter, à créer même les caractères constitutifs d'une belle chevelure : ainsi à rendre les cheveux plus longs, plus épais ; à augmenter leur éclat et leur souplesse ; à faire disparaître quelques défauts, œuvre de la nature ou de l'âge ; à remédier à une fausse implantation ; à changer la couleur ; enfin on a été jusqu'à suppléer tout cela par des postiches...

Qui ne sait combien est répandu l'usage de couper les cheveux des enfants très jeunes, cela dans le but de les rendre plus longs et plus beaux, et d'après cette idée généralement répandue que les premiers cheveux ne viennent jamais complétement bien : c'est un usage au moins inutile, né d'une erreur et d'un préjugé. Chez l'homme, la chevelure doit atteindre une longueur que l'on peut appeler fatale, au moins au point de vue de la constitution individuelle. Cette longueur, en écartant, bien entendu, toutes les influences pathologiques, est en rapport avec la force et la vigueur de l'homme, comme sur un arbre bien coordonné, les branches sont en rapport avec le tronc : elle coïncide avec l'énergie du bulbe ; elle est en harmonie avec la disposition naturelle et générale de l'individu : il est donc permis de croire qu'elle a des limites qu'il ne lui est pas donné de dépasser ; et l'on peut conclure de cette proposition, que l'habitude de couper les cheveux ne peut avoir aucun effet, quant au but qu'on se propose ; qu'elle peut tout au plus servir à retarder le moment où, sans cette précaution, le développement de la chevelure aurait atteint son apogée. Je vais plus loin, et si l'expérience ne me trompe pas, je n'hésite pas à dire que les plus belles chevelures sont bien certainement les chevelures primitives. Je connais une famille où il y a trois sœurs, toutes trois jolies, blondes : toules trois ont des cheveux d'une rare magnificence, au point de vue et de l'éclat, et de l'épaisseur, et de la longueur. Chez deux, les cheveux ont été coupés dans la seconde enfance ; la troisième a sa chevelure primitive, et cependant elle est égale à celles de ses sœurs, si même elle ne leur est pas supérieure. Elle m'a montré de ses cheveux ayant 1m,62 de longueur.

Il paraît donc certain que la précaution que je signale ici est au moins très inutile, en ce sens qu'elle ne remplit pas l'indication qu'on se propose. Si elle a un résultat possible, c'est de favoriser l'épaississement de la chevelure : aussi faudrait-il la conseiller surtout quand les poils sont grêles, chétifs, clair-semés. Dans ce cas même, il n'est pas besoin de les couper ras : il suffit le plus souvent de les rafraîchir.

L'éclat et la souplesse des cheveux sont des qualités qui dépendent, si l'on peut dire ainsi, de la santé générale, bien qu'elles soient influencées réellement par le bon état d'entretien de la chevelure. Il semblerait donc que l'hygiène n'eût rien à faire ici. Cependant certaines dispositions idiosyncrasiques, indépendantes de l'état de santé générale, peuvent altérer ces deux caractères essentiels de toute belle chevelure. Ainsi, chez quelques personnes, les poils sont naturellement secs : pour peu qu'on les tourmente, qu'on les torde, ils se brisent facilement ; ils sont sujets à prendre des directions vicieuses : comme conséquence quelquefois de cet état, ils se bifurquent à la pointe, et ils ont une tendance bien manifeste à s'emmêler. Il faut surtout alors se bien garder de les couper, de les rafraîchir même : en effet, si peu qu'on en fasse tomber, la nouvelle pointe se bifurque à son tour, et si l'on continue la tonte, le même phénomène se reproduit incessamment, de telle sorte qu'on arriverait à une tonsure complète, sans avoir remédié à l'inconvénient que l'on voulait détruire. C'est ici le lieu de répéter, au point de vue de l'hygiène négative, qu'il faut s'abstenir rigoureusement de couper les cheveux, de les mouiller, de les tourmenter.

Sous le rapport des soins positifs, on doit démêler avec soin et précaution la chevelure, la couvrir soigneusement le soir, pour lui imprimer de bons mouvements : c'est enfin le seul cas peut-être où il soit rationnel d'employer des corps gras, sous forme de cosmétiques, de pommades ; et il faut ajouter que la formule la plus simple est la meilleure, puisqu'il s'agit seulement de suppléer l'espèce de sécrétion grasse qui, à l'état normal, sert à lubrifier le poil. Il importe d'autant plus d'être très réservé dans le choix des cosmétiques que, dans ce cas, le cuir chevelu a une tendance marquée à s'enflammer. Pour moi, je conseille exclusivement la pommade suivante :

Pr. Moelle de bœuf préparée. . . 30 grammes.
Huile d'amandes amères. . . 10 grammes.

Mêlez.

Il faut avoir soin d'en oindre les cheveux, non seulement dans leur longueur, mais aussi à la racine en écartant la chevelure ; il faut surtout veiller à ce que le cosmétique ne rancisse pas.

Par contre, il arrive souvent que les cheveux sont trop gras, et alors ils perdent de leur éclat : ils sont ternes, mats, plus foncés ; ils perdent aussi de leur souplesse, ils sont collés comme par paquets. Cet état gras est quelquefois tel qu'en y joignant, soit une sorte d'hypersécrétion de matière colorante, soit une malpropreté habituelle, il y a des chevelures qui semblent déteindre. C'est alors qu'il faut s'abstenir avec soin de l'emploi de tout corps gras. Je conseille de saupoudrer de temps en temps, le soir, avec un peu d'amidon en poudre, et de nettoyer soigneusement le matin la tête avec une brosse. Il est utile aussi de bien émonder la tête, de temps en temps aussi, avec une eau légèrement alcoolisée, par exemple. Cette mesure n'a pas d'inconvénients : je me suis bien trouvé aussi de l'emploi de la solution suivante pour répondre à cette indication :

Pr.	Sous-borate de soude . . .	2 grammes.
	Eau distillée.	250 grammes.
	Essence de vanille. . . .	15 gouttes.

F. s. a.

Les chevelures grasses exigent plus que les autres des soins minutieux de propreté.

Il arrive quelquefois que les cheveux sont mal placés, circonstance qui nuit à certaines exigences de la mode, à certaines manœuvres de la toilette. Cela a lieu surtout quand les appendices pileux dépassent, dans quelques points, les limites habituelles de la chevelure. On remédie d'ordinaire à ce petit inconvénient en rasant le point où a lieu la vicieuse implantation. C'est en général un mauvais moyen, en ce sens que la place ainsi dénudée par le rasoir conserve une teinte plus ou moins foncée, mais presque toujours aussi désagréable à l'œil que la présence anormale des cheveux enlevés. Dans ce cas, ce qu'il convient le mieux de faire, c'est d'épiler. On a proposé dans ce but une foule de moyens, mais le plus simple, sans contredit, est le cosmétique connu sous le nom de *rusma*, et qui est surtout employé par les Turcs. C'est un mélange, à parties égales, de sulfure d'arsenic et de chaux ; on en fait une petite pâte en le délayant dans un peu d'eau de rose ; on l'applique pendant l'espace de quelques minutes sur le point que l'on veut épiler ; on enlève avec soin, et l'on obtient ainsi une place nette de tout poil, sans cicatrice ni empreinte.

§ 8. — Parmi les pratiques qui ont pout but d'ajouter artificiellement à la beauté de la chevelure, il en est qui touchent plus particulièrement à l'hygiène, et il faut placer en première ligne toutes les préparations proposées pour la teinture des cheveux. Cette simulation est très ancienne, car il s'est trouvé, de tout temps, des hommes qui, esclaves de la mode, changeaient complaisamment la couleur de leur chevelure tout entière; et d'autres qui, pour dissimuler les outrages partiels ou de l'âge, ou des affections morales, ou de la maladie, ont eu recours à des cosmétiques qui n'étaient que très rarement inoffensifs. L'enchanteresse Médée, qui avait le don de rajeunir, était probablement une praticienne habile dans l'art de teindre les cheveux : nous avons vu, en écrivant l'histoire de la chevelure, qu'à une époque où le blond était particulièrement à la mode, les dames allaient se baigner dans les eaux du Crathys ou du Sybaris, fleuves qui avaient la vertu de *blondir* les chevelures. Depuis nous avons perdu les traditions mythologiques, mais les chevelures dorées étaient encore en vogue au moyen âge, et, pour se donner ce relief, on employait une foule de recettes : le foie de corbeau et la fiente d'hirondelle (1) ; l'eau vénitienne

(1) Bender, *Diss. des cosmeticis*, Witiver, t. II.

de Bionda (1) faite avec la centaurée (racine et feuilles), l'alun et le savon de Venise : les germes de peuplier noir, les cendres d'écorce de bois de lierre, la garance, les lupins cuits dans de l'eau avec une dissolution de nitre ; le tartre blanc ; la lessive de cendres de sarment et les fleurs de *tapsus barbatus* (2), etc. Aujourd'hui toutes ces recettes sont tombées en désuétude, avec l'engouement pour le blond.

Le noir a été, de tout temps aussi, une couleur recherchée pour les cheveux ; aussi a-t-on vanté une foule de moyens à l'aide desquels on était sûr d'obtenir une chevelure de cette qualité. On peut dire que, de nos jours, c'est à peu près la seule nuance que l'on demande à des moyens artificiels, et cela dans le but que j'ai signalé plus haut, c'est-à-dire pour remplacer complétement une teinte de mauvais aloi, une chevelure rousse par exemple, ou pour dissimuler les neiges dont l'âge sème la chevelure. Mais il faut reconnaître et établir tout d'abord, qu'à ce double point de vue ces pratiques sont essentiellement mauvaises, puisque, d'une part, elles peuvent manquer complétement leur but, que, de l'autre, elles ne sont jamais sans inconvénients, si ce n'est même sans dangers.

Et d'abord, la simulation de teintes anormales constitue, au point de vue de la physiognomonie générale, un véritable contre-sens. En effet, tout, dans l'homme, est homogène ; tout concourt à faire de la machine humaine un tout harmonieux : la forme, la stature, la peau, la chevelure, la démarche, etc. Les cheveux blonds sont l'a-

(1) Guyon, *loc. cit.*

(2) Liébaut, *loc. cit.*

panage d'un tempérament sanguin, lymphatique; ils accompagnent une peau fine et blanche, des yeux bleus, une démarche douce et molle. Les cheveux noirs, au contraire, appartiennent en général à une constitution bilieuse, musculaire, à un tempérament nerveux; ils ombragent une peau légèrement fauve et bistrée; ils vont à des yeux vifs et noirs, à une démarche fière et hardie. Les cheveux roux accompagnent un mode de constitution tout particulier, quoique se rapprochant du type blond; la peau a alors une transparence, une fraîcheur, une sorte de limpidité qui est l'accessoire exclusif de cette sorte de chevelure... Eh bien, à quel étrange résultat s'expose-t-on si, pour satisfaire à un vain caprice, on brise le lien nécessaire qui existe entre la chevelure et les autres parties de l'organisme? Si, regardant ces cheveux roux comme un déshonneur, on se hasarde à les teindre en noir, quelle signification auront alors des yeux doux et tranquilles, cette peau si fine, si susceptible, que le soleil semble la pénétrer sous forme de taches lentigineuses, de la poussière de ses rayons? Il est bien évident que, toutes les fois qu'on se soumet à une transformation complète de la chevelure, cette pratique a pour résultat nécessaire d'introduire, dans l'ensemble physiognomonique de l'homme, un détail anormal qui en détruit l'harmonie; détail quelquefois si choquant, qu'un œil tant soit peu exercé reconnaît des cheveux teints, seulement au défaut d'équilibre qu'ils introduisent dans l'extérieur de l'homme.

Ces inconvénients existent à un degré évidemment moindre, quand la teinture n'a pour but que de dissimuler les décolorations partielles de la chevelure; cependant il n'est pas toujours facile de reproduire exactement la nuance naturelle des cheveux, et d'ailleurs, quand les cheveux commencent à repousser, il arrive que la décoloration partielle se reproduit sur un certain point et fait mentir la teinte artificielle. Enfin, si la décoloration largement répandue sur la tête nécessite l'emploi d'une teinture très étendue, il peut arriver, quand cette simulation a lieu chez un vieillard, par exemple, que les cheveux aient alors un éclat, un brillant et une nuance, qui soient en contradiction évidente avec une peau fanée, quelquefois flétrie, avec des yeux éteints, des rides, une démarche brisée et chancelante.

D'un autre côté, et à propos des deux circonstances que je viens de signaler, l'expérience a suffisamment établi que les préparations employées pour la teinture des cheveux sont loin d'être sans inconvénients ou sans danger, comme l'affirment les prôneurs intéressés de de ces moyens empiriques. Par rapport au cheveu lui-même, elles sont une cause généralement très active de détérioration. Composées pour la plupart d'agents très actifs, elles brûlent le poil, elles altèrent la capsule pilifère, nuisent aux sécrétions nécessaires au cheveu, hâtent et favorisent la calvitie : par rapport au cuir chevelu, elles deviennent la source d'inflammations plus ou moins intenses, le point de départ de certaines maladies que j'ai signalées dans le cours de cet ouvrage : j'ai vu bien des fois des femmes qui, pour avoir demandé une vaine satisfaction à ces cosmétiques, se trouvaient réduites à la triste alternative, ou de conserver une éruption souvent gênante, toujours désagréable, qu'elles avaient gagnée à l'emploi habituel des teintures, ou de renoncer à ces préparations qui les avaient accoutumées à des illusions indestructibles.

Enfin, il n'est pas sans importance de faire remarquer que le maniement de ces cosmétiques n'est pas toujours facile ; que, pour la plupart, leur emploi exigerait l'intervention d'une main prudente et exercée : or, parmi les individus que la vanité condamne à l'emploi de ces préparations, il en est un grand nombre qui, pour ne mettre personne dans la confidence de leur secret, ne confient qu'à eux-mêmes le soin de leur transformation ou de leur rajeunissement. Or de combien d'accidents cette réserve n'est-elle pas la source? Combien de fois n'ai-je pas vu, pour ma part, l'emploi malhabile ou inspiré par une analogie apparente, l'emploi, dis-je, de ces agents de teinture, devenir soit à la tête, soit ailleurs, une cause très active de brûlure, de dépilation ?

En général, il me paraît hors de doute et de conteste qu'il vaut mieux, à tous égards, s'abstenir de ces pratiques qui, au point de vue de l'hygiène de la chevelure, ont l'inconvénient à peu près certain de nuire au cheveu, de l'altérer plus ou moins rapidement, et de constituer dès lors un danger pratique qu'il importe de relever et de combattre. Pour se convaincre de cette vérité, il suffit d'examiner les unes après les autres toutes ces préparations dont l'histoire a recueilli les formules : elles sont toutes, à peu près sans exception, composées de matières dont le contact doit être nécessairement une cause d'excitation, d'inflammation même pour le cuir chevelu, et par suite de détérioration pour le poil lui-même. Il faudrait donc proscrire tous ces moyens et se consoler de la perte des avantages physiques qu'ils procurent, par cette idée que chaque transformation naturelle de l'extérieur de l'homme comporte avec elle un cachet propre qui n'est ni sans charme, ni sans valeur. Ainsi la canitie, qui est pour tant de gens une cause de véritable affliction, concourt à donner au vieillard cet air de calme et de sérénité qui est un véritable attrait pour la vieillesse... Ainsi une chevelure rouge, considérée souvent comme une laideur, peut, surtout par suite de l'harmonie particulière qu'elle crée dans l'individu, peut, dis-je, constituer un des plus sûrs et des plus précieux éléments de la beauté... Mais qui peut se flatter de faire comprendre et accepter ces propositions, tout élémentaires qu'elles soient? Depuis des siècles, les praticiens ont signalé les dangers de ces cosmétiques, et depuis des siècles leur usage ne s'est ni effacé, ni même amoindri. Aujourd'hui, comme au temps des Aspasie et des Cléopâtre, les femmes surtout cherchent, par tous les moyens et à tout prix, à dissimuler les ravages que le temps fait subir à leur chevelure, et puisqu'il n'est pas permis d'espérer proscrire complétement l'usage des compositions pour la teinture des cheveux, il faut donc, sous le bénéfice de toutes ces réserves bien entendu, nous occuper de ces cosmétiques, surtout de ceux qui sont le plus sérieusement conseillés.

De temps immémorial on s'est servi, pour noircir les cheveux, de l'huile de cade (κέδριον des Grecs, vulgairement appelée *tac*), de la noix de galle, de la lessive de sarment, des préparations de plomb ; on a vanté les œufs de corbeau, probablement parce que cet oiseau est du plus beau noir ; les hirondelles putréfiées ; la coloquinte ; l'urine d'un chien gardée pendant six jours (Liébaut) ; que sais-je, enfin? Aujourd'hui, l'expérience a sanctionné l'efficacité plus ou moins complète d'un certain nombre de préparations dont je vais signaler les principales.

Pr.	Chaux vive éteinte à l'air jusqu'à ce qu'elle tombe en poudre.	2 parties.
	Carbonate de plomb	1 partie.

Ou bien :

Pr.	Acétate de plomb.	2 parties.
	Chaux carbonatée.	3 parties.
	Chaux vive éteinte	4 parties.

Ou encore :

Pr.	Litharge.	60 grammes.
	Chaux éteinte.	30 grammes.
	Amidon.	30 grammes.
	Soluté de potasse.	8 grammes.

Faites une poudre homogène et conservez dans un flacon. On forme avec de l'eau et une de ces poudres une pâte claire; on l'étend sur les cheveux à l'aide d'un pinceau. Lorsqu'ils sont tous bien chargés, on couvre la tête avec un bonnet de taffetas. Au bout de quatre ou six heures, on lave les cheveux pour les débarrasser de la composition.

Ces cosmétiques teignent plutôt en brun foncé qu'en vrai noir.

Pour obtenir cette dernière nuance on a surtout employé les préparations d'argent; on les trouve signalées à toutes les époques, par Triller, par Bender, par Liébaut : l'azotate d'argent est la base de presque toutes les préparations les plus célèbres pour ce genre de teinture, l'eau égyptienne, l'eau éthiopique, etc. L'azotate noircit les cheveux par la combinaison de deux causes chimiques : l'action de l'air qui réduit le sel en oxyde d'argent noir, et l'action du soufre naturel aux cheveux.

On a employé les préparations d'argent sous toutes les formes ; en pommade :

Pr.	Nitrate d'argent. . . .	8 grammes.
	Crême de tartre. . . .	8 grammes.
	Ammoniaque faible. . .	15 grammes.
	Axonge.	15 grammes.

Mêlez.

On introduit cette pommade dans les cheveux à l'aide du peigne ou de la brosse.

En pâte :

Pr.	Azotate d'argent,	
	Proto-azotate de mercure. . aa	15 grammes.
	Eau distillée.	125 grammes.

Faites dissoudre, filtrez, lavez le dépôt produit avec q. s. d'eau distillée pour obtenir 165 grammes de soluté.

On fait une pâte claire avec ce soluté et quantité suffisante d'amidon, et on enduit les cheveux avec précaution. L'opération se fait le soir ; on recouvre la tête d'une calotte de taffetas gommé ; le lendemain matin on se lave la tête, et ensuite on applique sur les cheveux un corps gras quelconque.

Sous forme liquide :

1° Pr.	Nitrate d'argent.	4 grammes.
	Eau distillée.	30 grammes.
	Suc vert	q. s. pour colorer.

On applique à l'aide d'un peigne fin trempé dans le liquide, et en évitant de toucher la peau.

2° Pr.	Hydro-sulfure d'ammoniaque. .	30 grammes.
	Soluté de potasse.	12 grammes.
	Eau distillée.	30 grammes.

Mêlez et étiquetez : *Soluté n° 1.*

Pr. Nitrate d'argent. . . . . . . 4 grammes.
Eau distillée. . . . . 60 grammes.
Mêlez et étiquetez : *Soluté n° 2.*

On applique d'abord sur les cheveux le soluté n° 1 avec une brosse, pendant quinze à vingt minutes; le soluté n° 2 est ensuite appliqué avec une seconde brosse, pendant qu'avec l'autre main on sépare les cheveux, de manière à les atteindre partout.

La plupart des sels métalliques, et en particulier ceux de plomb, peuvent servir à teindre les cheveux. Pour obtenir immédiatement la teinte noire qui quelquefois se fait attendre dans ce cas, il faut passer dans les cheveux, après la préparation plombique, un soluté d'un sulfure alcalin (sulfure de potasse, de soude, d'ammoniaque). Quand les cheveux sont secs, on les enduit d'une huile ou d'une pommade.

On a conseillé enfin, pour obtenir la teinte noire des cheveux, l'usage habituel du peigne de plomb; mais c'est un moyen peu efficace.

Et maintenant, qu'il me soit permis de le répéter, au point de vue de l'hygiène de la chevelure, ces moyens ont tous des inconvénients de nature diverse; quant à la forme, ils demandent à être maniés avec une certaine habileté; quant au fond, ils constituent, surtout si on les emploie longtemps, de véritables dangers, et pour les cheveux et pour la peau. De plus, ils ne donnent pas toujours les résultats qu'on en attend, et que leurs vendeurs ne manquent jamais de promettre. Que de gens avaient emporté de la source de rajeunissement une drogue qui devait leur donner les plus beaux cheveux noirs, qui y sont revenus furieux d'avoir obtenu une chevelure du rouge le plus désastreux!

Ce qui ressort de tout cela, c'est qu'il vaut mieux conserver notre chevelure telle que la nature ou l'âge nous l'a faite ! le plaisir de simuler un ornement qui jure avec tout notre air ou avec nos rides, vaut-il le risque de provoquer, par des moyens funestes, la dévastation du cuir chevelu. Pour tous ceux que tenterait cette simulation qui ne trompe personne, l'homme d'expérience et de pratique doit toujours tenir en réserve cette parole d'Auguste à sa fille : « Aimerais-tu mieux être chauve que blanche (1) ? »

§ 9. Cela nous conduit tout naturellement à parler des moyens artificiels à l'aide desquels on a suppléé, dans quelques cas, la chevelure, et masqué une calvitie plus ou moins complète. Il arrive en effet trop souvent, ne fût-ce que quand elle est le résultat de l'âge, que la calvitie est au-dessus des ressources de l'art, et alors, pour remplacer ce vêtement nécessaire, au double point de vue de l'utile et de l'agréable, on a imaginé des coiffures artificielles appelées postiches, et dont j'ai eu l'occasion de parler. Je n'étonnerai pas le lecteur en lui disant que j'aurai peu de chose à en dire ici sous le rapport de l'hygiène : cependant il y a des cas où, même à ce point de vue, l'usage des postiches n'est ni sans importance ni sans intérêt. Pour certains vieillards facilement impressionnés par les influences atmosphériques ; lorsque le cuir chevelu a été soudainement et largement dégarni de ses appendices pileux ; après une maladie grave, par exemple, il peut être utile de remplacer par une coiffure postiche les cheveux qui man-

(1) Voyez page 9.

quent et qui n'offrent plus à la tête une protection suffisante. Mais cette précaution est particulièrement indiquée quand, pour une cause quelconque, pour provoquer ou activer la reproduction du poil, par exemple, on s'est décidé à raser le cuir chevelu : il se trouve dans des conditions telles de désarmement, si je puis dire ainsi, contre les influences externes, qu'il devient indispensable, pour la santé générale, de suppléer par une perruque la chevelure qui manque complétement. Ces considérations prouvent une fois de plus, et que les cheveux sont un vêtement nécessaire à l'homme, et qu'il est de la plus haute importance de les conserver.

N'est-ce pas le lieu de nous demander si les postiches ne sont pas, dans de certaines limites, susceptibles de produire des effets tout opposés à cette indication ? En effet, leur présence, si légers qu'ils soient d'ailleurs, peut devenir, pour le cuir chevelu, une cause incessante d'excitation et, par suite, de ruine pour les cheveux qui restent. Que dire de cette influence, si elle est telle que j'ai déjà eu occasion de la signaler ; si, par exemple, ces postiches pèsent de deux à trois livres, comme nous l'avons vu à propos des perruques du temps de Louis XIV ? Il est vrai que c'est là un fait complétement exceptionnel, sans analogie avec ce qui se passe de notre temps ; mais il peut se produire plus ou moins identiquement, et il faut qu'on soit bien prévenu du danger qu'il doit y avoir, pour la chevelure naturelle, à l'étouffer sous ces masses artificielles, qui provoquent des transpirations excessives, empêchent la tête d'être suffisamment aérée, et, à la longue, doivent altérer plus ou moins profondément la sécrétion du poil. Au point de vue des cheveux qui restent, les postiches, surtout ceux qui ont un certain volume et un certain poids, doivent présenter d'autres inconvénients. Ainsi, les ressorts dont on les garnit pour les maintenir peuvent, outre les effets généraux qu'ils produisent, entraîner des résultats locaux assez importants : ils compriment les vaisseaux, nuisent à la circulation du sang et, par suite, à la nutrition du poil qui tombe, et ne se reproduit qu'incomplétement, si même il ne disparaît tout à fait. D'un autre côté, on se sert surtout, pour faire adhérer les postiches partiels, de matières agglutinatives, qui deviennent, pour les cheveux naturels, une cause d'arrachement qui vient aggraver une calvitie commençante. Enfin, les artistes en coiffure ont reconnu que, du moment où l'on suppléait, au sommet de la tête, par exemple, à l'absence de poils par un postiche, aussi bien fait qu'il fût d'ailleurs, la calvitie, jusqu'alors très lente, faisait souvent des progrès véritablement affligeants. Il semble qu'il existe entre cette perruque, espèce de corps étranger, et les cheveux naturels, une incompatibilité qui se traduit par l'agrandissement plus ou moins rapide du point déjà dénudé et par la nécessité incessante d'ajouter à l'étendue du postiche. Si l'on se rappelle que le contact habituel d'un vêtement de laine, du drap avec la peau du corps, a pour résultat à peu près certain de produire l'usure et la disparition du poil, on peut très bien comprendre que le contact incessant des matières qui constituent le postiche devienne, pour le cuir chevelu, une cause permanente de dévastation.

Il résulte de ces considérations que l'usage de porter des postiches peut entraîner des inconvénients réels, et cette considération nous conduit à nous demander, au point de vue de l'hygiène, s'il y a quelques conditions, d'une valeur réelle, auxquelles il soit important de soumettre la confection de ces chevelures artificielles. Quelques mots résumeront tout ce que j'ai à dire de ce point purement artistique : une perruque, générale ou partielle, doit être la plus légère possible, faite en tulle, par exemple, pour être facilement perméable à l'air extérieur, et permettre le libre jeu des fonctions perspiratoires du cuir chevelu ; on ne doit pas, autant que possible, en subordonner le maintien à des ressorts, qui sont toujours une mauvaise chose ; au risque même de ne pas assez les assujettir, il faut éviter de les coller par des matières trop agglutinatives, qui ont le double inconvénient de devenir une cause d'arrachement pour le poil naturel, et de recouvrir le cuir chevelu d'une couche plus ou moins dense, qui nuit aux sécrétions normales ; il faut enfin les ôter le plus souvent possible, pour aérer la tête, et les renouveler de temps en temps, parce que, à la longue, la saleté dont ces postiches s'imprégneraient nécessairement pourrait devenir, pour le cuir chevelu, une nouvelle cause d'irritation.

Les perruques ont été évidemment inventées pour suppléer, au point de vue de l'ornement, les cheveux que l'âge ou une autre cause avait fait disparaître. Remplissent-elles le but qu'on s'est proposé ? Le doute est au moins permis. Ainsi, sans parler des modes extravagantes qui se sont, à certaines époques, introduites dans cette partie du costume, et qui n'étaient rien moins que des éléments de beauté, il peut, il doit même arriver que ces chevelures postiches détruisent l'harmonie qui doit exister dans l'ensemble de la physionomie humaine... Qui n'a pas vu des perruques juvéniles portées par des vieillards dont les rides leur donnaient le plus violent démenti? Quel est l'œil exercé qui ne démêle la calvitie sous une perruque luxuriante, dont la disposition et la teinte sont en désaccord avec les lignes du front, avec la couleur même de la peau? Il est probable que, dans tous les cas, les cheveux blancs que l'on prétend cacher, que la calvitie même siéraient mieux à l'air que ces postiches, si bien faits qu'ils soient d'ailleurs, dont on s'affuble la tête, dans un but souvent mal rempli. Ce que je dis ici s'applique surtout aux hommes; quant aux femmes, elles peuvent trouver, à un certain âge, une espèce d'attrait de plus dans la canitie qui les effraie : quant à la calvitie, il leur est facile d'y remédier par l'emploi de coiffures harmoniées à l'air de leur visage.

Employés comme protection pour la tête, les postiches ont réellement quelques avantages que j'ai déjà signalés : il y a dès lors et bien évidemment des cas où leur usage est commandé; mais il faut que cet usage soit subordonné aux conditions particulières de légèreté, d'aération facile, d'adhésion très simple que j'ai signalées plus haut.

§ 10. — En résumé, à l'hygiène de la chevelure se rattachent deux ordres de conseils : les uns positifs, qui embrassent tous les moyens pouvant activement concourir à la conservation et à l'embellissement de la chevelure; les autres négatifs, qui comportent la recherche, l'examen et la proscription des pratiques qui, sous prétexte d'utilité ou d'ornement, peuvent nuire, sous le rapport et de la durée et de l'entretien, au bon état des cheveux ou du cuir chevelu. Nous avons passé en revue ces divers moyens, et de cet exposé il ressort que :

1° Si pour les nécessités de la coiffure ou pour obvier aux inconvénients inhérents à certaines chevelures, il devient nécessaire de se servir de cosmétiques, les plus simples, les plus inoffensifs sont toujours les meilleurs ;

2° Qu'il faut, à peu d'exceptions près, s'abstenir de l'emploi des préparations actives destinées principalement à faire repousser les cheveux ;

3° Que toutes les pratiques ayant pour but la teinture des poils sont plus ou moins funestes, et qu'il vaut mieux, en tout cas, se résigner à ce qu'on regarde comme un déshonneur, que de s'exposer aux inconvénients plus ou moins graves qui peuvent résulter de l'emploi de ces cosmétiques ;

4° Qu'enfin le traitement hygiénique de la chevelure, si l'on peut dire ainsi, consiste dans des soins bien entendus de propreté ; dans un culte assidu, mais sage et bien réglé ; dans un entretien incessant ; dans l'emploi prudent de cosmétiques rationnels ; dans l'observation rigoureuse de ce principe qui domine toute la matière : que, pour tout ce qui touche à l'organisme humain, il faut toujours suivre et aider la nature ; il ne faut jamais ni la fausser ni la contraindre.

FIN.

EXPLICATION DES PLANCHES.

PLANCHE Ire. — ACHORES (p. 96).

Petites croûtes verdâtres sur le cuir chevelu. — Lamelles épaisses au visage, quelques unes augmentées par du sang desséché. — Squames minces autour des nombreux points rouges, excoriés, humides.

PLANCHE II. — ECZÉMA. — *Eczéma squameux* (p. 114).

Petites lamelles blanches, sèches, très minces, peu adhérentes, répandues en grand nombre au milieu des cheveux. — Cheveux plus rares sur les côtés de la tête.

PLANCHE III. — IMPÉTIGO. — *Impétigo granulé* (p. 136).

Croûtes nombreuses, jaunes, surtout à la partie supérieure et postérieure de la tête. — Les unes, appliquées au cuir chevelu; les autres, en grand nombre, séparées en granulations inégales. — Quelques unes molles, semblables à de la manne desséchée; les autres, très dures, et simulant des portions de vieux plâtre sali.

PLANCHE IV. — PSORIASIS. — *Éruption squameuse* (p. 147).

Plaques squameuses, irrégulières, d'un blanc chatoyant, légèrement élevées au-dessus du niveau de la peau. — Quelques unes s'étendant sur quelques parties du visage. — Les cheveux, entremêlés autour de ces disques secs, sont restés sains et fournis.

PLANCHE V. — HERPÈS TONSURANT (p. 190).

Plaque irrégulièrement arrondie, simulant une tonsure. — Aucun suintement. — État légèrement farineux de toute la partie malade, qui est grisâtre. — Cheveux plus rares et coupés ras dans toute l'étendue du disque. — Cheveux épais, fournis, à l'état normal, aux limites. — Quelques disques irréguliers autour de la plaque principale.

Planche VI. — Favus disséminé (p. 236).

Croûtes faveuses se rejoignant par leurs bords dans les développements extrêmes. — Chaque croûte conserve à peu près isolément ses caractères de dépression centrale en godet, de couleur d'un jaune spécial surtout aux bords. — Quelques favi naissant sur le côté droit et descendant sur la tempe. — Altération et absence complète des cheveux sur les points occupés par les disques.

Planche VII. — Favus en cercles (p. 242).

Plaques faveuses disposées irrégulièrement en anneaux s'arrêtant aux confins de la chevelure. — Période croûteuse. — Favi confluents, peu profonds, peu développés, se formant en plaques irrégulières, croûteuses, sèches, où l'on ne découvre que çà et là la couleur jaune et les godets caractéristiques. — Disques faveux commençant à la partie supérieure de la chevelure. — Quelques points alopéciques. — Cheveux généralement peu altérés et mêlés aux croûtes.

Planche VIII. — Vitiligo (p. 279).

Plaque complétement chauve, décolorée, d'un blanc laiteux. — Aucune squame, aucun suintement. — La peau est lisse et unie. — On aperçoit à peine quelque léger duvet. — Cheveux épais, sains et fournis aux limites de la plaque décolorée.

www.ingramcontent.com/pod-product-compliance
Ingram Content Group UK Ltd.
Pitfield, Milton Keynes, MK11 3LW, UK
UKHW020316200726
13857UKWH00001B/185

9 782012 977624